増刊 レジデントノート

Vol.17-No.5

救急エコー
スキルアップ塾

正確に**サッ**と描出し、患者状態を**パッ**と診るワザを伝授！

鈴木昭広, 松坂 俊／編

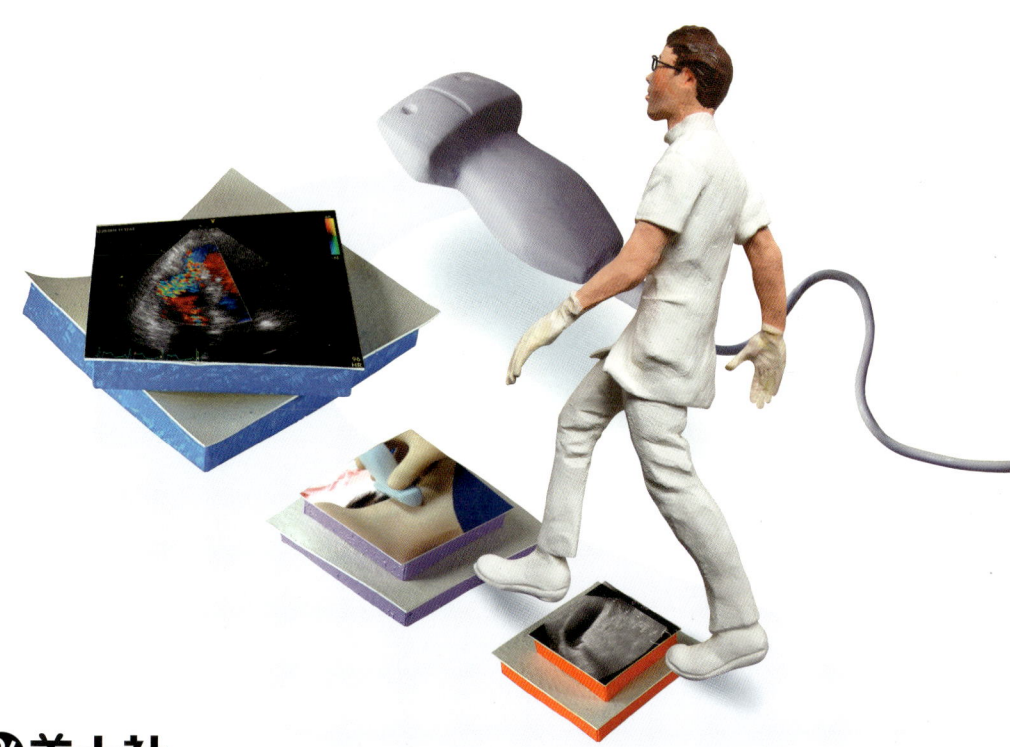

羊土社
YODOSHA

謹告

　本書に記載されている診断法・治療法に関しては，発行時点における最新の情報に基づき，正確を期するよう，著者ならびに出版社はそれぞれ最善の努力を払っております．しかし，医学，医療の進歩により，記載された内容が正確かつ完全ではなくなる場合もございます．

　したがって，実際の診断法・治療法で，熟知していない，あるいは汎用されていない新薬をはじめとする医薬品の使用，検査の実施および判読にあたっては，まず医薬品添付文書や機器および試薬の説明書で確認され，また診療技術に関しては十分考慮されたうえで，常に細心の注意を払われるようお願いいたします．

　本書記載の診断法・治療法・医薬品・検査法・疾患への適応などが，その後の医学研究ならびに医療の進歩により本書発行後に変更された場合，その診断法・治療法・医薬品・検査法・疾患への適応などによる不測の事故に対して，著者ならびに出版社はその責を負いかねますのでご了承ください．

序

　2012年のレジデントノート「あてて見るだけ！救急エコー塾（Vol.14 No.7）」の特集と連載，そして書籍化の後，読者の方からはさまざまな感想をいただいた．タイトルが安易すぎたのか，あてれば何でもエコーでわかるかのような幻想をもたせた感があると同時に，基本描出スキルを練習することなく患者で試して描出に失敗している様子，画質向上のための細かい調整方法や突っ込んだ計測方法が習熟に挫ける元凶である意見などを耳にした．しかし，救急で行うエコーと検査室でのエコーは全く別物である．

　救急外来では病変があるかないかの即断即決を求められ，エコーは身体診察同様に，総合的な判断を構築するための情報の1つであり，筆者にとっては腹部の圧痛や腱反射，瞳孔径を調べるのと同じレベルでさっくりと所見をとるものという位置づけである．よって，時間のかかる込み入った計測手法は通常実施しない．また，短時間で決断するには，少なくとも調べたい部位に的確にプローブをあてられることが必要である．そのためには常日頃からの基本描出の練習と解剖の理解が必須であるし，深度調節やゲインなどの本当に最低限の機器のボタン操作だけは覚えておきたい．これはドクターヘリ活動でも同じで，**限られた時間を診断と診療に最大限確保するためには，排除できる無駄は最大限そぎ落としておき，そのために必要な自分の基本スキルをベストに磨いておくことが大切**なのである．

　描出に際しては，正常像にしっかり慣れてこそ異常が探せる．描出が容易な患者での経験を豊富にしてこそ，難しいケースでも応用が利くチャンスが生まれる．チャレンジングな症例を前にして，いまさらボタン操作やプローブのオリエンテーションに戸惑うようでは，救急エコーは成り立たない．また，肥満や腸管ガスなど，コントロールできない患者側の描出困難因子にもしばしば遭遇する．描出できなければあきらめて代替手段を探さざるを得ないことも多々ある．これは，身体診察所見が意識障害のためとれない，ということと同じレベルの問題である．だから当然，エコーにも限界はある．だがこのとき，無理なものは無理，と潔くあきらめるためには，自分のできるベスト，自分自身のスキルの限界を知っていなければならない．そこで本増刊では，①救急エコーで使う最低限度の基本設定とノボロジーを提示し，自施設の器具にあらかじめ慣れておくことを強調し，②身体部位別の基本描出のポイントをまとめ，自分自身や同僚とあらかじめ練習しておき，いつでも必要な場合に描出を行うことを提案したい．さらに，今回は共同編集者として，外科を含めた総合診療医をめざしている手稲渓仁会病院の松坂先生をお招きし，エコーは診断ツールの一助であり，救急外来の身体診察を行うなかで実施すべきポイントに関して症候別に紹介することとし，前作（2012年の特集，単行本「あてて見るだけ！劇的！救急エコー塾」，羊土社，2014）とはかなり趣向の異なる書

籍をめざした．

　なお，本書で想定しているのはやはり救急患者である．思うように体位もとれない，時間もないなかで短時間に効率的に情報をとれるようになるための最低限の情報しか載せていない．クリティカルケアのエコーは，所見があるか，ないかのYES/NO判断が重要である．たとえお宝画像的な所見であっても，ひとたび陽性所見を得ることができれば診療の方向性は収束していく．併せて，所見で類推する"病態"の判断以外に，現場の限られた時間で描出できない場合，それ以上の時間をかけてよいのかという"時間的"なYES/NO判断も重要となる．読者のなかには非常に細かな描出改善のコツやテクニックを求める方もいるが，検査技師さんにオーダーして待てるような待機的なスクリーニング，複雑・煩雑な計測手法も救急での診療には必須ではないため相変わらず掲載していない．ノボロジーに関しても，最新のエコー機器ではノブやボタンは簡素化され，ボタン1つで最適な描出設定が最初から利用可能であり，やはり最低限の事項のみの紹介とした．全身観察に利用できるエコーの拡張性は非常に幅広く，すべての読者ニーズに応えることは至難の業である．本書で基本を押さえたあとの中級者は，おのおのの興味分野に合わせて自施設の上手な技師さんに教えを請うなり，より専門的な成書をあたるなどして，自らの技術を自分なりにスキルアップしていただきたい．

　それでは，「**救急エコー スキルアップ塾**」，早速開講しよう．

2015年4月

編者を代表して
旭川医科大学病院麻酔科蘇生科　准教授
鈴木昭広

増刊 レジデントノート
Vol.17-No.5

救急エコー スキルアップ塾
正確に**サッ**と描出し、患者状態を**パッ**と診るワザを伝授！

序 ……………………………………………………………………… 鈴木昭広　3　(829)

執筆者一覧 ……………………………………………………………………　10　(836)

● 基礎編
第1章　これだけは押さえたい　エコーの基礎知識

1. プローブの特徴と選択 ………………………………………… 鈴木昭広　12　(838)
   1. プローブの形状と周波数に注目しよう！　2. プローブが変われば見え方も変わる！　3. 観察臓器に合わせてプローブを考えよう

2. ノボロジーの基本
   〜初心者が使うボタンはたったこれだけ ……………………… 鈴木昭広　15　(841)
   必須のノボロジーは何か？

3. 必ず実践！　画像描出時の鉄則とプローブ操作 ……………… 鈴木昭広　19　(845)
   1. まずは基本ルールをおさえよう　2. ルールに沿わない例外（？）とは　3. 覚えておくべきプローブの基本操作　4. プローブのもち方は？

4. カラードプラを正しく使おう …………………………………… 西村歌織　23　(849)
   1. カラードプラを使う　2. パワードプラを使う　3. パルスウェーブ（PW）ドプラと連続波（CW）ドプラ

第2章　頭・首を見る

1. 頭頸部の観察（一般編）　　　　　　　　　　　　　　　　　　　　丹保亜希仁　32　(858)
1. 頸部の基本は短軸像から　2. 気道を見る　3. 頸部食道を見る　4. 頸部の血管を見る：内頸静脈から腕頭静脈まで，内頸静脈カテーテル留置時の必須画像　5. 腕神経叢を見る　6. 眼球を見る

2. 頭頸部の観察（頸動脈編）　　　　　　　　　　　　　　　　　　　　赤坂和美　40　(866)
1. 頸動脈の描出はこう行う！　2. 頸動脈で観察するところはここ！

3. 頭頸部の観察（耳鼻咽喉科編）　　　　　　　　　　　　　　　　　　片田彰博　47　(873)
1. 頭頸部エコー検査の実際　2. 耳下腺の病変　3. 顎下腺の病変　4. 甲状腺の病変　5. 頸部嚢胞性疾患　6. 頸部リンパ節腫脹　● Advanced Lecture：リンパ節内に石灰化がみられたときは要注意！

第3章　胸部を見る

1. 肺と胸部の観察　　　　　　　　　　　　　　二階哲朗，太田淳一，森　英明　55　(881)
1. 肺・胸腔を観察するときのノボロジーを理解する　2. エコー検査にて観察できる正常解剖の理解　3. 病的状態における肺・胸腔の観察

2. 心臓を見る！　心臓を診る！　　　　　　　　　　　　　　　　　　　吉田拓生　66　(892)
1. 心臓を見る！　2. 心臓を診る！　● Advanced Lecture：深夜2時，心エコーレポートを見つけてしまったら

第4章　腹部を見る

1. 腹部の基本　　　　　　　　　　　　　　　　西山謹吾，村上　翼，田口茂正　80　(906)
1. FASTで用いる基本4描出（心窩部，右上腹，左上腹，下腹部）　2. その他の腹部の基本走査　3. 心臓の観察（心窩部走査）　4. IVCの観察　5. 腹部大動脈と分枝（腹腔動脈，上腸間膜動脈）　6. 胃の断面評価，腹部食道（心窩部走査）

2. 肝胆膵脾の観察　　　　　　　　　　　　　　　　　　　　　　　　　鈴木康秋　89　(915)
1. 肝臓を見る　2. 胆囊・総胆管を見る　3. 膵臓を見る　4. 脾臓を見る

3. **救急外来における泌尿器救急のエコー** ……………………………柏木友太 101 (927)
   1. 検査を行う前の準備　2. 各臓器を描出するポイント　3. 救急外来に訪れる代表的泌尿器疾患
   ● Advanced Lecture：パルスドプラを用いた腎血流評価について

4. **婦人科系（子宮，卵巣，膣部）の観察**
   ……………………………………………………岸　真衣，小野方正，松本靖司 108 (934)
   1. 描出のしかた　2. 子宮の描出　3. 卵巣の描出　4. 生理周期に応じた変化　● Advanced Lecture：1. 妊娠　2. 子宮筋腫　3. 卵巣腫瘍

5. **腸管の観察** …………………………………………………………………鈴木康秋 116 (942)
   1. 観察をはじめる前に　2. 小腸を見る　3. 大腸を見る　4. 腸管エコーが診断に有用な疾患

第5章　上肢・鼠径部〜下肢・関節を見る

1. **関節の観察（肩関節）** ……………………………………………………赤間保之 126 (952)
   1. 肩関節の基本構造　2. 肩関節のエコー走査　3. 肩関節疾患とエコー画像所見

2. **上肢の観察** ……………………………………………………………五十嵐浩太郎 136 (962)
   1. 上腕骨頭は骨髄針の穿刺部位　2. 腋窩腕神経叢の見かた　3. PICCを入れるような皮静脈を探す　4. 橈骨動脈の見かた　● Advanced Lecture：1. なぜPICC？　2. 交差法のすすめ　3. 交差法による血管穿刺　4. 針先点滅法　5. 留置針を血管にあてた → 血液逆流 → 次は？　6. 留置針，ちゃんと入ってる？

3. **鼠径〜下肢の観察** …………………………………………………………矢鳴智明 149 (975)
   1. 鼠径をみる　2. 大腿動静脈と大腿神経　3. 膝窩動静脈と坐骨神経　4. 脛骨　5. 下腿の静脈

●応用編
第6章　症候別：こんなとき，エコーはどう使う？

もっと活かす！ 救急エコー診断・評価パーフェクト
〜応用編について ………………………………………………………… 松坂　俊　160　(986)

1. volume status の判断
〜IVC評価の真実を理解する ………………………………………… 松坂　俊　162　(988)

1. まずは病歴，経過で患者が脱水傾向か，溢水傾向かの予測をする！　2. バイタルも身体所見も血管内volumeを把握するにはあてにならない！？　3. 採血でのvolumeの状態の判定は前回に比べて改善しているかどうかがポイント！　4. エコーでのIVC径，IVC indexの評価には注意が必要だが，CVPとの相関がある　5. CVPは血管内volume評価に役に立たない！？　6. volume絞り気味？溢水気味？どちらが患者によい？　7. JVPとCVPの関係，エコーでの身体所見の取り方の練習を！

2. 咽頭，頸部痛に出会ったときに
〜一般的なアプローチとエコーを用いた評価について … 井上顕治，芹沢良幹　170　(996)

1. 咽頭痛，頸部痛のred flagを覚えよう　2. 痛い部位は甲状腺！？甲状腺疾患はエコー評価が重要！　3. 中心静脈カテーテル感染を疑ったら血栓，周囲膿瘍を確認しよう！

3. 胸痛患者に出会ったときに ………………………… 佐藤宏行，村上弘則　179　(1005)

1. 心エコーは難しい？まず心エコーの基本を守ることが重要！　2. 4 killer chest painをエコーで見つけるポイントとは？　●Advanced Lecture：知っておくと役立つ胸痛の心エコー

4. 呼吸苦（呼吸困難）を訴える患者に出会ったときに ……… 松坂　俊　185　(1011)

1. 呼吸苦と呼吸不全は違う！まず呼吸苦をきたす病態を理解しよう　2. 酸素化が悪かったらすぐに初期対応をしてから聴診と胸部X線写真が基本だが，エコーも考慮しよう　3. 酸素化が悪くない場合はまずは気管の評価を，その後圧迫による呼吸苦も考慮する　4. 何もなければ呼吸困難感＝精神的要因？　5. これからは肺うっ血，ARDSもエコーで？最近のエコー肺診断の紹介

5. これって胃腸炎？と思ったときに
〜嘔気，嘔吐を主訴とする疾患とエコー検査での評価について
……………………………………………………… 井上顕治，芹沢良幹　191　(1017)

1. 嘔気・嘔吐を主訴とする疾患の一般論　2. 小腸型，大腸型の腸炎の原因/診断/治療について，エコーで確認できる腸炎もある　3. 小腸拡張は腹部エコーで確認できる！

6. 腹痛患者に出会ったときの注意点（上腹部痛編）
〜胆嚢炎を中心に ……………………………………… 松坂　俊，遊佐　亨　197　(1023)

1. 突然発症は，詰まった！破れた！はまった（石）！をまず考える　2. どこが痛いのかエコーで見てみよう！　3. 胆嚢炎を疑ったらまずエコーがbest，胆管も見れればbetter！

7. 腹痛患者に出会ったときの注意点（下腹部痛編）
……………………………………………………………松坂　俊，遊佐　亨 205 (1031)

1. 腹膜刺激徴候には程度がある．板状硬なら手術適応？感度の高い身体所見で画像適応を考える　2. 救急外来では限局的な持続性の痛みを認めたらエコーを痛いところにあててみよう　3. 虫垂炎の描出は腕次第！あきらめずに頑張ろう！

8. 尿量低下を指摘されたときに …………………………………………………松坂　俊 212 (1038)

1. 尿が出ないときはまず腎後性の有無の確認から　2. ついでに腎臓の皮質，髄質（腎実質）を見てみよう．慢性腎不全の可能性は？　3. 次に血管内volumeを把握して，IVCと心臓を見てみよう．検査ではFENaとFEBUNをみる！　4. 残ったのは腎性腎不全．薬剤性を確認．腎性でできるのはまず腎臓に悪いことをしないこと！

9. エコーで治療方針が変わるかもしれない感染症！
〜CTよりまずエコーをあててみよう …………………………………………松坂　俊 217 (1043)

1. その胸水，何か変じゃないですか？胸水ドレナージの適応は？　2. 尿路感染の合併症は？尿路感染症で注意すべき点とは？　3. その皮膚の下，何か溜まっていないですか？

● 索引 ………………………………………………………………………………………………… 223 (1049)

Column

Hbが上昇しているときの補液量の計算方法 ………… 168	ATNは腎臓に悪いこと，特に腎前性因子をなくして待つだけでよくなる！無尿状態をIVC indexを用いて治療した例 ………………………………………………… 216
頸部リンパ節腫大の確認とその評価はエコーで簡易にしよう！ ……………………………………………… 176	
打診の精度をエコーで高めよう！ ………………… 190	

■ **プローブマークの表示について**

本増刊では原則，非心臓ではプローブマークをモニターの左，心臓では右に表示しました．そのため長軸像の場合，画面左側が患者の頭側，短軸像では画面左側が患者の右側になります（詳細は第1章3．図2参照）．なお，一部施設内で決められたルールのため原則と異なる写真がありますのでご留意ください．

執筆者一覧

■編　集

鈴木昭広	旭川医科大学病院麻酔科蘇生科
松坂　俊	手稲渓仁会病院総合内科/感染症科，旭川医科大学救急科

■執筆（掲載順）

鈴木昭広	旭川医科大学病院麻酔科蘇生科
西村歌織	株式会社富士フイルムソノサイト・ジャパン営業統括本部
丹保亜希仁	旭川医科大学救急医学講座
赤坂和美	旭川医科大学病院臨床検査・輸血部
片田彰博	旭川医科大学耳鼻咽喉科・頭頸部外科学講座
二階哲朗	島根大学医学部附属病院集中治療部
太田淳一	島根大学医学部附属病院集中治療部
森　英明	島根大学医学部附属病院集中治療部
吉田拓生	東京慈恵会医科大学麻酔科学講座集中治療部
西山謹吾	高知赤十字病院救命救急センター救急部
村上　翼	高知赤十字病院救命救急センター救急部
田口茂正	さいたま赤十字病院救命救急センター
鈴木康秋	名寄市立総合病院消化器内科
柏木友太	旭川医科大学救急医学講座
岸　真衣	札幌中央病院麻酔科
小野方正	名寄市立総合病院産婦人科
松本靖司	名寄市立総合病院臨床検査科
赤間保之	旭川ペインクリニック病院
五十嵐浩太郎	札幌心臓血管クリニック麻酔科
矢鳴智明	福岡大学病院麻酔科
松坂　俊	手稲渓仁会病院総合内科/感染症科，旭川医科大学救急科
井上顕治	石巻赤十字病院呼吸器内科
芹沢良幹	手稲渓仁会病院総合内科/感染症科
佐藤宏行	手稲渓仁会病院心臓血管センター循環器内科
村上弘則	手稲渓仁会病院心臓血管センター循環器内科
遊佐　亨	渓仁会円山クリニック健診部業務支援室

基本編

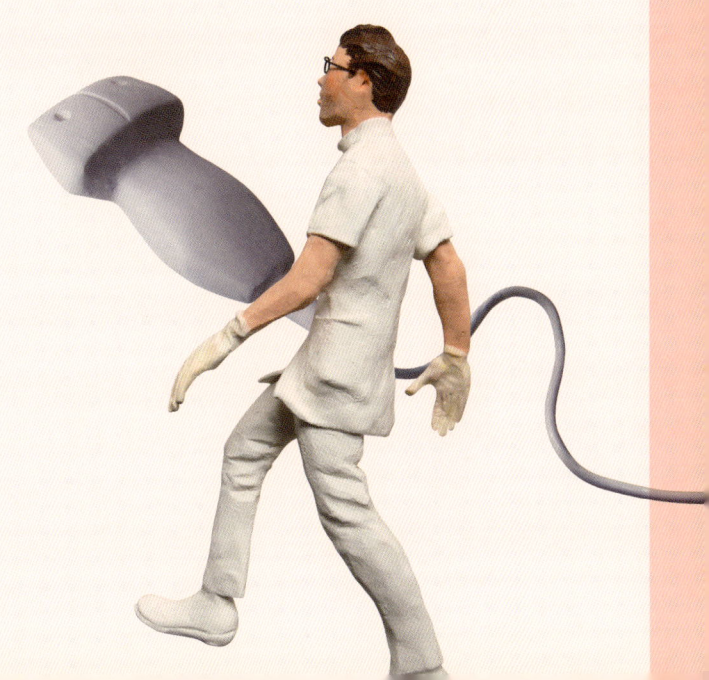

第1章 これだけは押さえたい エコーの基礎知識

1. プローブの特徴と選択

鈴木昭広

Point

- 弘法，筆を選べ！ 正しいプローブ選択がよりよい観察につながる
- 体表近くはリニア型，肋間から覗き見るセクター型，腹部一般はコンベックス型
- きれいだけど浅い高周波数，深いけどぼやける低周波数
- プローブによって見たい臓器は制限されうる

1. プローブの形状と周波数に注目しよう！

　食事のときに，食べる物に応じてナイフやフォーク・スプーンを使い分けるように，エコーのプローブも自分が見るべき対象臓器ごとに変えることで，よい画像が得られやすくなる．現在，プローブの形状は各診療科の用途に応じて実に多様化しているものの，救急，ICU，総合診療などを含めたクリティカルケア診療で用いるプローブはせいぜい，リニア型，セクター型（フェイズドアレイ），コンベックス型の3つあれば事足りる．婦人科領域や血管内エコーなど，形状が変わっても他のすべてのプローブはこの3つの基本形式の派生ととらえてよい（図1）．

　現在臨床で使われるエコー検査装置の周波数はおおむね1 MHzから最大で25 MHz程度である．周波数が低ければ波が大きいため，深いところまで届くが解像度は悪くなる．一方，高周波数になると細かい波で解像度がよい利点があるが，波がきめ細かい分，反射，散乱，減衰しやすく，深部にまで届きにくくなる．各プローブの特徴を表に示す．

　リニア型は体表から浅い部位にある臓器，組織を見る．見える横幅の範囲はプローブの幅を超えることがなく，深部観察にも不向きなので大きな臓器の全体像を把握するのは困難．反面，小児の虫垂炎など，対象臓器が浅く小さければ良好な解像度で観察できる．セクター型は肋間などアクセスが狭い部分から深部を広く覗くような描出ができ，特に胸郭経由の観察に適する．コンベックス型の特徴は両者の「いいとこどり」な反面，「帯に短し襷に長し」となりえる．

　なお，プローブのオリエンテーションマーカーと画面上のプローブマークとの位置関係は，メーカー間で呼称を含めた統一ルールが存在していない．**本増刊内では，画面上のマークの向きは，図1～2のようにリニア型とコンベックス型で画面左，セクター型で画面右にあることを前提にしている**．異なる設定で運用されている施設では，本文の内容を注意深く読んで施設なりに工夫していただきたい．

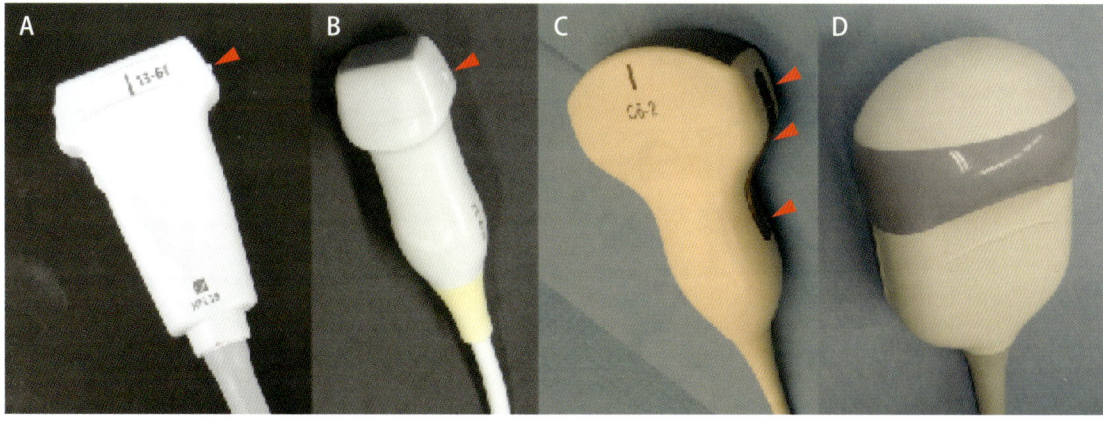

図1　各種のプローブ
A) リニア型, B) セクター (フェイズドアレイ) 型, C) コンベックス型, D) 腹部用4Dプローブ. ▶で示すように, プローブには表裏, 左右方向の目安となるオリエンテーションマーカー, あるいはプローブマーカーと呼ばれる目印が, 突起, くぼみ, 線などメーカーごとに独特なデザインで示されている

表　プローブとその特徴

名称	リニア型	セクター型	コンベックス型
画像の形			
周波数設定	高い	低め	低め
縦：近距離観察	よい	悪い	中間
縦：深部の観察	悪い	よい	よい
横方向の観察	プローブ幅で規定	深部ほど優れる	両者の中間
観察臓器	体表全般, 小児の腹部	肋間から心肺血管など	全般

画像の形に表示してある■が表示されるエコー画像. そばに記載してある●はプローブのオリエンテーションマーカーの方位を示すものでプローブマーク, あるいはオリエンテーションインジケーターと呼ばれる

2. プローブが変われば見え方も変わる！

　次に3つのプローブで頸部の血管の観察をした際のエコー図を示す (図2). リニア型ではきめ細かい構造の観察が行えるが深部にいくほど画像がぼやけて見えなくなる. 中央のセクター型では血管の構造はわかるが全体に画像が荒い. 深部に行くほど横方向の情報が増えている. コンベックス型は両者の中間であるが, 画像の質はリニア型に遠く及ばない. 今回は浅い部分の観察なのでリニア型が優れている印象をもつと思われる人も多いかもしれない. しかしこのリニア型プローブでは8 cmを超える深部はデフォルトで観察不可能な設定である. 一方でセクター型とコンベックス型は15 cmを超える深度の情報をしっかりと得ることができる, というように, 目的に合わせた選択が非常に重要である.

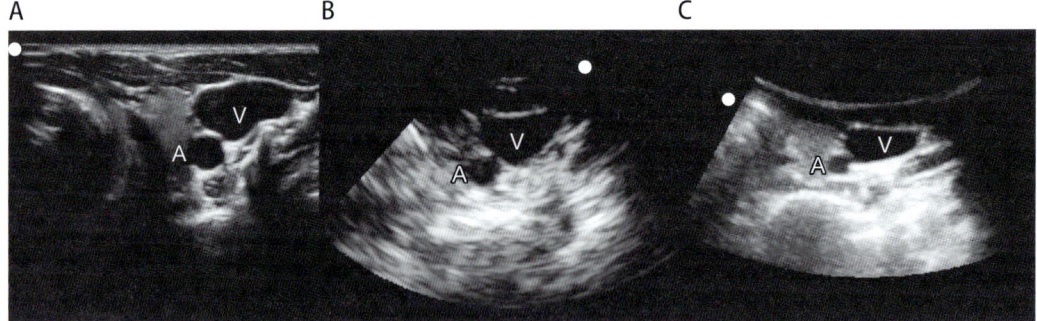

図2　プローブごとの画像の見え方の違い
左から，リニア型（A），セクター型（B），コンベックス型（C）プローブで左頸部の血管を観察した像を示す．深度設定は5 cm．Vは頸静脈，Aは頸動脈．詳細は本文を参照

3. 観察臓器に合わせてプローブを考えよう

　さて，一口にスプーン，といってもアイスクリーム用，魚用，イチゴ用など，食べ物に合わせた微妙な形状の違いがあるのをご存じだろうか？ プローブでは観察臓器に合わせ，描出が最適になるようなあらかじめの"設定"があり，"EXAM"や"プリセット"などと呼ばれている．観察する目的の臓器が選択肢にあれば積極的に使用するが，ない場合にはそのプローブが観察に不向きであるか，逆に目新しすぎて対応しきれていないかである．次項以下で述べるノボロジーを駆使して最適化を試みるしかない．

文献・参考文献

1) 「こんなに役立つ肺エコー 救急ICUから一般外来・在宅まで」(鈴木昭広/編著) pp.12-21，メジカルビュー社，2015

プロフィール

鈴木昭広（Akihiro Suzuki）
旭川医科大学病院麻酔科蘇生科 准教授
麻酔・蘇生・ペインクリニック・救急・集中治療の専門資格全制覇を達成し，次の5年は緩和ケアに挑戦予定．麻酔科医は，ドクヘリで赴く超急性期，麻酔を含む周術期，ペイン緩和に至る慢性終末期まで幅広い医療ニーズに対応できる新ジェネラリストだ！

第1章 これだけは押さえたい エコーの基礎知識

2. ノボロジーの基本
～初心者が使うボタンはたったこれだけ

鈴木昭広

●Point●

- まずはゲイン，深さ，モード切替からはじめよう
- 個別の操作法はマニュアルを見るか人に聞け！

はじめに

　ひと昔前のエコー装置は，コンソール上にボタンやスイッチ類が所狭しと並んでおり，まずボタン配置をおさえ，その後に操作手順を覚え，という過程を経てようやく使用が可能となる印象が強かった．施設の使用機種が古い場合には同様の難しさを覚える方も多いことであろう．これに対し，最近は携帯端末のようなタッチセンサーを利用したエコー機器も登場し，不必要なボタンを排除して極力コンソールを単純化しているメーカーもある．何事も simple is the best である．古い機種に搭載している細かなボタン類は，ほとんどの初心者にとって必要がない．使用頻度の高いノブやボタンに目印をつけるなりして各自ボタン操作に悩まないような工夫をするとよい．

■ 必須のノボロジーは何か？

　どのボタンをいじるのかで戸惑う！ という方に，事前に確認しておくべき事項を示す（表）．なかでも，事後に自分の所見が正しかったのか，振り返りや助言を受けるためにも画像・動画保存とデータのバックアップ方法はおさえておきたい．

　各エコー機器メーカーは機種ごとにマニュアルをつくっている．心機能計測などの複雑な計測プロトコルも含め，ボタン操作方法はメーカーによって全く異なる．書籍で書ききれるはずもないので，最低限を記した以下の各項目に関しては施設ごとに詳しい人に尋ねていただきたい．

① 電源

　エコー機器はコンピュータ機器と同じである．適切なスイッチの入れ方と切り方をおさえ，プラグをブチッと引き抜くようなことは絶対にしてはいけない．機種によってはブレーカー電源とメインスイッチとが分かれているものもある．

② プローブ選択

　使用したいプローブは，あらかじめ接続されたプローブのなかからスイッチで使いたいものを選択するタイプ，プローブのケーブルソケットを差し替えるタイプ，本体部との接続を基盤モ

表　必須ノボロジーチェックリスト

- □電源の入れ方，切り方
- □プローブ選択の方法
- □描出設定の変更方法
- □モード（B，M，C，CFD，CPD）の切り替え
- □患者のID登録方法（登録しないと画像保存できない機種の場合）
- □Gen/Pen/Res切り替え（使用機種による）
- □ゲイン（gain）調整，Time gain compensationなど深度ごとのゲイン
- □深さ（depth）の調整
- □フォーカスの合わせ方
- □単純計測（距離など）
- □画像静止と保存（電子カルテへの取り込み含む）
- □動画記録と保存（電子カルテへの取り込み含む）
- □プレビューの出し方
- □バックアップのとり方

ジュールごと付けかえるタイプなどさまざまである．後2者の場合には入れ替え時に電源を切らなければならないものなどもあるので，メーカーや検査技師に確認しよう．

③ 描出設定

メーカーによっては描出目的となる臓器に合わせてあらかじめ超音波の出力を設定（プリセット）しているものがある．例えば腹部臓器であればabdomen,甲状腺ならthyroid,血管であればvesselといった描出設定を選べる．使用プローブを選んだ時点である程度設定が絞り込まれる場合もある．逆に描出に適した設定がない場合は自分なりに調整する必要が出てくる．その場合，頻用する設定をカスタマイズして保存できる機種もあるのでメーカーに尋ねていただきたい．

④ モード切り替え

通常はB：Brightness mode（Bモード）で二次元断面を得る．断面の動きを検出するにはM：Motion mode（Mモード）．血流の有無の判断などにはドプラ現象を利用して血流の有無と方向を判断できるcolor dopplerモード，血流の有無のみを検出するpower dopplerモード，目的とする部位の血流情報を調べるpulse wave dopplerなどがある．Bモードで適切な描出像を得たうえでそれ以外のモードへの切り替えを行う．初心者が陥りやすいピットフォールとして，コンソール上のボタンを探して操作に悩んでいる間にせっかく得られたBモード画像がずれてしまい，観察・計測が成り立たなくなるのをよくみかける．ボタン配置に戸惑わないように注意したい．

⑤ 患者のID登録

IDを入力しないとデータの保存ができない機種がある．また電子カルテに画像を保存する観点からも入力方法を覚え，必ず実践しよう．エコーを実施したことで医療保険点数が発生する．やりっぱなしにならないよう，記録は残すべきである．

⑥ Gen/Pen/Res切り替え

描出ビームを調整し，General（一般），Penetration（貫通・深達重視），Resolution（解像度重視）を切り替えられるスイッチをもつ機種がある．画像調整の1つとして利用してみよう．

⑦ ゲイン調整

画像の明るさを調節する必須ボタン．超音波は深部に行くほど減衰し，戻りも少なくなるため

深部ほど画面が暗くなりがちである．そこで，画面全体を調節するスイッチ以外に，TGC：Time Gain Compensation ノブなど深度ごとの調節ができる機種もあるので習熟しておこう．なお，ゲインは部屋の明るさにも応じて調整が必要である．明るすぎる部屋で保存したデータは後で振り返るとゲインの上げすぎで輝度が高くなっていることもある（図）．

> ● ここがピットフォール！
> **ゲインの調整**
> ゲイン（輝度）調節しないとよい画像は得られない．図にゲイン調整の様子を示す．

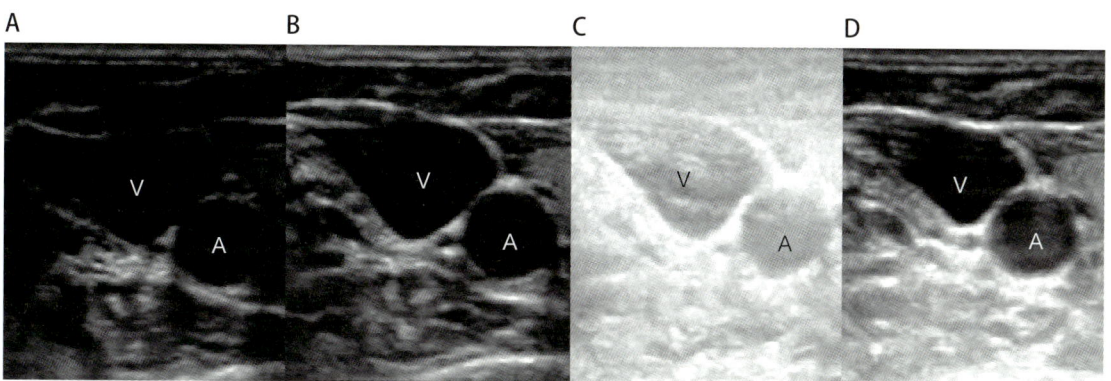

図　ゲイン調整
A）アンダーゲイン：輝度がやや足りないので黒くぼやける部分の所見を見逃しやすい．B）適正ゲイン．C）オーバーゲイン．輝度を上げすぎ．D）不適切な調節．TGCなど深度別の調整時に深い領域のゲインを上げすぎているもの．このように極端な操作を行うことでボタンの意味がわかりやすくなる．とにかく触って，慣れていこう．
V：頸静脈，A：頸動脈

⑧ 深度調整（depth）

見たい臓器を画面に収めるには適切な深度の調節が必要である．逆に，深度を上げすぎると観察対象は相対的に小さくなるだけではなく，超音波の往復に時間を要するため，動画がパラパラマンガのようにぎこちない動きになっていく．全体像が得られたら深度は浅すぎず，深すぎずの範囲に収めること．

⑨ フォーカス

見たい部分（深さ）に超音波を収束させてその部分の観察精度を高めるボタンをもつものがあるので利用しよう．

⑩ 単純計測

2点間の距離はIVC径，穿刺深度，胸水の厚み計測などで重宝する．各種計測に慣れるにも，まず単純なものからはじめる．

⑪ 保存のしかた，プレビュー，バックアップ

静止画，動画保存，データのプレビュー，バックアップに関しては電子カルテとの兼ね合いもあるので院内の取り決めに従って覚えていく．

文献・参考文献

1) 「あてて見るだけ！ 劇的！ 救急エコー塾 ABCDの評価から骨折，軟部組織まで，ちょこっとあてるだけで役立つ手技のコツ」（鈴木昭広/編），羊土社，2014

プロフィール

鈴木昭広（Akihiro Suzuki）
旭川医科大学病院麻酔科蘇生科 准教授
詳細は第1章-1参照．

第1章　これだけは押さえたい　エコーの基礎知識

3. 必ず実践！画像描出時の鉄則とプローブ操作

鈴木昭広

●Point●

- 基本ルールはCTと同じ．長軸像では頭は左，短軸像は足から見上げる
- 心エコー，頸動脈エコーは仲間外れ．穿刺手技も自分目線でOK
- プローブの基本操作はスライド，チルト，ローテーション
- ペンシルグリップとスクリュードライバーグリップを使い分けよう

1. まずは基本ルールをおさえよう

　医療における画像検査は，医療チームで共有すべき情報である．胸部X線写真と同様，エコーの描出のしかたにも基本ルールがある．図1を見てみよう．

　図1を見てわかるように，画像が左右反転するだけで，この患者の診断そのものが大きく変わる．1分1秒を争うクリティカル診療において，正しく情報を開示し共有を促すことは医師にとって重要な使命である．

　エコーの描出ルールは**基本的には「CTと同じ」**と覚えよう．**長軸像の場合，画面の左は患者の頭側になるように，短軸像は体を足から見上げるように，画面左側は患者の右側となる．**ルール通りに描出する場合には，画面上のマーク位置のきまり（第1章-1 表）に則った場合，オリエンテーションマーカーがリニア型とコンベックス型では時計の9時（患者右側）から12時（患者頭側），セクター型では3時（右側）から6時（患者足側）の範囲で使うことを基本と考えておこう（図2）．

2. ルールに沿わない例外（？）とは

　先述したものと異なるルールで運用する代表が心エコーと頸動脈エコーである．**長軸像描出に際し，両者は基本的に画面右方向が患者の頭側になる．**救急外来で心窩部を描出する際，循環器科医と救急科医師が互いに違和感を覚える要因である．心エコーは独自の国際ルールをもち，さらに頸動脈も頸部血管超音波検査ガイドラインに基づいて運用しているので，目的に応じてルールに準じた描出を心がけるとともに，過去のレポートを参照する際にも念頭におくこと．

　一方でエコーガイド下のカテーテル挿入などでは，画面はあくまでも実施者の助けとして利用するので，穿刺を行うものにとって上下左右のオリエンテーションがつきやすく，操作しやすい

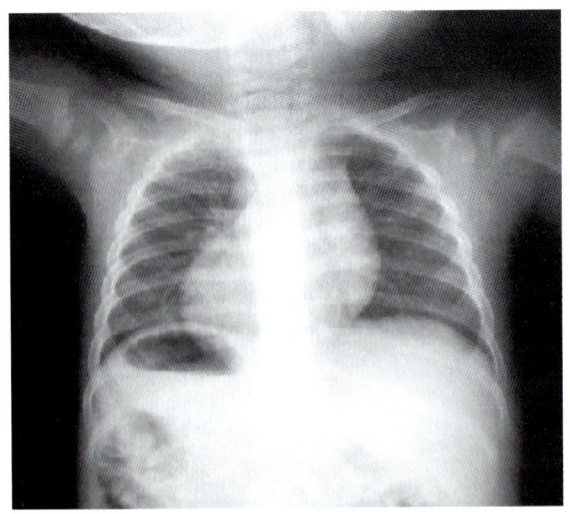

図1　完全内蔵逆位？　貼り間違い？
胸部X線写真は患者と対面位になるよう掲示する．ルールに沿っていれば，この写真は内蔵逆位と診断されるが，左右反転の単純ミスの可能性もある

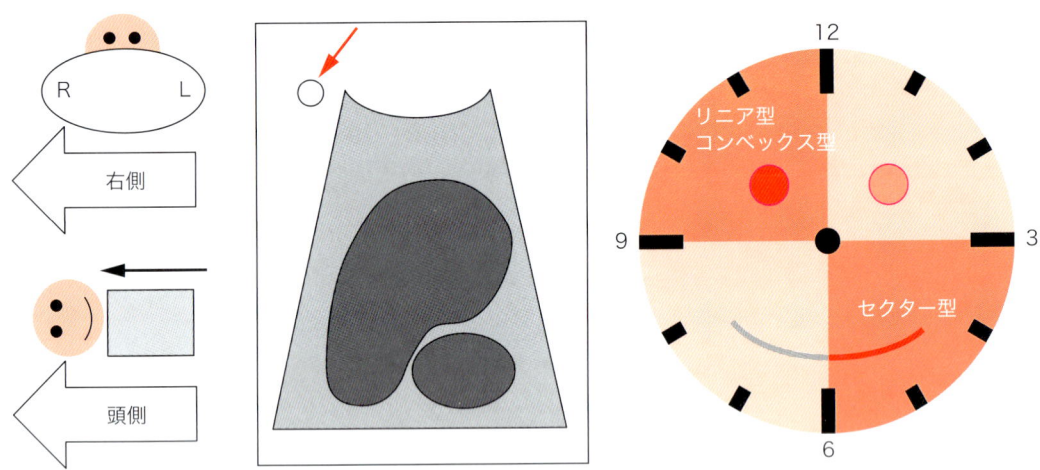

図2　エコー描出の基本ルール
モニター画面は医療スタッフとの情報共有の場．描出に際しては基本ルール（左図）の順守を心がける．念頭におくべきは画面上のオリエンテーションインジケーターの位置（図中央，→）．本増刊の設定では，リニア型とコンベックス型はプローブのオリエンテーションマーカーを9時から12時，セクター型は3時から6時に向けることでルールを順守しやすくなる（右図）．なお，本増刊内の一部の写真では，施設で決められたルールのため基本ルールとは異なる描出をしているので留意いただきたい

ことが事故防止の観点から最重要である．基本ルール通りとならないことがある分，指導者と実施者とが共通認識の下で診療することが大切である．

3. 覚えておくべきプローブの基本操作

プローブの操作方法にもふれておこう．プローブを体表面で操作するには，①スライド操作，②チルト操作，③ローテーション操作と，④アングリング操作を覚えておく．各操作法を図3に示す．

① スライド操作
皮膚面に対するプローブ角度を一定に保ちながら前後左右に平行移動させる操作．図3Aではリニア型の長軸方向を図示しているが，短軸方向（手前〜奥）方向にも当然スライドできる．

② チルト操作
プローブの接触部をずらさないように，プローブのテールを振って深部の観察方向を変える操作．ブラインドカーテンの隙間から外を覗くようなイメージで，肋間走査での観察時に特に重要．

③ ローテーション操作
超音波の進行軸を一定に保ちつつプローブを回転させる．心エコーなどで左室の長軸，短軸像を入れ替える場合などでよく用いる．

④ アングリング操作
コンベックス型に特有の呼び名で，プローブの曲面に沿った長軸方向のチルト操作．ガイド付きプローブでの穿刺手技などで用いる．

● **ここがポイント！**

うまくなるには練習あるのみ！

描出力向上のコツとしては，初心者のうちは上記の操作を1度に同時に行わず，どれか1つのみを意識してじっくり行うこと．同様に初心者の指導に際してもアドバイスは上記を1度に1つずつとする．慣れてくれば同時進行で最適な画像を探せるようになる．救急現場で所見検索に集中するためには，このような操作は日ごろから自分や同僚とで練習をしてコツをつかんでおくしかないのである．

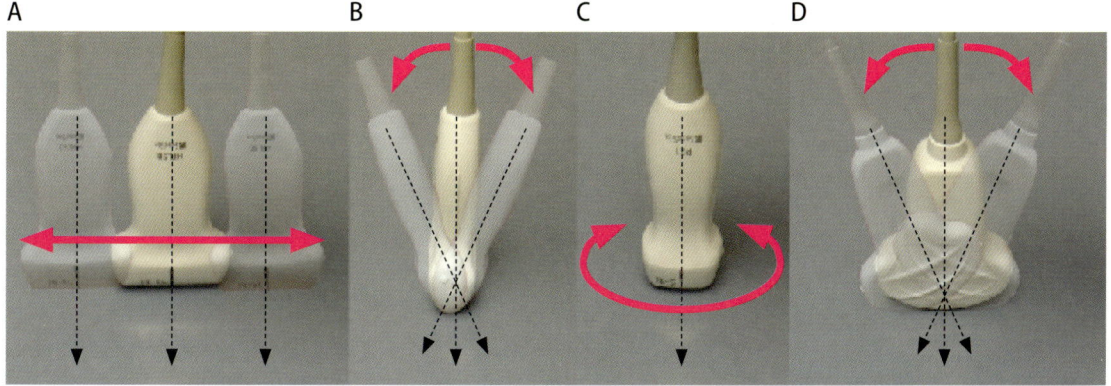

図3 プローブの基本操作
A）スライド操作（リニア型），B）チルト操作（リニア型），C）ローテーション操作（セクター型），D）アングリング操作（コンベックス型）．詳細は本文参照

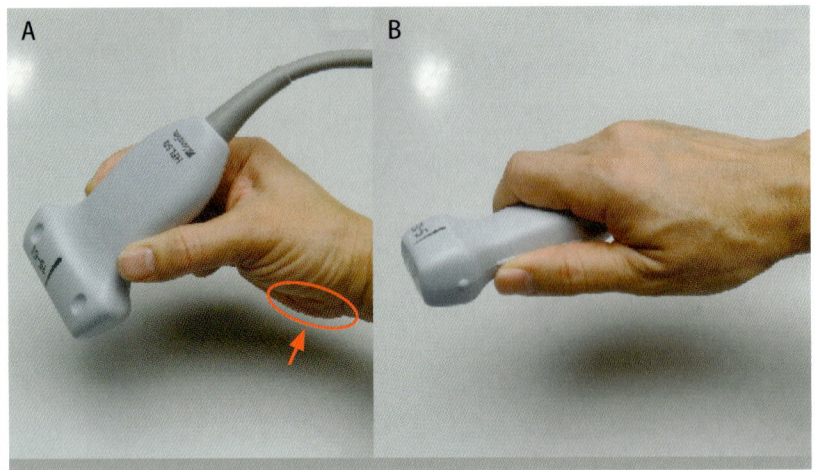

図4　プローブのもち方
A) ペンシルグリップは体表面前面のスキャンで重宝する．手のひらの一部（→）を患者の体に接触させると最適な描出像でピタリと静止させられる．B) スクリュードライバーグリップ：FASTなどで体幹部を側方からスキャンする場合によく使う．実際にはプローブ先端に近いところを握り，かつ指を皮膚に接触させるなどしてプローブ位置の安定をはかる

4. プローブのもち方は？

　もち方は，鉛筆を把持するように握るペンシルグリップと，ねじ回しを保持するようなスクリュードライバーグリップの2通りを基本とする．常に手の一部を患者の体に固定させて，プローブ接触面が体表からずれないように保持することが重要（図4）．

文献・参考文献

1)「あてて見るだけ！劇的！救急エコー塾 ABCDの評価から骨折，軟部組織まで，ちょこっとあてるだけで役立つ手技のコツ」（鈴木昭広/編），羊土社，2014

プロフィール

鈴木昭広（Akihiro Suzuki）
旭川医科大学病院麻酔科蘇生科 准教授
詳細は第1章-1参照．

第1章　これだけは押さえたい エコーの基礎知識

4. カラードプラを正しく使おう

西村歌織

> **Point**
> ・血流の情報をプローブを傾むけるなどを行い適切に表示する
> ・血流の信号を逃さない流速レンジの調整方法を知る
> ・カラードプラの特性を理解しパワードプラ，PWドプラ，CWドプラなどドプラ全般を知る

はじめに

　カラードプラは血流の情報を容易に得ることができる，非侵襲的な検査法である．血流の存在を診断できるだけでなく，その他のドプラを合わせて使うことによって血流の速さや血行動態，動脈・静脈を非観血的に判別することも可能である．カラードプラを正しく理解し，他のドプラとの合わせ技で血流のさまざまな情報を適切に観察する方法を紹介する．

1. カラードプラを使う[1, 2]

　エコー診断装置では，送信した音と体内から戻ってきた音の周波数のズレ（ドプラシフト周波数）を解析し，移動物の速さを求めている（図1）．カラードプラは主に赤血球からのエコーを受信して，Bモード画像に重ね，リアルタイムで血流の情報を可視化している[1]．

◼ 血流を示す色[1]

　カラードプラでは同じ方向に2回以上の送受信を行い，同じ深さから返ってくる微弱なエコーを抽出し，ドプラシフト周波数を解析・比較して血流の情報を描出する．この，複数の結果を比較して解析することを自己相関といい，この方法を用いて血流の向きと平均流速が求められる（図2）．血流の色は，プローブに向かってくるものを赤，遠ざかっていくものを青と表示することになっている．これをBARD（blue away, red toward）の原理とよぶ．

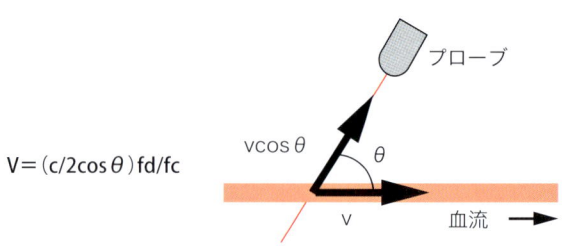

図1 速度の計算式
V：血流の速さ，c：生体内の音速，θ：エコービームと血流の角度，fd：ドプラシフト周波数，fc：送信周波数

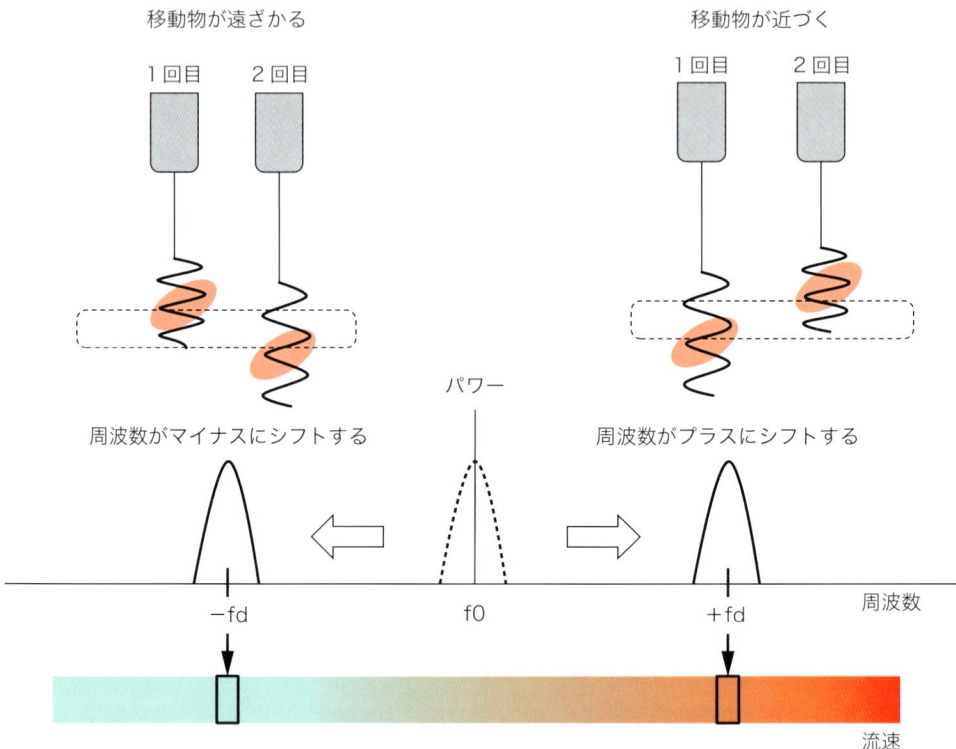

図2 ドプラシフトと色の関係
移動物がプローブに近づくとドプラシフトはプラスに偏移するので赤，遠ざかるとドプラシフトはマイナスに偏移するので青で表示する．f0：送信周波数，fd：ドプラシフトした受信周波数

●ここがピットフォール！
動脈血が赤・静脈血が青ではないことに注意！
同じ血管の血流でも，血管の走行やプローブの傾きによって色の表現が変わってくるので注意が必要．BARDの原理を覚えておこう（図3）．

2 エコーと直行する血管には色がのらない？

　流速を求めるには，エコービームと血流との間にある角度を補正する必要があり，測定値はvcosθとなる（図1）．θが90°になるとドプラシフトが生じず，色がのらない現象が起きてしまう（図3B）[2]．この場合の改善策は，プローブを一方向に傾ける（図3A, C），カラーの表示領域（range of interest：ROI，ロイとよぶ）にステアリング（傾斜機能）をかけるなどして血流とエコービームの角度を小さくする工夫が必要となる（図4）．

3 血流を観察する

　血流を観察する際，流速レンジ（カラーマップの上下に表示されている数字）を調整することで，血管の色の描出が変わってくる．あらかじめ適切な値に設定しておき，観察する部位や状況

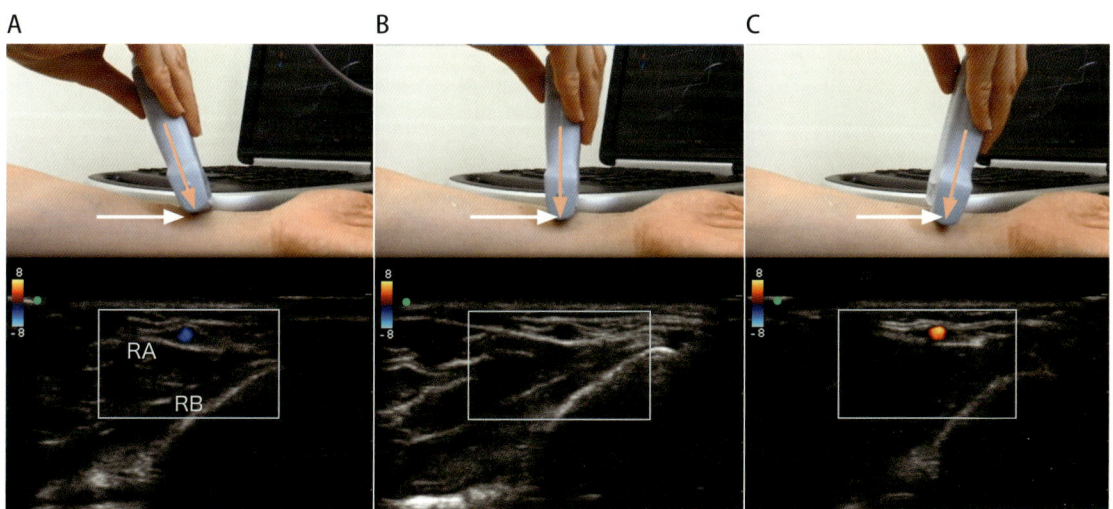

図3　BARDの原理
A）プローブ（エコービーム ➡）の向きが血流（⇨）を見送る方向（away）なので血流は青として描出される．
B）プローブと血流が垂直なので血流信号を描出できない．C）プローブの向きが血流を迎える方向（toward）なので血流は赤として描出される．RA：橈骨動脈，RB：橈骨

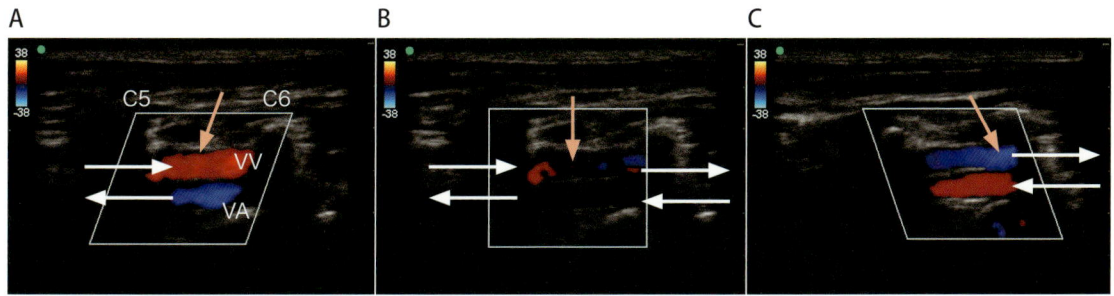

図4　ステアリングとカラーの変化
B）エコービーム（➡）と垂直な血流（⇨）は描出しにくい．A, C）ステアリングをかけて血流とエコービームとの角度を小さくする．ステアリングの向きによって血流の色が変わる．VA：椎骨動脈，VV：椎骨静脈，C5・C6：頸椎

によって適宜調整することが望ましい（図5）.

カラードプラ起動時，動く臓器に色がのらないようにするためMTI（moving target indicator）フィルターが作動している．これはローカットフィルターのようなもので，設定した速度より遅い速度のものからの信号はカットし，速度の速いものからの信号を抽出する[2]．カラーの流速レンジを変えるとMTIフィルターも同様に変わるため，流速レンジが高すぎると低流速の血流は抽出できず，流速レンジが低すぎると速度の遅い臓器からの信号（クラッタ）を抽出してしまう．フィルターの個別の調整も可能であるが，まずはカラーの流速レンジを適切に合わせることが大切である．目安を表1に示す．

●ここがポイント！
色の表示調整について

血管のような管腔構造があるのに色が表示されない場合は，表2の手順で調整を行うことをお勧めする．調整を試みても色がのらない場合には，血管の閉塞なども考慮すべきである．

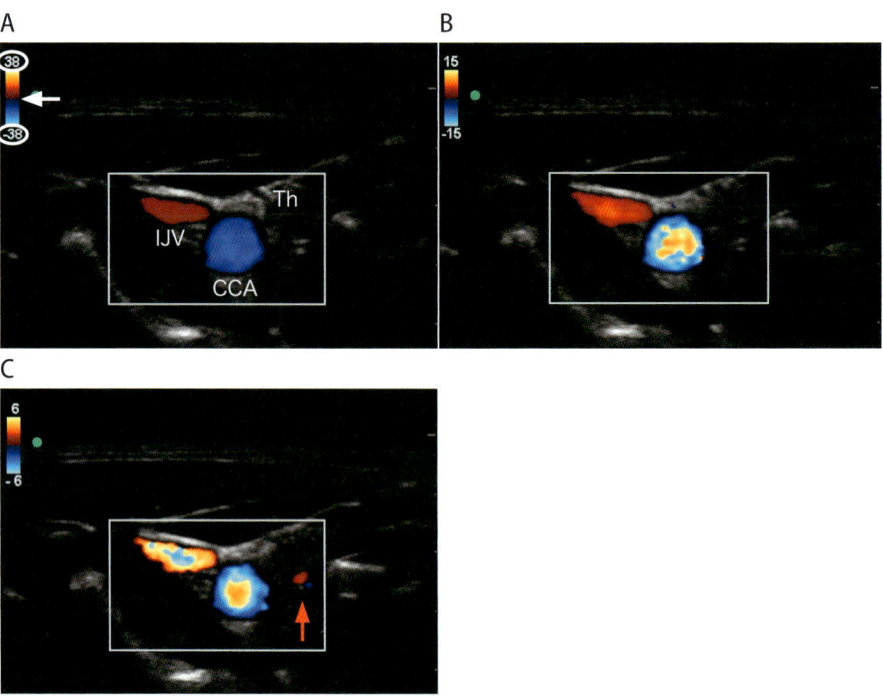

図5 血流を観察するための流速レンジの調整

A）流速レンジが適切なため総頸動脈も内頸静脈も適切に描出されている．B）流速レンジが低いため総頸動脈内にエリアシングが起きている．エリアシングとは，血流が流速レンジの最大流速を超えた場合，反対向きの血流として表示されてしまう現象をいう．C）流速レンジが低すぎて総頸動脈も内頸静脈もエリアシングを起こしているが，甲状腺内の血管の情報が描出されている（→）．CCA：総頸動脈，IJV：内頸静脈，Th：甲状腺，カラーマップ（⇨），流速レンジ（白丸で囲った値）

表1　カラー流速レンジの初期設定値の目安（1例）

観察部位	流速レンジ（cm/秒）
心臓	50～70
頸動脈	20～30
腹部大動脈	20～30
四肢動脈	10～20
頸静脈	～10
四肢静脈	～10

文献3 p396 表14-1を参考に作成

表2　血流の信号を確実に抽出するためのステップ

手順	目的
①カラーゲインを上げる	血流信号の感度を上げる
②流速レンジを下げる	低流速の血流信号を描出しやすくする
③白黒のゲインを下げる	Bモードに埋もれたカラー信号を描出しやすくする
④プローブを少しだけ傾けてみる	血流とエコービームが垂直にならないようにする

2. パワードプラを使う

1 カラードプラとどう違う？[2]

　パワードプラが表示する情報は，赤血球から返ってくるエコーの強さを表している．よって血液の量が多い血管は明るく，血液の量が少ない血管は暗い色で表示される（図6）．

　角度依存がないためエコービームと直行する血流も可視化することが可能であるが，方向性は表示せず色の表現は1色となる．近年ではパワードプラも方向性がわかる機能を搭載している装置がある．

●ここがポイント！
カラードプラとパワードプラを使い分けよう（表3）．

表3　カラードプラとパワードプラの違い

	カラードプラ	パワードプラ
特徴	血流の方向がわかる 角度依存がある	低流速の血流を描出できる エコービームと垂直の血流を描出できる
目的	血流の方向性を見る 高速の血流を見る	微細な血流の観察
特に有用な観察部位	心臓 末梢血管（特に動脈） 腹部	整形（炎症部位の血管など） 腫瘍などの栄養血管

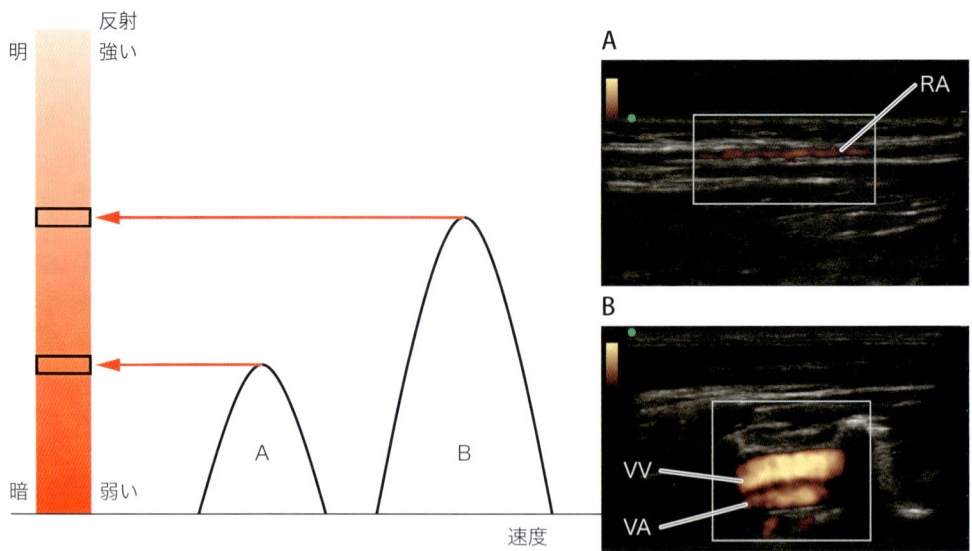

図6　パワードプラの血管描出
A) 橈骨動脈 (RA), B) 椎骨動脈 (VA) と椎骨静脈 (VV). 反射の強さを抽出して色を表示している. 血液量が多い血管ほど明るく抽出される. 血流の方向はわからないが, ビームに垂直な血管も速度の遅い血流も, つながりよく描出できる

3. パルスウェーブ (PW) ドプラと連続波 (CW) ドプラ

1 パルスウェーブ (PW) ドプラとは

- PWドプラはサンプルボリューム内の血流の情報をスペクトラム (波形) で表示する. サンプルボリュームとは, 血流の信号をサンプリングするために設置するゲートのようなもので, Bモード上自由に設置でき, その幅も変えることができる.
- 流速レンジははじめ1〜1.5 m/秒に設定し, 適宜調整を行う.
- 計測できる最高流速に原理上限界がある[2].
- サンプルボリュームは, 血管壁にかぶらない程度の大きさに合わせる方が望ましい. ただし, 心臓内の計測に関しては1〜2 mm (装置の初期設定) で問題ない.
- 血流波形には, 大きく定常波・拍動波のパターンがあり動脈は主に拍動波, 静脈は緩やかな定常波として認める. 動脈か静脈か確認したい場合は, PWドプラを用いて確認することができる (図7).

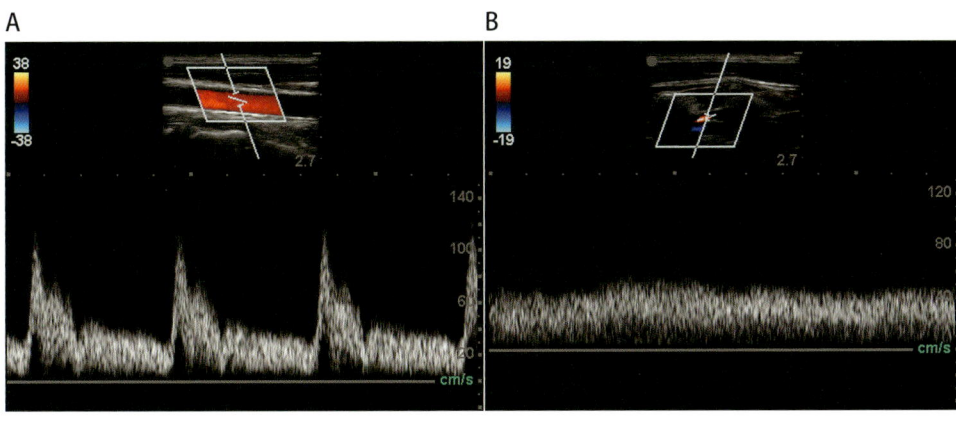

図7 拍動波と定常波
A) 頸動脈のPWドプラ波形（拍動波），B) 椎骨静脈のPWドプラ波形（定常波）．図中の☒で示された部分がサンプルボリューム

●ここがポイント！
うまくいかないときのTIPS
表4のような波形パターンが出たら，表4の手順で調整することをお勧めする．

●ここがピットフォール！
まずは正しいBモード，カラードプラが重要！
カラードプラがきちんと描出されていないと，PWドプラで血流波形を描出することはできない．
まずはカラードプラの調整が合っていて血流がしっかり観察できるかを確認する．

表4　PWドプラの信号を適切に表示させるステップ

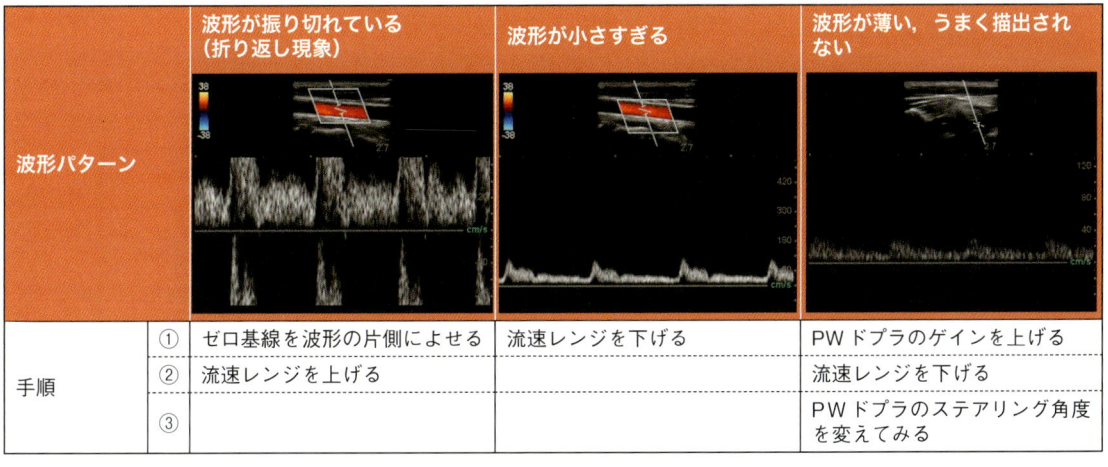

波形パターン	波形が振り切れている（折り返し現象）	波形が小さすぎる	波形が薄い，うまく描出されない
手順 ①	ゼロ基線を波形の片側によせる	流速レンジを下げる	PWドプラのゲインを上げる
②	流速レンジを上げる		流速レンジを下げる
③			PWドプラのステアリング角度を変えてみる

2 連続波（CW）ドプラとは
- エコーの送信と受信を連続的に行い，血流の情報をスペクトラム（波形）にして表示している．
- 流速レンジははじめ2〜3 m/秒に設定し，適宜調整を行う．
- ビーム上で常に送受信が行われているため，深さ情報が認識できず特定の位置の血流を測定す

ることはできないが，PWドプラでは測定できない高速の血流を測ることができる．

●ここがピットフォール！
角度補正の限界を知っておこう
ドプラによる流速計測は角度補正を適切に行う必要がある．角度が60°以上に広がると誤差が大きくなるため，**角度補正は60°以下で行うことが望ましい**（図8）[1]．心臓検査でのCWドプラに関しては，アプローチによって角度をつけないように工夫し角度補正を省略することがある（左室流出路血流を測るために傍胸骨から心尖部にビューを変える，など）．

●ここがポイント！
PWとCWのドプラを使い分けよう（表5）．

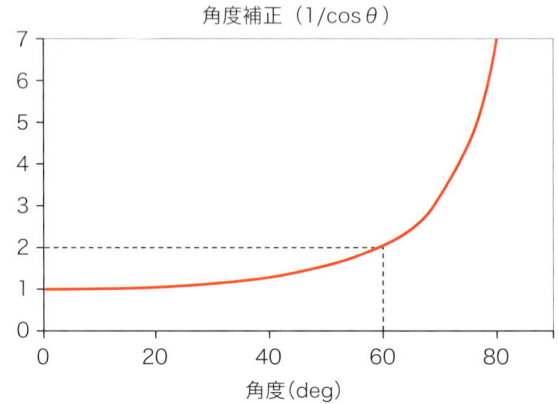

図8 角度補正
60°をこえると1°あたりの補正値が急激に大きくなる．
文献1より引用

表5　PWドプラとCWドプラの違い

	パルスウェーブ（PW）ドプラ	連続波（CW）ドプラ
特徴	・特定の場所（サンプルボリューム）の血流を計測できる ・測定できる最高血流速に限界がある	・高速の血流を計測できる ・特定の部位ではなくエコービームの方向からの血流を計測できる
特に有用な観察部位	・全身の血管 ・心臓	・心臓内の弁通過血流（弁膜症による狭窄部や逆流など）

おわりに

カラードプラを中心にドプラの解説をした．日々のエコー検査において血流の情報をすみやかに適切に評価するヒントとなれば幸いである．

文献・参考文献

1) 水口 仁：ドプラ検査の基礎.日本放射線技術学会雑誌,60：245-250,2004
2) 「超音波の基礎と装置 四訂版」(甲子及人/著),ベクトル・コア,2013
3) 「生理学 第18版（第23刷）」(真島英信/著),文光堂,2011

プロフィール

西村歌織（Kaori Nishimura）
株式会社富士フイルムソノサイト・ジャパン 営業統括本部 クリニカルアプリケーションスペシャリスト
より多くの先生方にエコーを好きになっていただけるように日々活動しております.

第2章 頭・首を見る

1. 頭頸部の観察（一般編）

丹保亜希仁

Point

- 頭頸部では気道，頸部食道，頸部の血管，腕神経叢，眼球などの描出ポイントがある
- 短軸像（横断像）からはじめよう．胸骨切痕上でおおまかな解剖を把握する
- 内頸静脈からの中心静脈カテーテル留置は，画像を組合わせて安全に行おう
- 眼球エコーは設定が眼球用に調整できるものでのみ実施可能

はじめに

　頭頸部では，下にあげるように**気道，頸部食道，頸部の血管，腕神経叢**や**眼球**など（**図1A**）が観察できる（他の耳鼻科的構造物は**第2章-3**を参照）．
- 気道を見る：輪状甲状靱帯穿刺・切開，気管切開の部位同定など
- 頸部食道を見る：胃管挿入，食道挿管の検出
- 頸部の静脈を見る：内頸静脈から腕頭静脈まで，内頸静脈カテーテル留置時の必須画像
- 腕神経を見る：腕神経叢ブロック
- 眼球を見る：頭蓋内圧亢進，異物や網膜剥離

1. 頸部の基本は短軸像から

　まずは胸骨切痕の上にリニア型プローブをあてて見ることでおおまかな解剖を把握する（**図1B**）．プローブのマーカーと画面のオリエンテーションインジケータの関係を常に意識し，正しいオリエンテーションでの描出を心がける．

　頸部正中にプローブを当てて短軸像を描出（**図1B**）すると，中央に音響陰影を伴う円形構造物の気管が見える．頸部食道はほとんどの場合，気管の**左側**にあり，高周波プローブなら粘膜構造まで観察できる．気管の表層には甲状腺と広頸筋や胸鎖乳突筋がある．気管から外側に向かうと総頸動脈，内頸静脈が同定できる．さらに外側にプローブをスライドさせていくと前斜角筋，中斜角筋の間に腕神経が並んでいる（後述）．まずはこれらの基本解剖をしっかりとおさえておこう．

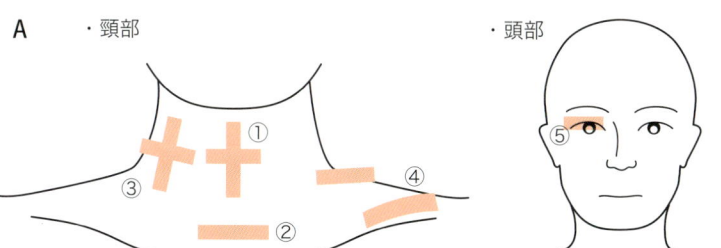

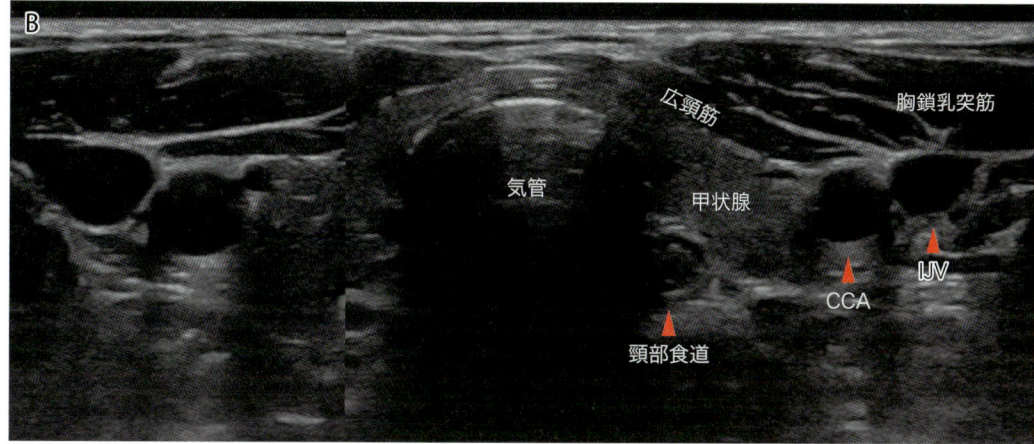

図1　頸部エコーの基本
A) 頭頸部観察時のプローブを当てる部位．B) 頸部短軸像（Aの②）．中央に描出されるのが気管．気管の表層には甲状腺がある．頸部食道は，気管の左後方にあることがほとんど．外側には，総頸動脈と内頸静脈が伴走している．IVJ：内頸静脈，CCA：総頸動脈

2. 気道を見る

1 プローブの当て方

　気道エコーは輪状甲状靱帯穿刺・切開や経皮的気管切開の際の解剖スクリーニング，部位同定に利用できる．慣れないうちは体表から甲状軟骨，輪状軟骨の高さをあらかじめ確認したうえでプローブをあてると画面上での構造物の理解が容易である．長軸像（矢状断）を描出するときは，正中にしっかりプローブを固定する（図2A）．ただし，覚醒下の患者では強く圧迫すると不快感が強いので注意する．

2 輪状軟骨〜気管軟骨　甲状軟骨〜輪状甲状靱帯

　空気との境目は**図2B**のように強い**高輝度**のラインとなる．その腹側に**軟骨が低エコー域**として描出される．大きな低エコー域（►）が輪状軟骨，足側には気管軟骨が描出される．頭側にプローブをずらすと，甲状軟骨，輪状甲状靱帯も描出できる（図2C）．ただし，男性では発達した甲状軟骨のために皮膚とプローブの間の隙間が大きいと観察が困難となる．

3 気道を短軸像でみる

　短軸像での気道の観察も重要である．輪状軟骨は厚めの低エコー域として描出され，足側にプ

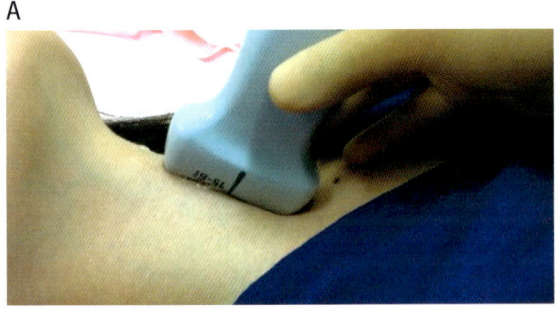
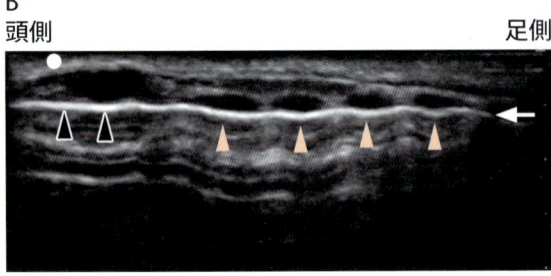
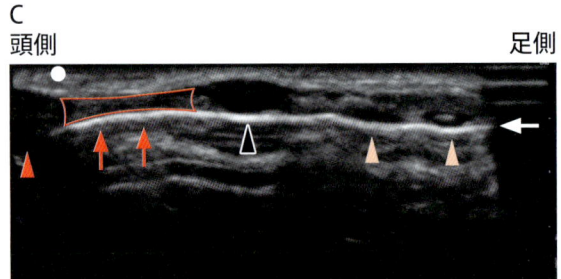

図2　気道のエコー（長軸像）
A) 長軸像のプローブの当て方．B) 輪状軟骨〜気管軟骨．ギラギラの高エコーの線（⇨）が空気との境目で，その下は鏡面像．楕円形の大きな低エコー域が輪状軟骨（▶），足側には小さい低エコー域の気管輪（▷）が描出できる．C) 甲状軟骨〜輪状甲状靱帯．頭側にプローブを移動すると，甲状軟骨（▶）が描出される．甲状軟骨と輪状軟骨の間にあるのが輪状甲状靱帯（→と —— で囲んだ領域）である

ローブをずらしていくと，軟骨がみえなくなったあと再び薄い低エコー域として気管輪が描出される（図3B〜D）．経皮的気管切開の際には，穿刺部位に血管や甲状腺など，大出血の原因となるものがないかを短軸像で必ず確認する．筆者は，経皮的気管切開を行う際はエコーガイド下に穿刺をする．短軸像を利用することで，容易に気管輪間靱帯の正中（12時方向）を穿刺できる．

また，輪状甲状靱帯付近からプローブのケーブルを尾側にチルトするようにすると図3Eのように声帯を観察することができる．

●**ここがポイント！**
高齢になるにつれ，軟骨内の水分が減ってくるためか，軟骨を通した深部の観察は困難となってくる．まずはじめは小児や若年者で描出するとわかりやすい．

3. 頸部食道を見る

頸部食道は食道挿管の検出，あるいは胃管の食道への進行を確認するのに利用できる．現在，

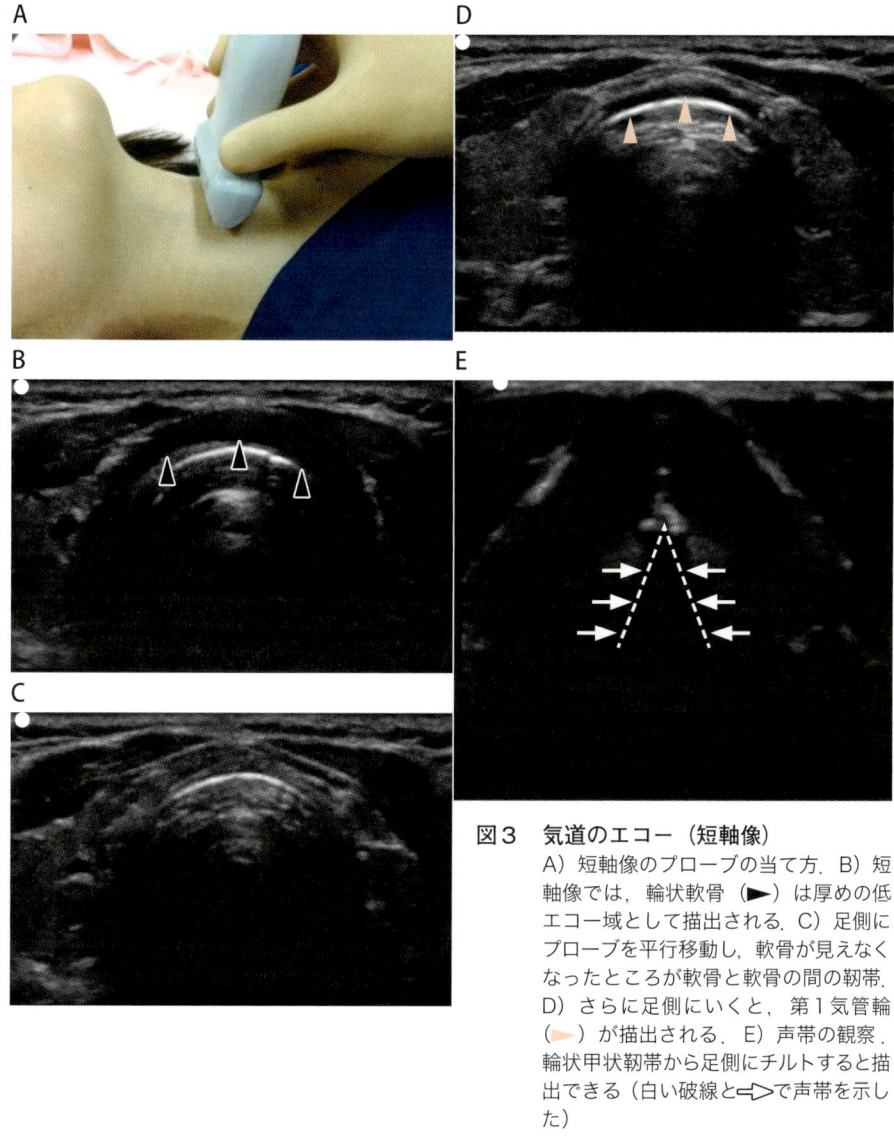

図3 気道のエコー（短軸像）
A）短軸像のプローブの当て方．B）短軸像では，輪状軟骨（▶）は厚めの低エコー域として描出される．C）足側にプローブを平行移動し，軟骨が見えなくなったところが軟骨と軟骨の間の靭帯．D）さらに足側にいくと，第1気管輪（▶）が描出される．E）声帯の観察．輪状甲状靭帯から足側にチルトすると描出できる（白い破線と⇨で声帯を示した）

さまざまなビデオ喉頭鏡が使用できるようになり，食道挿管の頻度は減ったがゼロではない．通常，挿管確認は用手換気が必要なため，食道挿管時には胃に空気が送られ嘔吐，誤嚥を誘発する危険がある．空気を送らずに確認できることはエコーの利点である．胸骨切痕のすぐ頭側にプローブを当てて観察しよう．

■ 食道挿管

図1Bの頸部短軸像にあるように，胸骨上縁にプローブをあてると，頸部食道はほとんどの場合気管の左側に観察できる．大きな半円状の構造物が気管，その左下に見えるのが頸部食道である．唾液を飲んでもらうと，食道内に高輝度の陰影がキラキラと描出されるのですぐわかる．食道へチューブが入ると，図4のように頸部食道の内腔が大きくなることが確認できる．気管挿管

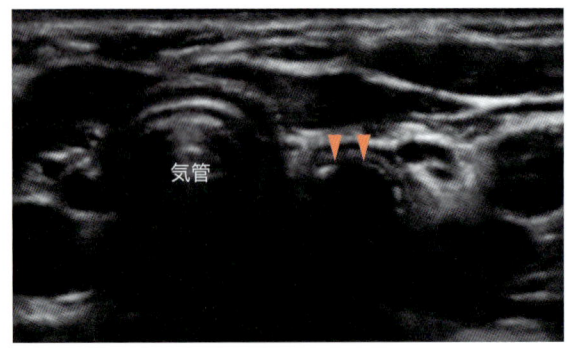

図4　食道挿管の見え方
気管の左側にある，頸部食道の内腔（▶）が広がっていることが明らか．チューブが食道内に進んでいることがわかる．※画像は胃洗浄用チューブ留置時のもの

施行時にリアルタイムでスキャンしているとき，食道内腔に動きを認めればチューブが食道に入ってしまっている．もちろん一発で気管挿管できるのがベストだが，胃に送気する前に食道挿管に気づくことができるこの確認法はとても有用である．

4. 頸部の血管を見る：内頸静脈から腕頭静脈まで，内頸静脈カテーテル留置時の必須画像

頸部の血管だが，動脈については第2章-2を参照してもらいたい．ここでは頸部の静脈についてである．今のご時世，頸部の血管をエコーで見るのはアタリマエに皆がしている．筆者が働きはじめたころは，ランドマーク法で静脈に一発で当てることができるとちょっと得意になったりしたものだが……．エコーの使用で合併症は確実に減ってはいるが，エコーを使用する際にも念頭におくべき注意点がある．せっかくエコー下穿刺をするなら，利点を最大限活かす使い方を正しく覚えておこう．

1 頸部静脈の短軸像・長軸像

ここでは，内頸静脈から安全に中心静脈（CV）カテーテルを留置するための必須画像を紹介する．基本は，短軸像（図5A）と長軸像（図5B）の描出である．短軸像の利点は，内頸静脈を周囲の構造と一緒に描出できること．プレスキャンで，穿刺部から足側へ鎖骨上まで見ていく．内頸静脈の走行方向，血栓，閉塞，総頸動脈との位置関係，背側の血管やリンパ節などをチェックする．内頸静脈走行を確認したら，中心をずらさないように90°プローブを回転して得られるのが長軸像である（図5B）．長軸像では血管内腔がよく観察できる．内頸静脈を短軸で足側に追っていくと鎖骨にあたる．鎖骨上からプローブを覗き込むように頭側にチルトさせた冠状断像では，内頸静脈と鎖骨下静脈合流部が描出できる（図5C）．

2 カテーテル留置の際の必須画像

実際の穿刺時には針先を正確に把握しながら（詳しくは第5章-2の針先点滅法を参照），内頸

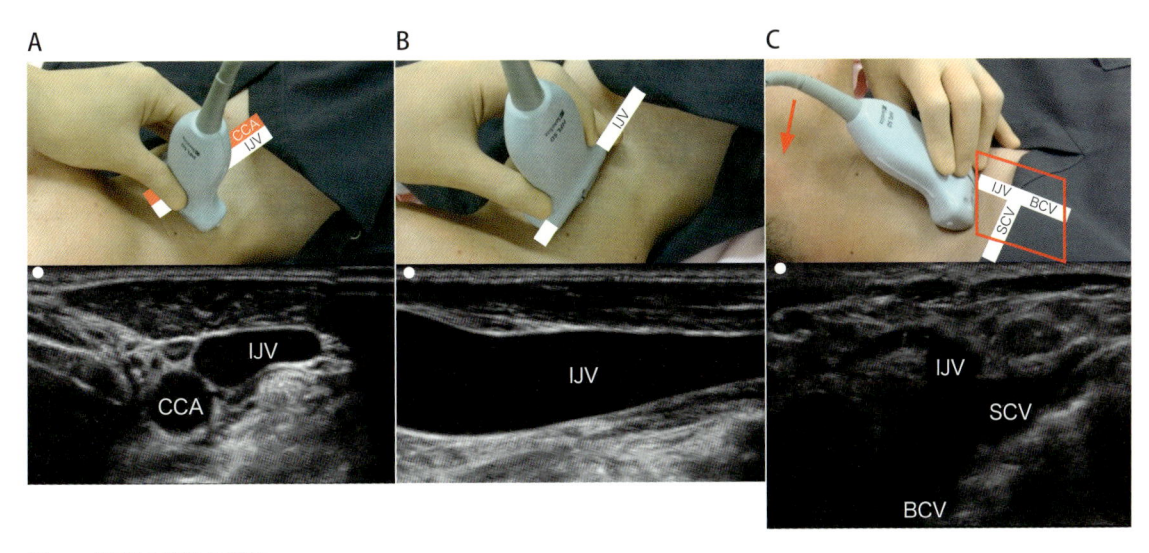

図5　頸部の静脈の描出
A）短軸像．周囲の構造物との位置関係がよくわかる．B）長軸像．前壁，後壁，血管内腔がよく観察できる．C）冠状断像．鎖骨上窩でプローブを寝かせて覗き込むようにする．内頸静脈と鎖骨下静脈の合流部が確認できる．※実施者目線の描出：画像オリエンテーションルールに沿わないことに注意．CCA：総頸動脈，IVJ：内頸静脈，SCV：鎖骨下静脈，BCV：腕頭静脈

静脈の**後壁を貫かない**ように行う．また，ガイドワイヤー留置後の確認にもエコー画像が有用である．CVカテーテル留置を行った際，事後のX線撮影でカテーテルが鎖骨下静脈に迷入していた，なんていう事例を経験された方もいるかもしれない．X線透視を使えばガイドワイヤーの迷入にすぐ気づくことができるが，全例で行うのは現実的ではない．刺入部から鎖骨上までは，短軸像でガイドワイヤーが内頸静脈内にあることを確認できる．その後，冠状断像にて内頸静脈と鎖骨下静脈合流部を描出し，ガイドワイヤーが腕頭静脈へ進んでいることを確認しよう（図6D）．

上述のように，短軸像＆冠状断像の組合わせでCVカテーテル留置は行うことができるが，長軸像もぜひ活用していただきたい．長軸像では，穿刺針全体を描出できることが大きな利点である．短軸像で内頸静脈の前壁まで針先を進め**ハートマークサイン**をつくる（図6A）．次に，長軸像として穿刺針全体を描出し，角度やプローブによる圧迫の強さを調節しながら，**前壁のみ**を穿破する（図6B）．血管内腔が狭いときに特に有用である．短軸像，冠状断像にてガイドワイヤーの留置確認をする（図6C，D）．筆者は，この短軸像・長軸像・冠状断像の3つを使い穿刺，ガイドワイヤー確認をする方法を推奨している．

5. 腕神経叢を見る

頸部での腕神経叢ブロックには，斜角筋間アプローチと鎖骨上アプローチがある．腕神経は丸い低エコー域）として描出される．斜角筋間アプローチでは，前斜角筋と中斜角筋の間に腕神経叢が描出できる（図7A）．また，鎖骨上アプローチでは鎖骨下動脈の周囲に神経叢が確認できる（図7B）．

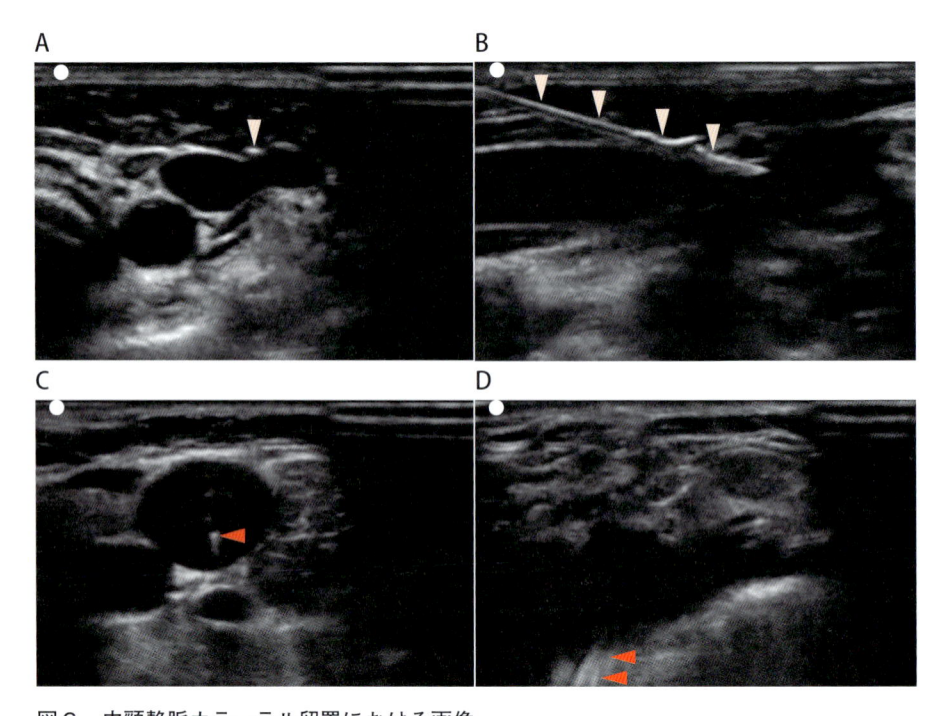

図6　内頸静脈カテーテル留置における画像
A）穿刺針（▶）を血管前壁まで進め，ハートマークサインをつくる．B）長軸像で穿刺針全体（▶）を描出し血管前壁を穿破する．C，D）ガイドワイヤー（▶）が内頸静脈から腕頭静脈に入っていくのを短軸像（C）と冠状断像（D）で確認する

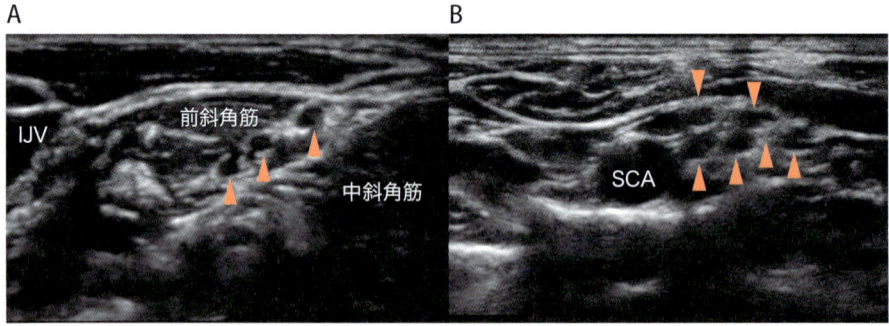

図7　腕神経叢
A）斜角筋間アプローチ．前斜角筋と中斜角筋の間に腕神経が並ぶ．B）鎖骨上アプローチ．鎖骨下動脈の周りに低エコーの腕神経（▶）がまとまっている．SCA：鎖骨下動脈，IJV：内頸静脈

6. 眼球を見る

　眼球エコーは，網膜剥離や白内障などの眼科疾患の診断に使用される．その他，異物や血腫の観察もできるし，視神経鞘径から頭蓋内圧を推定することができる（図8）．救急のTVドラマで眼球にエコーを当てるシーンがあり注目を集めたが，眼球エコーは目に影響を与えないための専用の設定がある．エコーがあるからといってむやみに試みてはいけないことを知っておこう．プ

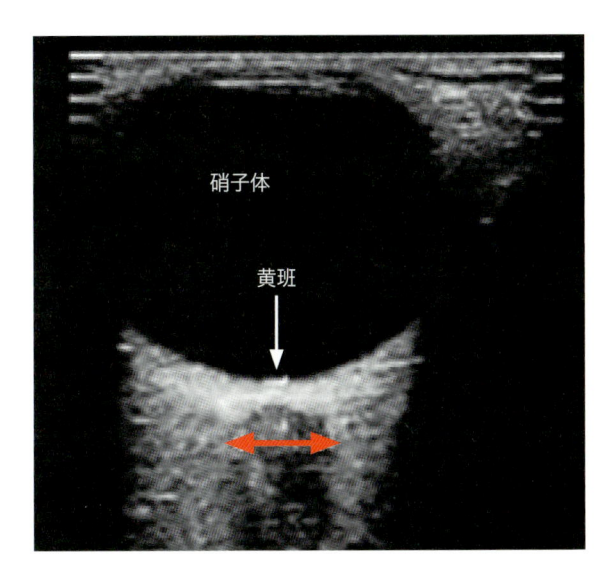

図8　眼球エコー
眼球から深部にのびる低輝度の帯状陰影が視神経（⟷）．黄斑部から3 mm中枢側の神経鞘径を測り，5 mmを超えていれば頭蓋内圧亢進とするのが一般的

ローブはリニア型が最適である．指先でプローブをもち，おでこに手で支点をつくり，ゼリーを瞼にたっぷりのせて，眼球に圧がからないように配慮しながらやさしくスキャンする．眼球用の描出設定がない場合には，眼球組織の損傷を避けるため，必ず出力がThermal index ≤ 1，Mechanical index ≤ 0.23になっていることを確認しよう．え？何のことかわからない？そんなあなたには眼球にエコーをあてる資格はありません！

おわりに

　以上，頭頸部で活用できるエコー画像について説明した．エコーは**正しく**使うことで皆さんの強力な相棒となる．ぜひ臨床に活かしてほしい！！

文献・参考文献
1）鈴木昭広，他：気道管理における超音波の新しい役割．麻酔，63：700-705，2014

プロフィール
丹保亜希仁（Akihito Tampo）
旭川医科大学救急医学講座
専門は麻酔・救急・集中治療です．どの領域でもエコー技術は必須です．研修医の皆さんも，正しい技術を身につけてどんどん広めていってください．血管などをエコーガイド下に穿刺する際，慣れるまでは『手元の状況』と『エコー画像』の両方を見ながらがオススメ．思ったよりも画像内の目標物は大きく映っているのでご注意を！！

第2章 頭・首を見る

2. 頭頸部の観察（頸動脈編）

赤坂和美

> **Point**
> ・TIA，脳梗塞がよぎったら頸動脈エコー！
> ・最初に短軸断層像，その後に長軸断層像で観察する
> ・カラードプラ法，パワードプラ法を使う
> ・検査時には閉塞や高度狭窄病変，不安定プラーク，解離の有無に注目する

はじめに

　救急の現場で求められる頸動脈エコー検査は，検査室で行う検査とは違う．脳梗塞症例の頸動脈の評価は緊急MRI検査では対応が難しい場合が多く，治療方針決定のために必要な頸動脈の情報を得ることを目的にエコー検査が施行される．また，一過性脳虚血発作（transient ischemic attacks：TIA）では，しばしば早い時期に脳梗塞に移行するため，可及的すみやかに発症機序を確定し，直ちに予防的治療を開始することが推奨されており，TIAの原因としての頸動脈病変の評価のためにエコー検査が施行される．

1. 頸動脈の描出はこう行う！

　被検者の頭部を30°前後傾け，短軸断層像（横断像）と長軸断層像（縦断像）により観察を行うが，長軸像で中枢側から末梢側まで連続して描出することは初心者にとって容易ではない．短軸像で観察しながら頸動脈の走行を確認した後に，長軸像の描出を行うとよい．多方向からプローブ（探触子）をあて，病変を見落とすことないよう検査を行う[1,2]（図1）．側方からのアプローチでは，前方からでは下顎角に遮られた高さよりも頭側からあてることが可能である．内頸動脈と外頸動脈の分岐の位置が高位である場合も多い日本人においては，内頸動脈を十分観察するために側方アプローチをより頭側から行う習慣を身につけておく（図2）．

　頸部でのプローブの安定性が悪いために，強く圧迫しがちであることに注意が必要である．焦点（フォーカス）を合わせて観察するが，描出不良時には内頸静脈を通して動脈を描出するなど工夫する（図3）．

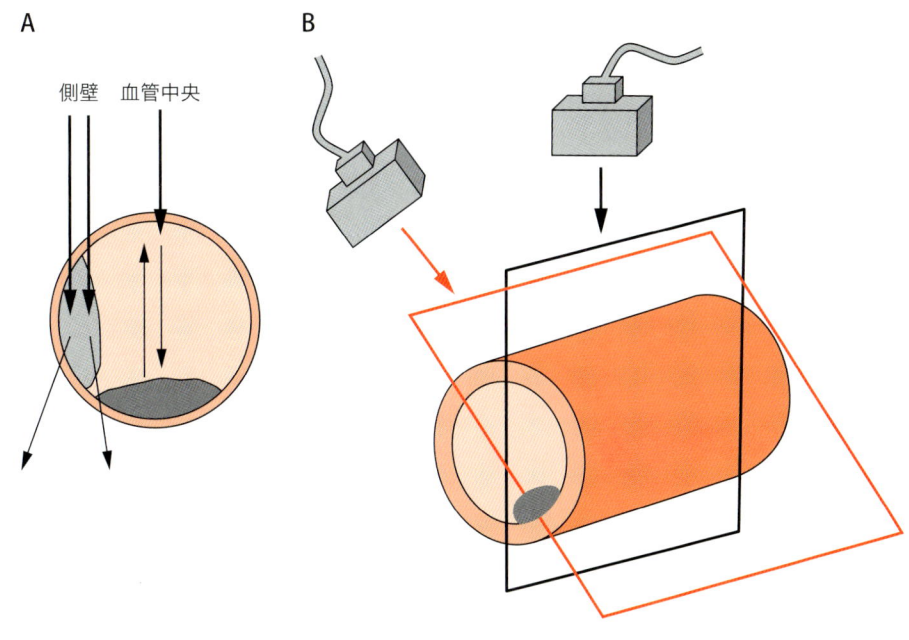

図1 プローブのあてる方向
A）エコーは音の反射を利用しているために，側壁の描出は劣る．B）多方向からプローブをあて，病変を見落とすことないよう検査を行う

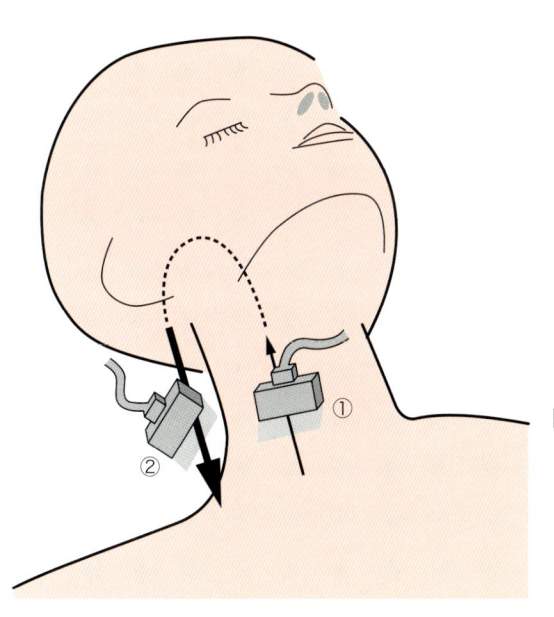

図2 カラードプラ法での観察
救急の現場では中枢側から末梢側にむかってプローブを動かして観察したのちに，あて方を変えて末梢側から中枢側へプローブを動かすとよい．例えば前方アプローチ（①）の後に，側方（～後方アプローチ）（②）をU字を描くように行うなどである．その際に側方（後方）アプローチをより頭側から行うことに留意する

●ここがピットフォール！
観察のために圧迫を強めることは，頸動脈洞の刺激や血栓の遊離の可能性がある．

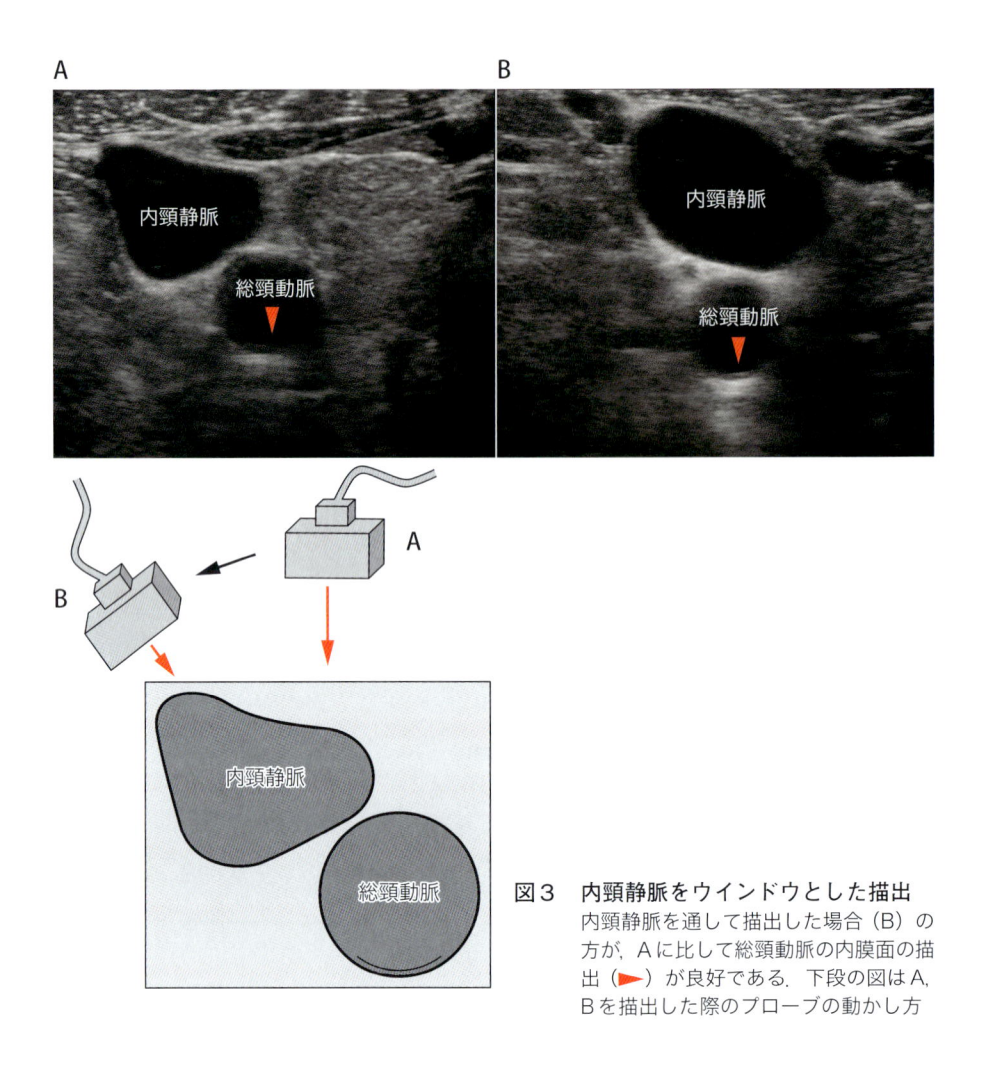

図3　内頸静脈をウインドウとした描出
内頸静脈を通して描出した場合（B）の方が，Aに比して総頸動脈の内膜面の描出（▶）が良好である．下段の図はA，Bを描出した際のプローブの動かし方

2. 頸動脈で観察するところはここ！

　救急では総頸動脈，頸動脈球部，内頸動脈における閉塞や高度狭窄病変の有無，血管原性塞栓（artery to artery embolism）の原因となる病変の有無，解離の有無を評価し，必要に応じて観察領域を追加する．「動脈硬化の窓」ともいわれる頸動脈は全身の動脈硬化性病変を反映するため，頸動脈病変が強い場合は冠動脈疾患や末梢動脈疾患などの合併の可能性を考える．

1 閉塞や高度狭窄病変

　断層法に引き続いてカラードプラ法にて観察する．プラーク内部のエコー輝度はプラーク周囲の内膜中膜複合体（intima-media complex：IMC）と比較して評価するが（図4），低輝度（hypoechoic）ではカラードプラ法を用いないと病変を見落とす．低流速の表示に優れるパワードプラ法によっても血流信号を認めないことにより低輝度プラークの存在を確認する（図5）が，近年は装置メーカーにより工夫されているさまざまな表示方法も有用である．低輝度は血栓や粥腫，高輝度は石灰化を反映していると考えられ，低輝度のものをより警戒する．

　高度狭窄病変であると診断するためには，狭窄率や血流速度の計測が必要であるが，救急にお

いてはvisualでの印象を専門医に伝えることでよいと考える.
　閉塞病変を認めても急性期の病変ではなく,無症候性に閉塞している症例も稀ではない(図6).陳旧性の閉塞では内部のエコー輝度が等輝度,あるいはやや高めであることなどが参考となる.

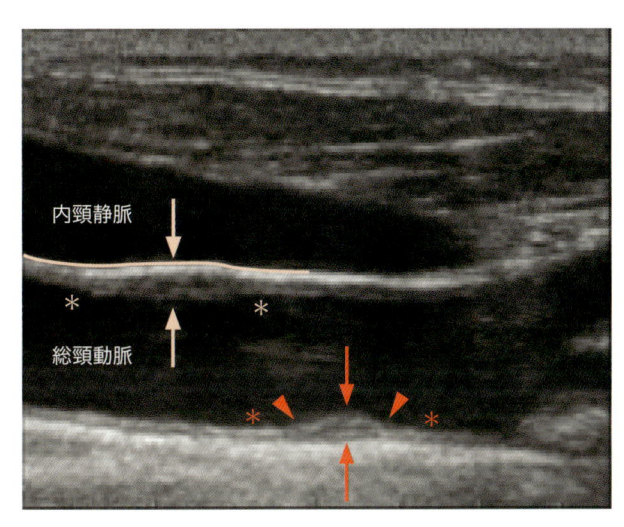

図4　頸動脈プラーク

日本超音波医学会では最大の厚み（→）が1mmを超え,内膜中膜複合体（IMC）の表面に変曲点（▶）を有する限局性の隆起病変をプラークと称し,vascular remodelingの症例は血管内腔への隆起の有無に関係なくプラークとする（→内膜面の隆起がほとんどない）.プラーク内部のエコー輝度はプラーク周囲のIMC（＊）と比較する

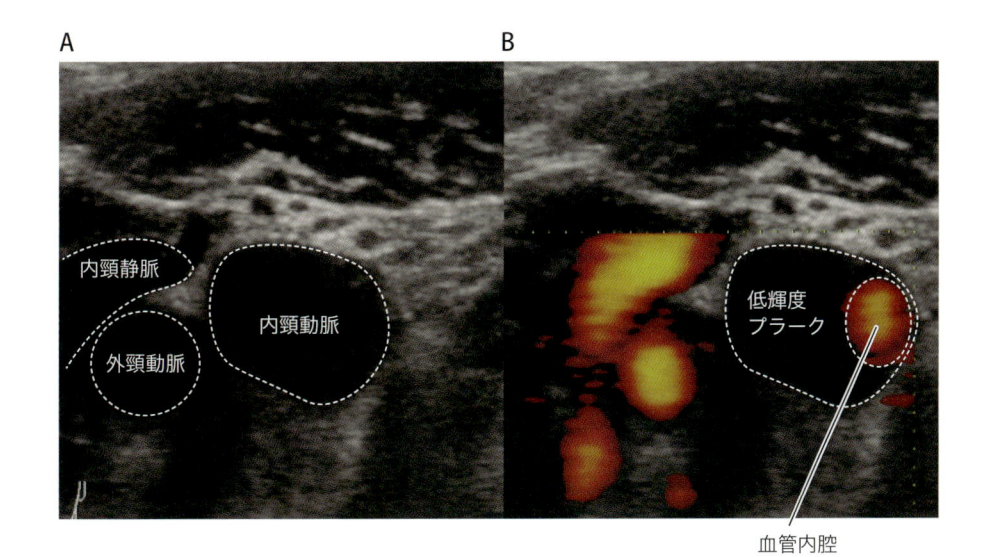

図5　左内頸動脈の低輝度プラーク

A) 断層法では内頸動脈の血管内腔が保たれているように観察されるが,B) パワードプラをあてることで,実は低輝度プラークが存在し,内腔が狭小化していることが明らかとなる

また，頸部エコーで観察できる内頸動脈は一部（頸部内頸動脈）であり，可視範囲内は閉塞していなくとも，末梢側で閉塞病変が存在する場合がある（図7）．そのため，カラードプラ法での血流シグナルが乏しい場合には，左右頸動脈で比較し，パルスドプラ法による血流速波形の記録を行うとよい．

●ここがポイント
頸動脈はプローブに対して角度がつきにくいためカラードプラ法では角度をつけるよう工夫する（図8）．

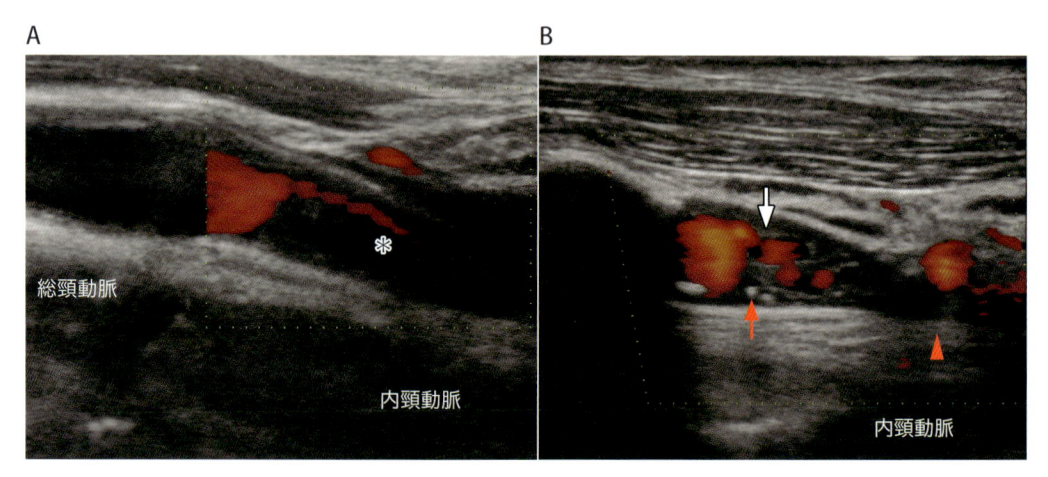

図6 閉塞病変
A）脳梗塞発症例の内頸動脈閉塞病変．低輝度エコーが主体の病変であり，内腔が保たれているように見えるが，パワードプラではほとんど表示されない（＊）．B）無症候性に内頸動脈が閉塞していた症例．閉塞病変には一部高輝度エコー（→）を含む等輝度エコー（⇨）が認められ，末梢側では内頸動脈径が細くなっている（▶）

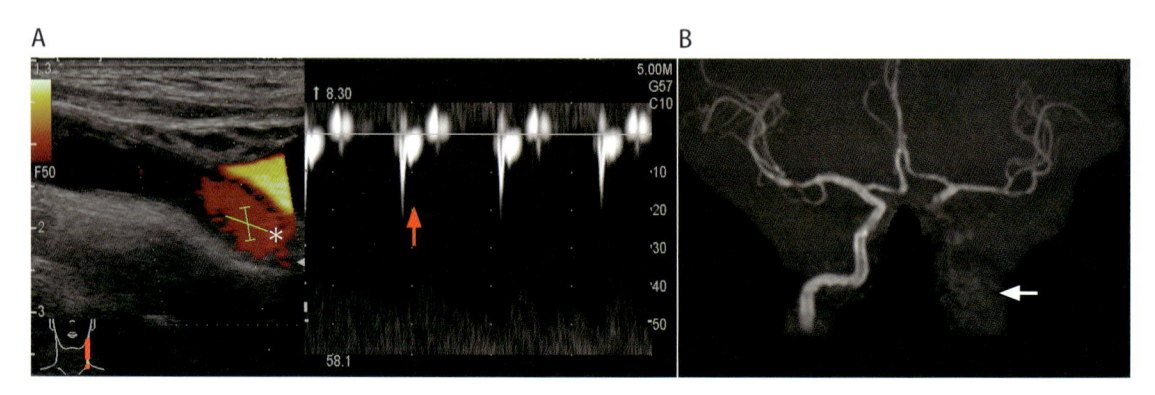

図7 左内頸動脈閉塞症例
A）左頸部内頸動脈ではパワードプラ法にて内腔に血流表示が認められ（＊），閉塞はしていないことは確認できるが，パルスドプラ法では血流速度は遅く，順行流はごく短い時相（→）に限られている．右内頸動脈血流速波形は正常パターンであった．B）MRAにて左内頸動脈の閉塞（⇨）を認める

2 血管原性塞栓の原因となる病変

　低輝度病変はプラーク内出血や脆弱な粥腫病変を反映するとされており，脳梗塞のリスクと認識されている．さらにプラーク表面に明らかな陥凹を伴う潰瘍（ulcer）病変（図9）や可動性プラーク（mobileplaque）も塞栓症をおこしやすいプラークとして知られている．可動性プラークには血流によって浮動するものばかりではなく，血流の圧力によりプラークに変形を認める病変（jellyfish sign）も含まれる．

　脆弱なプラークを意味する不安定プラークの存在は，脳梗塞の病態と治療を考える際に重要であるが，ガイドラインとしての診療指針は狭窄率によりなされ，プラーク性状に関しては明記されていない．しかしながら，TIAや脳梗塞例における不安定プラークは専門医にすぐ報告するよう，筆者は後輩に指導している．

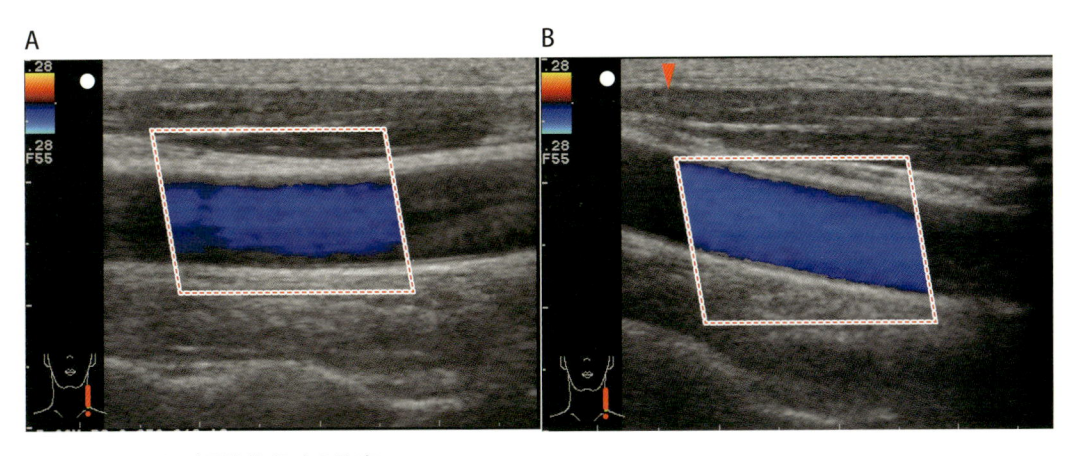

図8　カラードプラ法施行時の注意
総頸動脈は皮膚とほぼ平行に走行するため，普通にあてた場合（A）に血流の描出が不十分となったり，パルスドプラ法でのドプラ入射角が60°以上となってしまう．プローブを片側だけ軽く圧迫することにより，血流を描出しやすくするとよい．Bではプローブの中枢側（▶）を軽く圧迫している．カラー表示はスラント（オブリーク）機能を用いている（------）

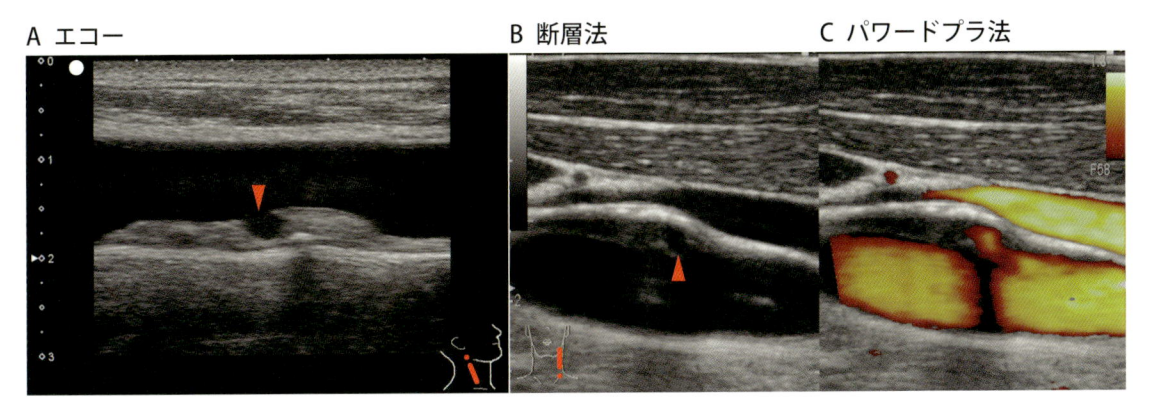

A エコー　　　B 断層法　　　C パワードプラ法

図9　潰瘍病変
A）明らかな陥凹（▶）を認める．B）断層法では潰瘍病変（▶）を認識しにくいが，C）パワードプラ法にて明瞭となる

3 解離

典型的な胸背部痛を欠き，脳梗塞発症で大動脈解離が判明する症例も稀に経験する．頸動脈にflap様の所見を認めた場合，アプローチ方法の工夫や，カラードプラ法を用いることにより解離の有無を確認する．多重反射によるアーチファクトのためにflap様に見えることがある．

おわりに

可動性プラークの診断は，時間分解能に優れたエコー検査でなくては評価が困難である．詳細な頸動脈エコー検査は入院後に改めて施行するとよいので，救急では病態の把握につながるよう，まずはエコーをあててみよう．まずはエコーをあてて，可動性プラークや低輝度プラーク，潰瘍，高度狭窄病変を認めたら専門医へコンサルトを行おう．

文献・参考文献

1) 貴田岡正史, 他：超音波による頸動脈病変の標準的評価法. Jpn J Med Ultrasonics, 36：502-509, 2009
2) 松本昌泰, 他：頸部血管超音波検査ガイドライン. Neurosonology, 19：50-69, 2006

プロフィール

赤坂和美（Kazumi Akasaka）
旭川医科大学病院臨床検査・輸血部
皆さまの日常診療において，エコーをさらにお役立ていただけますと嬉しいです．

第2章　頭・首を見る

3. 頭頸部の観察（耳鼻咽喉科編）

片田彰博

> ● Point ●
> ・嚢胞性腫瘤と充実性腫瘤を鑑別することが診断の第一歩である
> ・耳下腺，顎下腺，甲状腺の腫瘤は良性腫瘍が多い
> ・リンパ節腫脹は悪性疾患の否定が重要である
> ・疑わしい所見をみつけたら耳鼻科コンサルトを勧めよう！

はじめに

　エコー検査は装置があれば場所を選ばず施行することができ，非侵襲的でくり返し行える利点がある．筆者が研修をスタートさせたころ，頸部の診察は基本的に"触診"であり，救急外来で自ら頸部のエコー検査をするような機会はほとんどなかった．もちろん，頸部の触診が大切なことは現在も変わりがないが，触診で圧痛がある，または腫瘤が触知されるといった場合には，積極的に頸部エコー検査を行っていただきたい．本書の読者対象は主に研修医であることから，本稿では頭頸部のエコー検査で見つかることが多い代表的な疾患を中心に解説する．

1. 頭頸部エコー検査の実際

1 検査の手順と所見の記述

　機械のセッティングやプローブの選択は第1章-1〜3にまとめられているのでそちらを参照いただきたい．頭頸部のエコー検査は観察する順番が特に決められているわけではない．筆者が頸部のスクリーニング検査をする場合には，左甲状軟骨下縁から観察をはじめ，甲状腺左葉を上極から下極にむかって観察し，鎖骨上まで下がったら外側へ移動して左胸鎖乳突筋，左総頸動脈，左内頸静脈を確認しつつ，頭側にむかってプローブをすすめて，顎下部のところで内側の顎下腺，さらに上方で耳下腺を観察するようにしている．ついで右側も同様に行う．検査での見落としを減らすためには，このような"自分流の手順"を決めておくのがよいだろう．図1にはエコー検査所見の記載に用いられる用語をまとめた[1]．本稿の記述もこれに準じているので参考にしていただきたい．

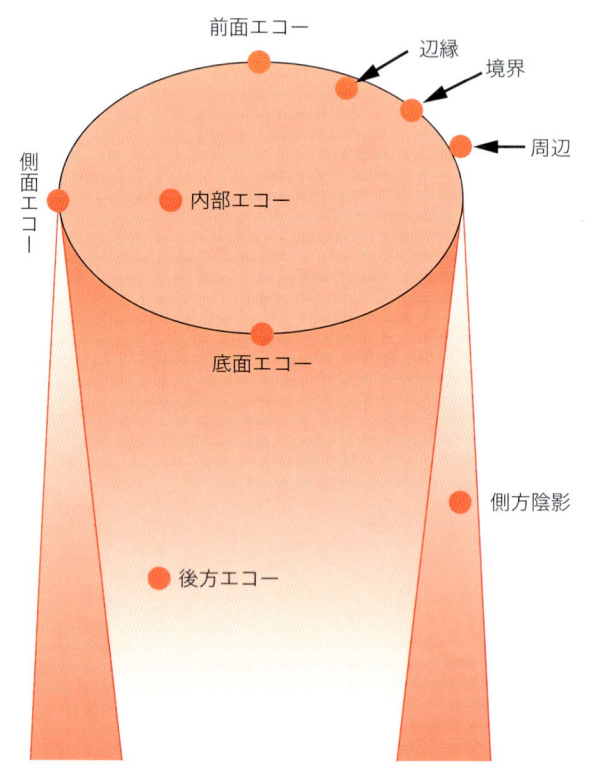

図1 エコー検査で用いられる用語

2 頭頸部エコー画像診断のポイント

　頸部腫瘤は表在性のものが多く，エコー検査が非常に有用である．頸部腫瘤のエコー画像診断は，まず充実性か囊胞性かを鑑別し，充実性であればリンパ性か非リンパ性かを判断する．そして，非リンパ性腫瘤を良性腫瘍と悪性腫瘍に鑑別して診断をすすめていく．囊胞性であれば内部エコーは無，充実性であれば実質エコーを呈することが多い．一般的には辺縁が整なものは良性，不整なものは悪性の可能性が高い．内部エコーについては良性では均一，悪性では不均一となり，良性腫瘍では後方エコーが増強することが多い[2]．

●ここがポイント！

　囊胞の内部に感染や出血を伴っている場合にはエコー輝度が上昇し，充実性にみえることがある．逆に，充実性であっても細胞密度が高く腫瘤内部が均一な悪性リンパ腫では，描出の条件にもよるが内部エコーが無エコーとなり，囊胞性病変と間違いやすいので注意が必要である．パワードプラ法で腫瘤内部に血流信号が認められなければ，囊胞性疾患の可能性が非常に高い．
　充実性の腫瘤がリンパ性か非リンパ性かを判断するには，性状だけではなく腫瘤の存在する部位が重要である．周囲の臓器（耳下腺，顎下腺，甲状腺）との連続性がなければ，リンパ性腫瘤である可能性が高い．
　リンパ性腫瘤と判断した場合，それがリンパ節炎なのか悪性リンパ腫なのかリンパ節転移なのかをエコー検査だけで判断することは難しい．最終診断には組織検査が必要になる．

2. 耳下腺の病変

　耳下腺腫瘍は良性腫瘍の頻度が高く，大部分は多形腺腫かWarthin腫瘍である．多形腺腫は多彩な組織像を呈し，上皮性腺腫様組織，粘液腫様組織，軟骨様組織などが腫瘍内に混在する．エコー検査では，腫瘍が小さい場合は円形，または楕円形で整であるが，腫瘍が大きくなるにつれて，分葉状，多角形と表現される凹凸不整像を示すようになる．図2の多型腺腫にも表面にくぼんでいる部分が確認できる．内部エコーは一般に低エコーで均一であるが，腫瘍が大きくなると嚢胞変性，腫瘍内出血によって内部エコーが不均一になることがある．ただ，基本的に被膜は保たれるため，境界は明瞭であり後方エコーも増強することが多い（図2）．Warthin腫瘍は50歳以上の男性に多く，球状で軟らかい腫瘤である．多発性で両側性にみられることも多い．エコー検査像は円形で整，内部エコーは無〜低エコー，後方エコーの増強を伴うことが多い．図3Aは Warthin腫瘍のエコー検査所見である．触診で軟らかく，エコー所見がこのように境界明瞭で低

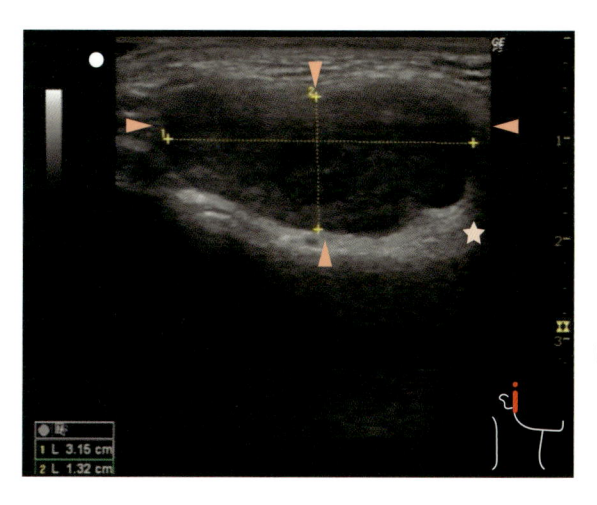

図2　右耳下腺多形腺腫
境界明瞭で後方エコーの増強を認める（▶で囲んだ領域）．腫瘍の内部エコーは低エコーで不均一である．☆の部分では表面がくぼんで分葉状の増大が認められるが，境界は明瞭である

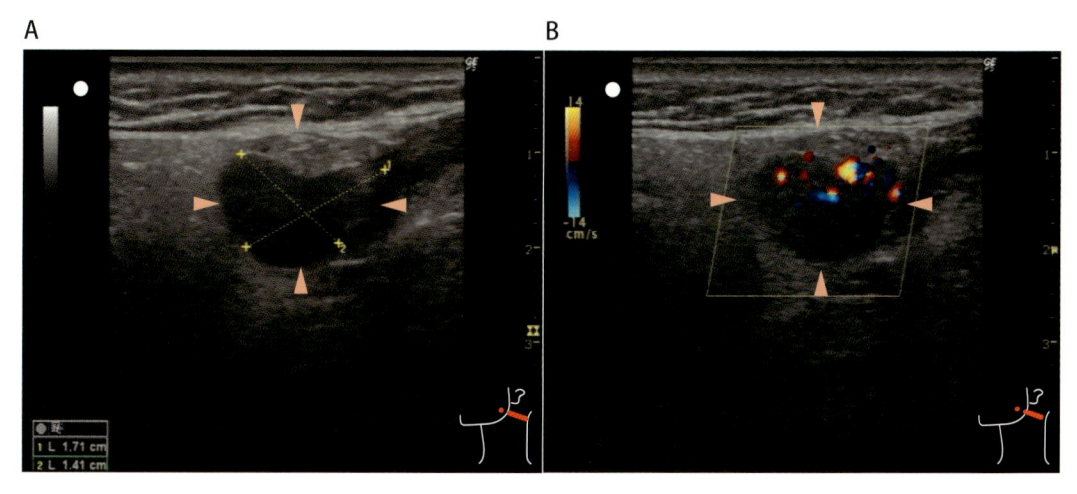

図3　左耳下腺 Warthin 腫瘍
A）境界明瞭で内部は均一な低エコーである．B）嚢胞性疾患との鑑別のため，パワードプラ法で血流を確認したところ腫瘍内部に血流信号が認められ，充実性腫瘍であることが判明した

エコーであれば，壁の一部に充実成分がある囊胞性病変を考えやすい（図3A）．しかし，前述のポイントで述べたように，この腫瘤にはパワードプラで内部に血流信号が確認できるため，囊胞性病変ではないことがわかる（図3B）．Warthin腫瘍ではこのように単房性の囊胞との区別が困難なこともある．

3. 顎下腺の病変

　顎下腺腫瘍も良性腫瘍の頻度が高く，その多くは多形腺腫である．エコー所見は前述の耳下腺多形腺腫と同様である．腫瘍性病変がなく顎下腺が全体的に腫脹している場合には唾石症を考える．唾石が顎下腺内にあればエコー検査による描出は比較的容易である．唾石は音響陰影を伴った高エコーとして描出され，2 mm程度のものでも診断が可能である．しかし，Wharton管内にある唾石は通常の頸部操作では描出できない（図4）．

4. 甲状腺の病変

1 濾胞腺腫

　甲状腺の代表的な良性結節性病変は濾胞腺腫と腺腫様甲状腺腫である．濾胞腺腫の典型的なエコー検査所見は，円形あるいは楕円形の充実性腫瘍として描出され，形状は整，境界は明瞭で平滑，内部エコーは高～低エコーを示す．腫瘍の境界に低エコー帯（halo）認めることもある．ただし，濾胞腺腫のエコー所見は悪性腫瘍である濾胞癌と非常に酷似しているので，エコー検査のみでの鑑別は困難である（図5）．

2 腺腫様甲状腺腫

　腺腫様甲状腺腫は甲状腺ホルモンの合成障害による増殖をくり返した結果生じる甲状腺の結節性病変で，厳密には腫瘍ではない．腺腫内部は増殖性変化，囊胞形成，壊死，出血および石灰化など多彩な病理像を呈し，多発することもある．エコー検査所見も多彩であり，辺縁は整ときに

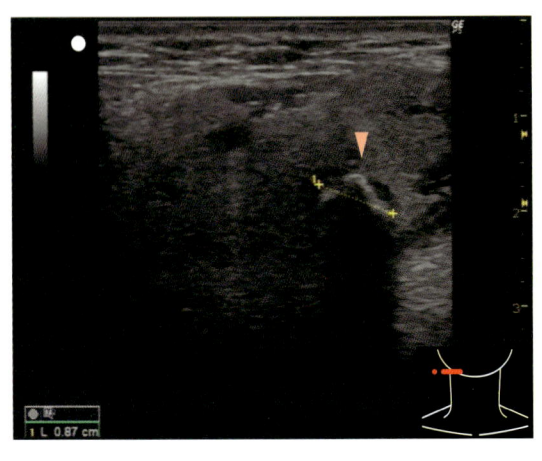

図4　右顎下腺唾石症の顎下腺
腺内に唾石を示す高輝度の病変（▶）が確認され，後方エコーは消失している

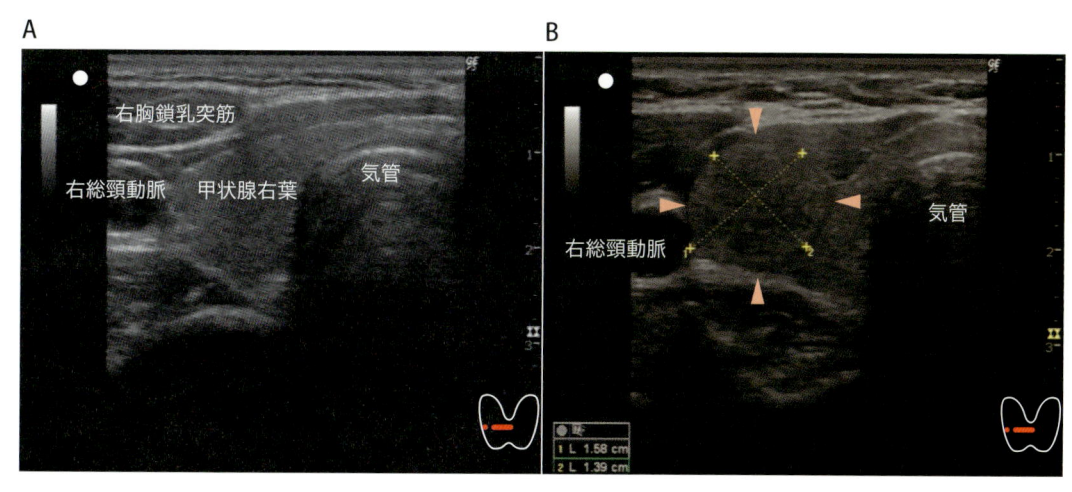

図5 甲状腺濾胞腺腫
A）正常甲状腺（右葉）のエコー画像．周囲の構造物との関係を示した．
B）右甲状腺濾胞腺腫．境界は明瞭で内部エコーは均一であり，境界に低エコー帯が認められる．本症例は摘出後の病理検査によって濾胞腺腫であることが確定したが，エコー検査や細胞診の結果だけではこの病変が濾胞癌である可能性も完全には否定できないため，注意が必要である

不整を呈し，内部エコーは不均一で囊胞変性や粗大な石灰化像がしばしば認められる．図6に腺腫様甲状腺腫のエコー像を示した．腫瘤の境界は明瞭だが，内部に低エコーと高エコーの部分がモザイク状に存在していて，腫瘍内部の組織が均一ではないことを示している（図6）．

3 甲状腺悪性腫瘍

　甲状腺悪性腫瘍のなかでは乳頭癌の頻度が最も高い．乳頭癌の典型的なエコー像は形状が不整，境界は不明瞭で粗雑，境界部低エコー帯は不整，内部エコーは低エコーで不均一，砂粒上石灰化の存在を反映した微細で多発する高エコー輝点が特徴である．図7には乳頭癌のエコー像を提示

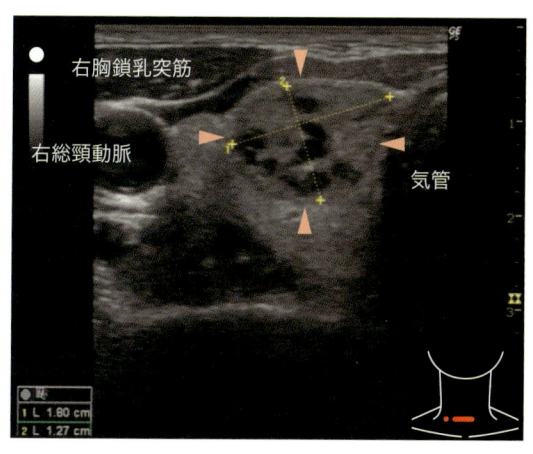

図6 右腺腫瘍甲状腺腫
境界は明瞭であるが，内部エコーは不均一である（▶で囲んだ領域）

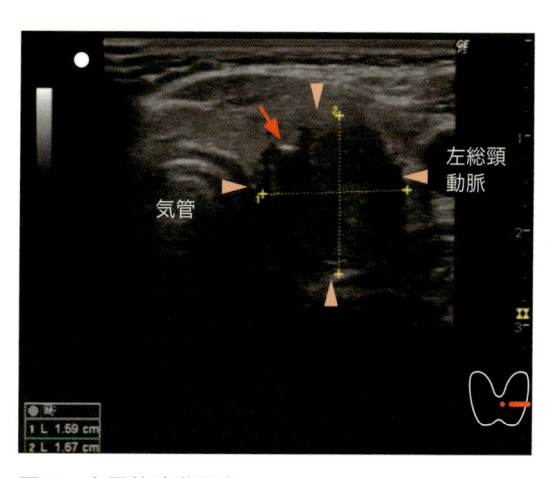

図7 左甲状腺乳頭癌
境界が不明瞭で，内部が不均一である（▶で囲んだ領域）．内部には石灰化（→）を示す高輝度な部分が認められる

した．図5や図6に示した良性の病変と比較すると腫瘍の境界が不明瞭であり，内部には石灰化と思われる高輝度な部分も認められる．石灰化であれば後方エコーが消失することが多い．乳頭癌の特徴の1つに砂粒状石灰化があり，石灰化病変を確認しやすいエコー検査は診断に非常に有用である（図7）．

5. 頸部嚢胞性疾患

　頸部には正中頸嚢胞や側頸嚢胞などの嚢胞性疾患ができることも珍しくはない．嚢胞性疾患のエコー断層像の特徴としては，境界明瞭で内部エコーは低エコーで均一であり，後方エコー増強があげられる．図8に正中頸嚢胞のエコー像を示した．嚢胞は境界明瞭で円形であり，内部は低エコーで血流信号が確認されず，➡に示す部分で後方エコーの増強が確認できる（図8）．

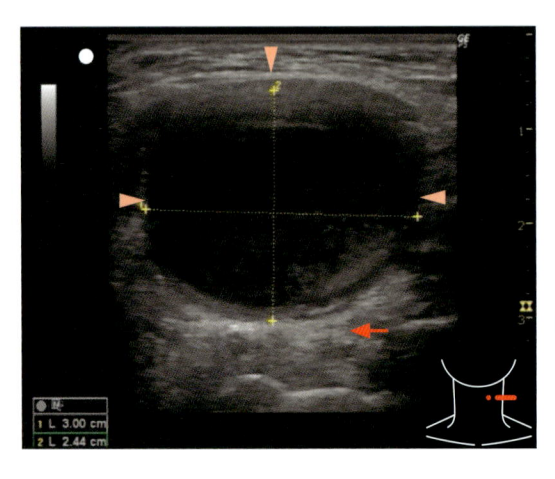

図8　正中頸嚢胞
嚢胞性病変であるが，内容液中の浮遊物が下方に沈殿し，内部エコーのエコー値がやや高くなっている．矢印（➡）で示した部分では，後方エコーが増強しており，周囲よりも高エコーになっている

6. 頸部リンパ節腫脹

1 正常リンパ節の所見

　正常リンパ節は境界明瞭で楕円形または扁平な断面を呈する．内部にリンパ節門部に相当する高エコー域がみられる．厚みは5〜6 mmまでのことが多い．顎下部などは正常でも厚みが6 mm以上であったり，円形を呈する反応性に腫大したリンパ節がみられることもある（図9）．

2 悪性リンパ腫

　頭頸部領域は悪性リンパ腫の好発部位でもある．腫大したリンパ節は無痛性で弾性硬である．単発性の場合と多発性の場合がある．後述する癌腫の頸部リンパ節転移よりもややわらかく，周囲との癒着が少ない．また，本疾患はリンパ節の門部構造を保ったまま腫大する（図10）．確定診断は，生検による組織診断が必要である．

3 転移性頸部リンパ節腫脹

　頸部リンパ節に転移する癌の90％は頭頸部癌である．原発巣の症状が先立つことが多いが，時

には原発巣不明のこともある．周囲組織への浸潤がない転移性リンパ節は，境界明瞭で円形の断面像を呈する．内部エコーは不均一で，やや粗で点状のエコーが散在することもある．転移性頸部リンパ節は門部構造を破壊しながら腫大する．図11には中咽頭扁平上皮癌のリンパ節転移により腫大した右頸部リンパ節のエコー像を示した．内部構造は不均一であり，図10に示したような門構造は確認できない（図11）．

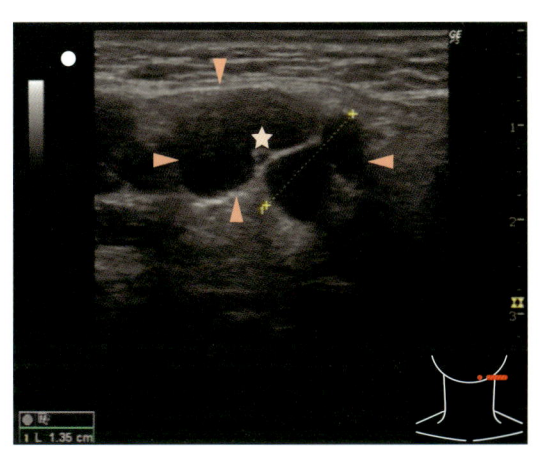

図9　左顎下部の正常リンパ節
サイズは大きめであるが境界が明瞭で内部は均一であるリンパ門構造（☆）が確認される

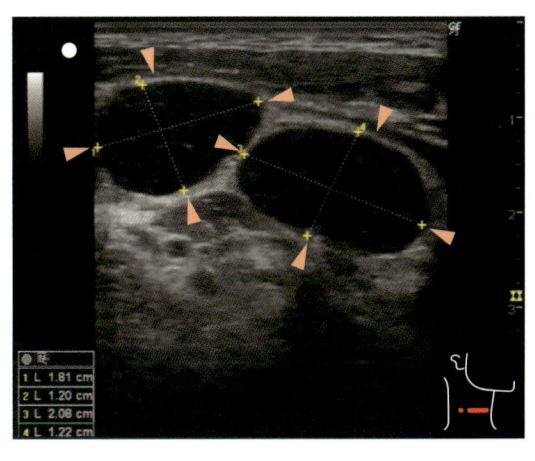

図10　悪性リンパ腫による右頸部リンパ節腫脹
境界明瞭で内部均一の低エコーを示し，断面が円形に腫大したリンパ節を多数認める

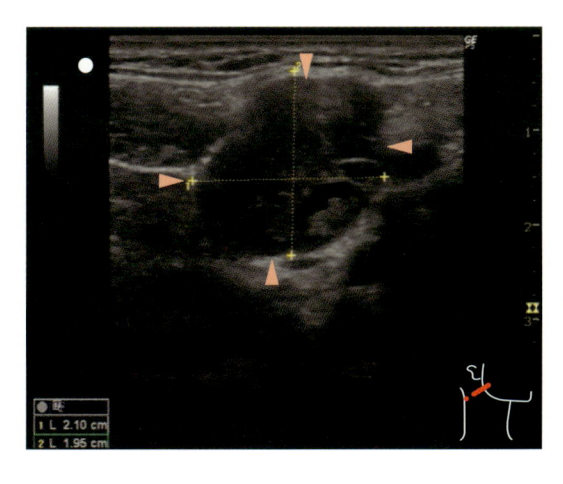

図11　右中咽頭癌の頸部リンパ節転移による右頸部リンパ節腫脹
頭頸部癌はほとんどが扁平上皮癌であり，腫大したリンパ節の触診所見は非常に硬い．境界は不明瞭な部分があり，内部エコーは不均一で変性・壊死による低エコー域が認められる．リンパ門構造は認められない

Advanced Lecture

■ リンパ節内に石灰化がみられたときは要注意！

頸部リンパ節内に石灰化が認められる場合，その多くは甲状腺乳頭癌の頸部リンパ節転移である．図12には甲状腺乳頭癌頸部リンパ節転移のエコー像を示した．前述のように甲状腺乳頭癌は微細な石灰化病変を伴うことが多く，リンパ節にも同様の所見が出現し，リンパ節内に石灰化と

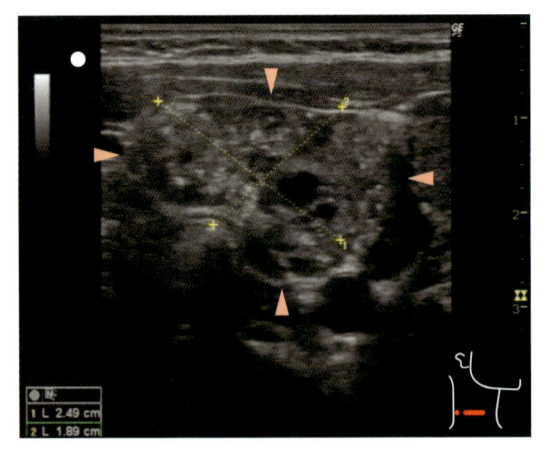

図12 甲状腺乳頭癌の左頸部リンパ節転移
境界は比較的明瞭であるが内部は不均一（▶で囲んだ領域）で，微細な石灰化と思われる高輝度な点が多数確認される

思われる高輝度な点状エコーが確認されることがある（図12）．しかし，甲状腺に原発巣が確認できない場合には結核性リンパ節炎も疑わなければならない．この場合，腫瘤は無痛性のことが多く，発赤，発熱，圧痛などの炎症症状を伴うことは少ない．もし患者が排菌していれば，院内感染の危険性が生じることから，結核性病変が疑われれば診断の確定と排菌の有無のチェックを急ぐ必要がある．

おわりに

日常診療では，頭頸部の腫脹や腫瘤を主訴とする患者が耳鼻咽喉科・頭頸部外科を受診することは稀であり，専門外の診療科を初診する頻度が圧倒的に高い．本稿で紹介したような頭頸部疾患に遭遇した場合には，早めに耳鼻咽喉科・頭頸部外科を受診することを勧めていただきたい．

文献・参考文献

1) 鈴木晴彦：超音波診断法．「耳鼻咽喉科画像診断」（熊澤忠躬，山下敏夫/編），pp179-218，金原出版，1985
2) 佐藤宏明：頸部リンパ節腫瘍・腫瘤の鑑別診断と超音波画像を中心とした画像診断．小児科臨床，59：1691-1713，2006

プロフィール

片田彰博（Akihiro Katada）
旭川医科大学耳鼻咽喉科・頭頸部外科学講座
1992年に旭川医科大学を卒業し，耳鼻咽喉科に入局した．研究の専門は発声運動に関係する喉頭神経生理であり，臨床では側頭骨外科と音声外科の手術を中心に行っている．

第3章　胸部を見る

1. 肺と胸部の観察

二階哲朗, 太田淳一, 森　英明

● Point ●

- エコー検査で観察できる肺・胸部・下行大動脈の解剖を理解する
- 胸部では肺, 胸郭, 下行大動脈を常に観察する習慣をつけよう
- 肺エコーの正常所見は lung sliding, lung pulse, seashore sign を覚えよう
- 病的所見として　気胸・胸水・間質症候群の診断や除外を心がける

はじめに

　胸部救急領域の診断の従来のゴールドスタンダードは胸部X線写真や, 単純または造影CTを行うことであったが, 気胸では胸部X線写真の感度特異度は低く, またCT検査は詳細な情報を得ることができる反面, 放射線被ばくやベッドの移動など, 多くの問題がある. **エコー検査はベッドサイドで侵襲なくくり返し行うことのできる簡易の検査であり, その有用性は非常に高い**. 本稿ではエコー検査を行い肺, 胸部において何が観察できるのか, またその情報をもとにどう医療行為に役立たせていくのか概説する[1〜3].

1. 肺・胸腔を観察するときのノボロジーを理解する

1 使用するプローブについて

　使用するエコープローブの選択は基本どのプローブを使用してもよいが, 目的に応じて行うことが肝要である. 高周波のリニア型プローブは近距離の詳細な病変を観察できるため胸膜の観察に, 胸水など深部や広範囲の観察には画像が荒くなるがコンベックス型プローブの使用がよい. またセクター型プローブは心エコー検査の流れで胸腔内の観察を行う.

2 エコー検査の進め方

　プローブの動かし方は**ローテーション（回転）, スライディング（滑り）, ティルティング（傾き）**を基本とする. 統一した見解を得るためには**プローブマーカー**と画面の**オリエンテーションインジゲーター**を常に一致させておくことも重要である. 肺エコーではオリエンテーションインジゲーターが画面左側に位置するようにプローブマーカーを頭部側または外側にくるようプローブを保持する. 肋骨の走行に直行するようにじかにプローブをあて後述する **bat sign** を描出する.

そこからローテーション，スライディングさせ，胸膜の観察を広範囲に行う（図1）．胸腔の観察の際には頭側にプローブマーカーがくるようにプローブを扱う（図2）．

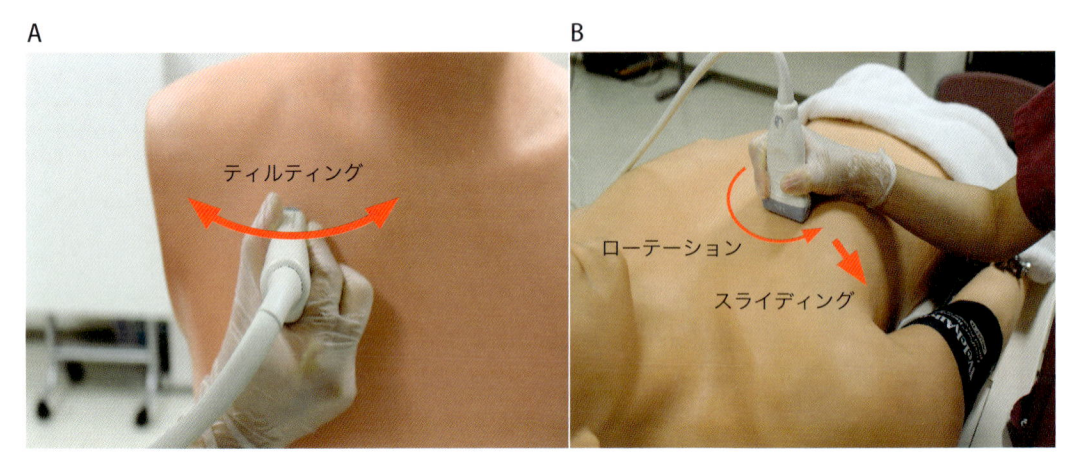

図1　肺エコーの実践
プローブは縦軸方向（A），横軸方向（B）にあてる．動かすときはローテーション（rotation），スライディング（sliding），ティルティング（tilting）のどれかを1つずつ行い，同時に行わないことがコツである

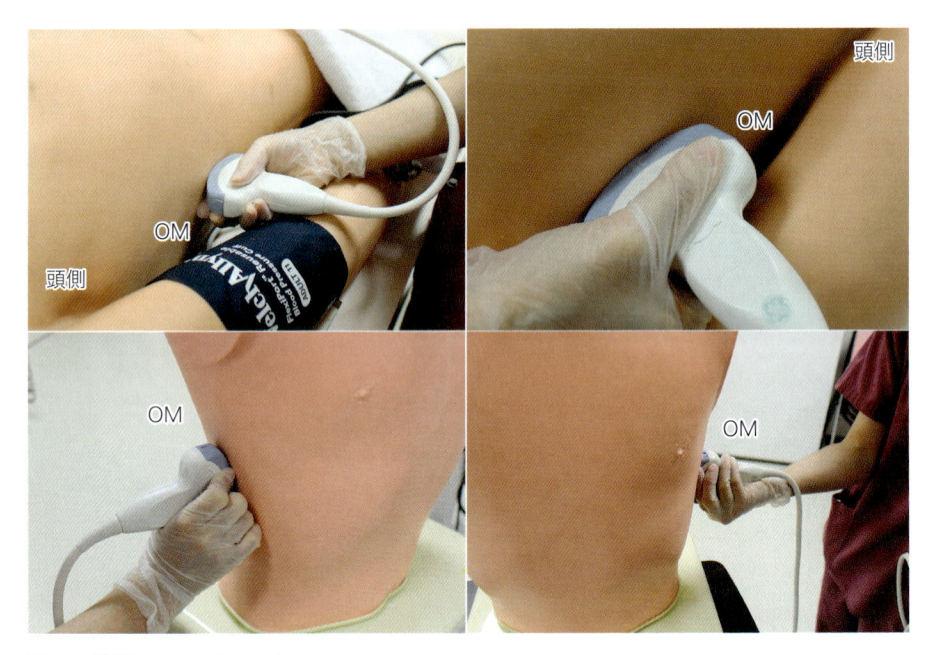

図2　胸腔エコーのあて方
OM（オリエンテーションマーカー，プローブマーカー）は頭側に向ける

2. エコー検査にて観察できる正常解剖の理解

1 胸膜・肋骨の観察

　肺エコーを行う際には，背側を含め，片側7つのゾーンに分けエコー検査を施行する（図3）．患者体位はそのときの状況で異なるが，重症患者では背側の観察まで行うことが難しい場合もあり，目的に応じて体位変換をするなど工夫し適宜検査をすすめる．

　リニア型プローブを用いた胸膜の観察（図4）では，空気はエコー伝導を阻害するためエコー検査において肺自身を描出するのは困難である．

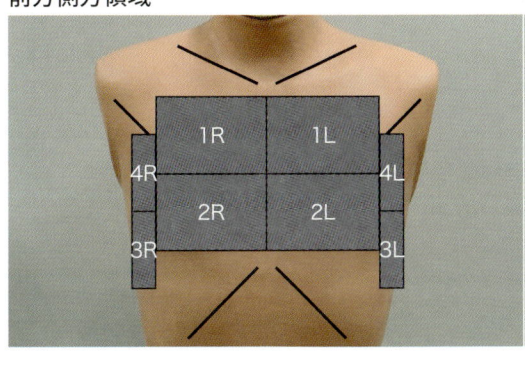

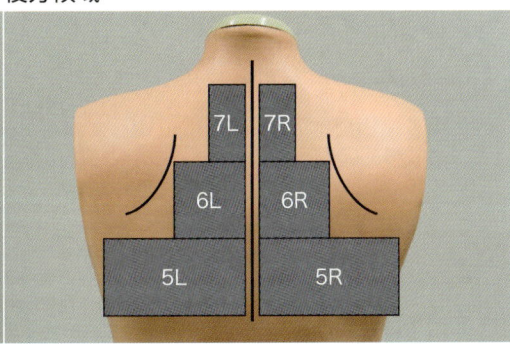

図3　肺エコーを行う際の区域
片側7つのゾーンに分けてエコー検査を行うが，順番に決まりはない

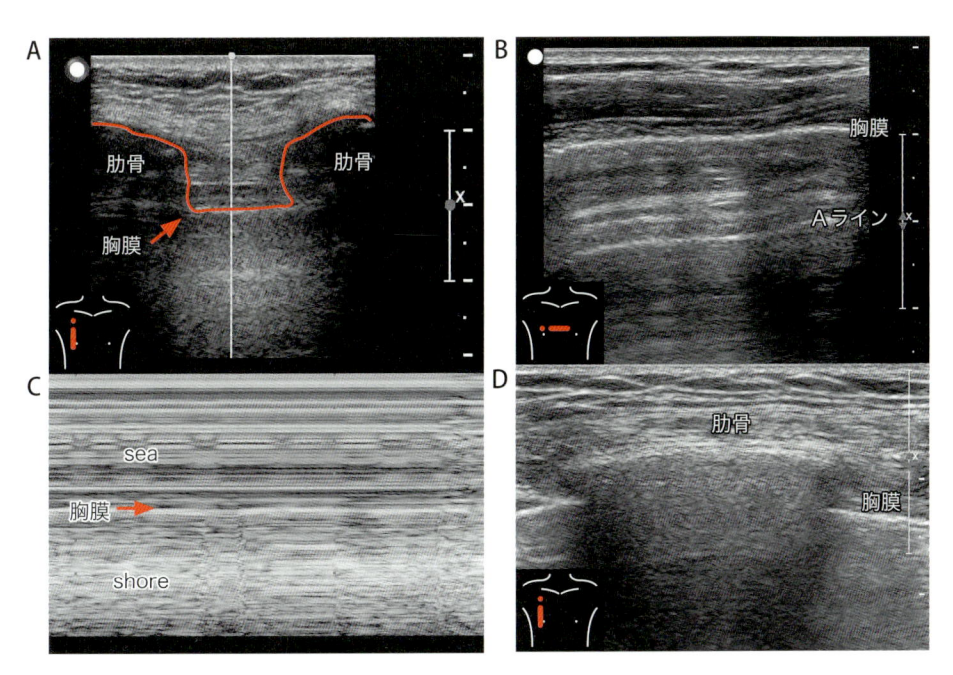

図4　正常肺のエコー所見
A）肋骨とその間の胸膜で形成されるbat signが観察される（赤線）．B）正常肺ではAラインが観察できる．C）Mモード．正常肺ではseashore signが観察される．D）正常肋骨写真

左右に肋骨が音響陰影（acoustic shadow）を伴い観察され，その間に軟部組織および胸膜が観察される（bat sign）．含気良好な肺においてはAラインと呼ばれる水平方向の多重陰影が観察できる．正常な胸膜は臓側胸膜が患者の呼吸に合わせ動く所見が（lung sliding）観察できる．またMモードを使用することで正常胸膜においてseashore signといわれる2層の画像所見が得られ，気胸の鑑別に有効な場合もある．**皮下気腫があると画像の描出は難しくなる．**

単純X線写真では観察できない骨折などがエコー検査でわかる場合もある．

圧痛点などにリニア型プローブをあてると骨皮質が観察される．骨皮質は音響陰影を伴う線状高エコー像として低エコー像の軟骨と区別できる．骨折などでは段差や血腫を思わせる低吸収域が観察されることがある[4]．また疼痛管理のため肋間神経ブロックを行う際には血管損傷，局所麻酔薬中毒，気胸などの合併症を防ぐためにエコーガイド下で行うことが推奨される．詳細は成書を参照されたい[5]．

2 胸腔の観察（図5）

胸水や無気肺の鑑別に用いるが，腹部実質臓器（肝臓，脾臓）および横隔膜の描出に努め，オリエンテーションを十分行うことが重要である．空気を多く含む正常肺においては呼吸運動に合わせて，**肺の移動（curtain sign）**が観察される．

3 下行大動脈の観察（図6）

解離性大動脈瘤など下行大動脈に関する病変については傍胸骨左縁アプローチ，心窩部アプローチ，胸骨上窩アプローチにて観察することが可能である．突然の強い背部痛を認める患者ではセクター型のプローブを用い心エコー検査を行うと同時に上行大動脈および下行大動脈について検査を行う．左室長軸断面では左房後方に下行大動脈は観察される．心窩部アプローチでは下大静脈後方に胸部下行大動脈から腹部大動脈の観察が可能である．下大静脈との判別は右心房・肝静脈との連続があるかどうかで判断する．長軸と短軸の両方の断面をだし，腹腔動脈など分枝動脈の評価も行う．最後に鎖骨上窩アプローチより弓部，および3分枝，下行大動脈の観察を行う．

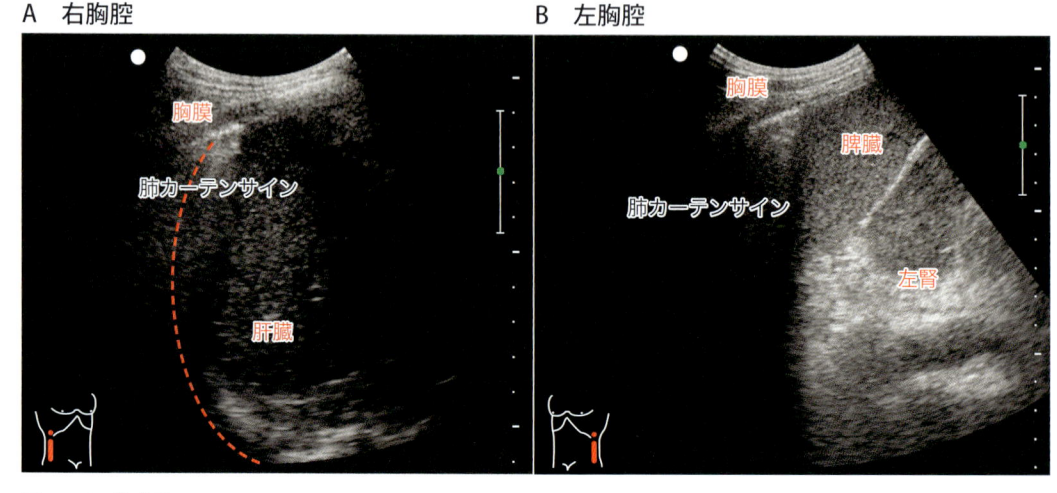

A 右胸腔 　　　　　　　　　　 B 左胸腔

図5　正常胸腔エコー
　　　- - - は横隔膜を示す．吸気時にエアーを含んだ肺が腹部臓器を覆う様子が観察される（カーテンサイン）

A 心窩部アプローチによるエコー　　B 胸骨上窩アプローチによるエコー

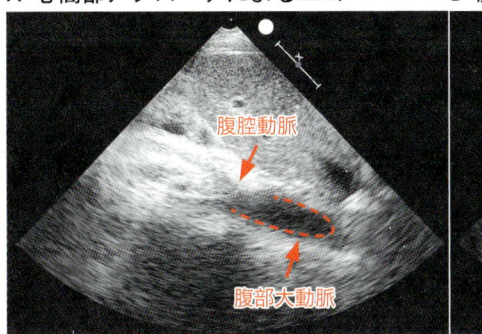

（腹腔動脈／腹部大動脈）　　　　（分枝動脈／弓部大動脈／下行大動脈）

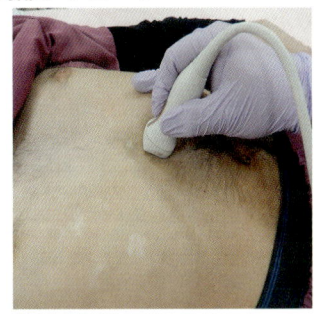

C 心窩部アプローチ　　　　　　　D 胸骨上窩アプローチ

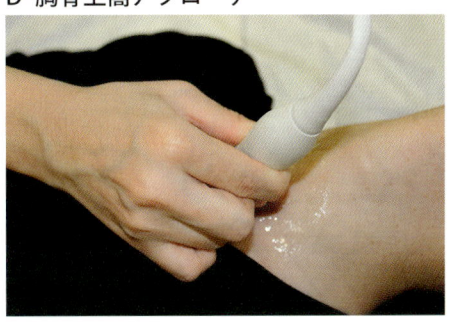

図6　下行大動脈（胸部下行大動脈から腹部大動脈まで）の描出
下行大動脈の描出は傍胸骨アプローチ，心窩部アプローチ（A），胸骨上窩アプローチ（B）を基本とする．心窩部アプローチ（C）では弓部，および3分枝，下行大動脈の観察を行う．下大静脈を描出しプローブを尾側へ軽度傾けると腹部大動脈が描出できる．カラードプラ法にて血流の確認を行い，瘤のサイズや性状，解離の範囲，偽腔の血流の有無などの観察を行う．長軸方向で下方をのぞき込むようにして行うことがコツ（D）．背中より胸腔および胸部下行大動脈を描出することもできる

カラードプラ法にて血流の確認を行い，瘤のサイズや性状，解離の範囲，偽腔の血流の有無などの観察を行う．血管内膜内フラップ（intimal flap）をアーチファクトとしてとらえるなど感度特異度は60〜80％と決して高くないこと，患者によっては描出できないことを理解しておく必要がある．短時間で検査を行うことが肝要であり，難しい場合は胸部造影CT検査を行わなければならない．

3. 病的状態における肺・胸腔の観察

呼吸苦を訴える患者，低酸素血症を認める患者では積極的に胸部のエコー検査を実施する．胸部単純X線写真では判明しない異常が認められることがあり，その有用性は高い．

1 気胸（図7，図8）

気胸の診断に肺エコーは大変特異度が高いことが報告されている[6]（肺エコー：感度特異度ともに95％〜100％）．そのため気胸の診断を行う状況では不要な胸部単純X線写真や胸部CT検査を避けるため積極的に肺エコーを施行するよう心掛ける．FASTの延長（extended FAST）と

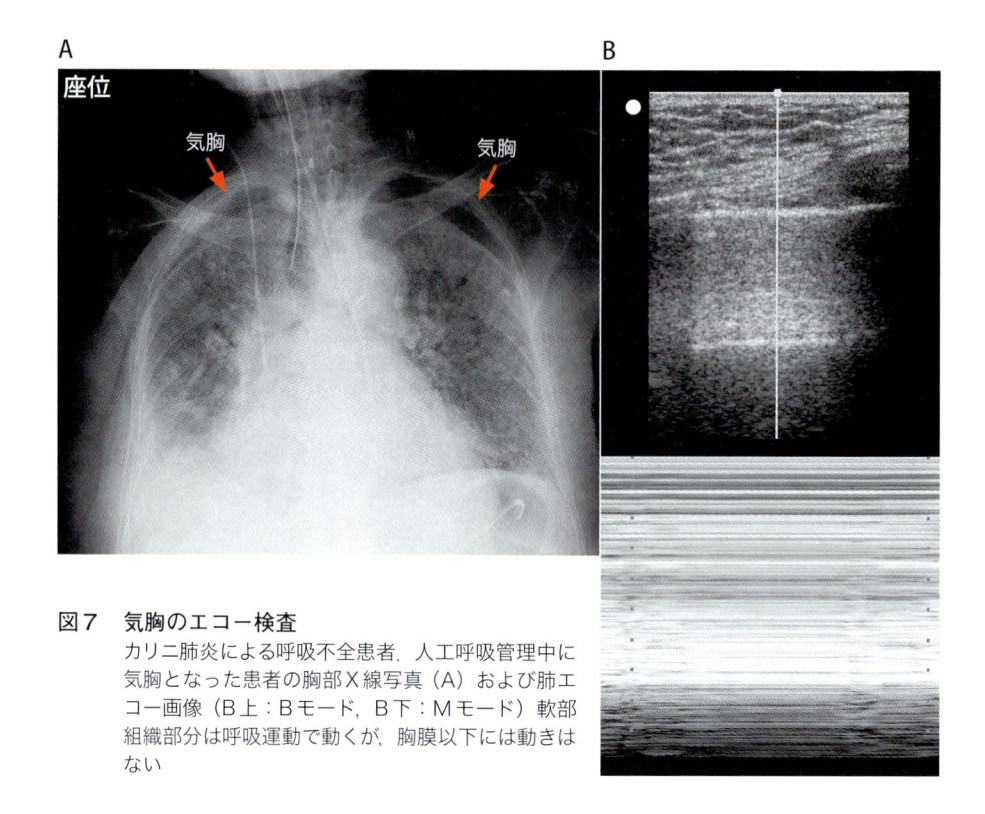

図7　気胸のエコー検査
カリニ肺炎による呼吸不全患者．人工呼吸管理中に気胸となった患者の胸部X線写真（A）および肺エコー画像（B上：Bモード，B下：Mモード）軟部組織部分は呼吸運動で動くが，胸膜以下には動きはない

して，胸水の評価に用いた低周波数のプローブを使用してもよい．気胸の好発部位を考え，座位では肺尖部を仰臥位では胸壁前壁を中心に検査をすすめる．壁側胸膜と臓側胸膜の間にたまる空気のため，胸膜の動きは悪くなるだけでなく（**lung slidingの消失**），心臓の拍動は伝わりにくくなり（**lung pulseの消失**），溜まった空気のためエコー波は反射し，壁側胸膜より下は多重反射を認めるだけとなる．そのため正常患者における臓側胸膜の凹みのため生じるcomet-tail artifactや間質症候群で認める**Bラインはみられなくなる**．癒着肺・ブラ・片肺挿管では心臓の拍動によるlung pulseは観察されるがlung slidingは観察されない．またMモードを使用した場合，壁側胸膜より下部にはエコーは通らないため**バーコード様に表現される**（stratosphere sign）．

　上記までの所見は気胸を疑うものであり確定診断にはならないことに注意する．確定診断のためには正常肺と気胸肺の境であるlung slidingが再出現するポイント（**lung point**, 図9）を探す．エコープローブを水平方向に変え，背側の方向へ移動し，lung pointを探す．しかし虚脱が広範囲にあると観察できないことに留意する．また気胸に合併する皮下気腫のため気胸の所見が肺エコーでは観察されないこともある．

●緊張性気胸の診断
　身体所見やバイタルサインをもとに判断されるべきものである．脱気および胸腔ドレナージを優先して行わなければならない．

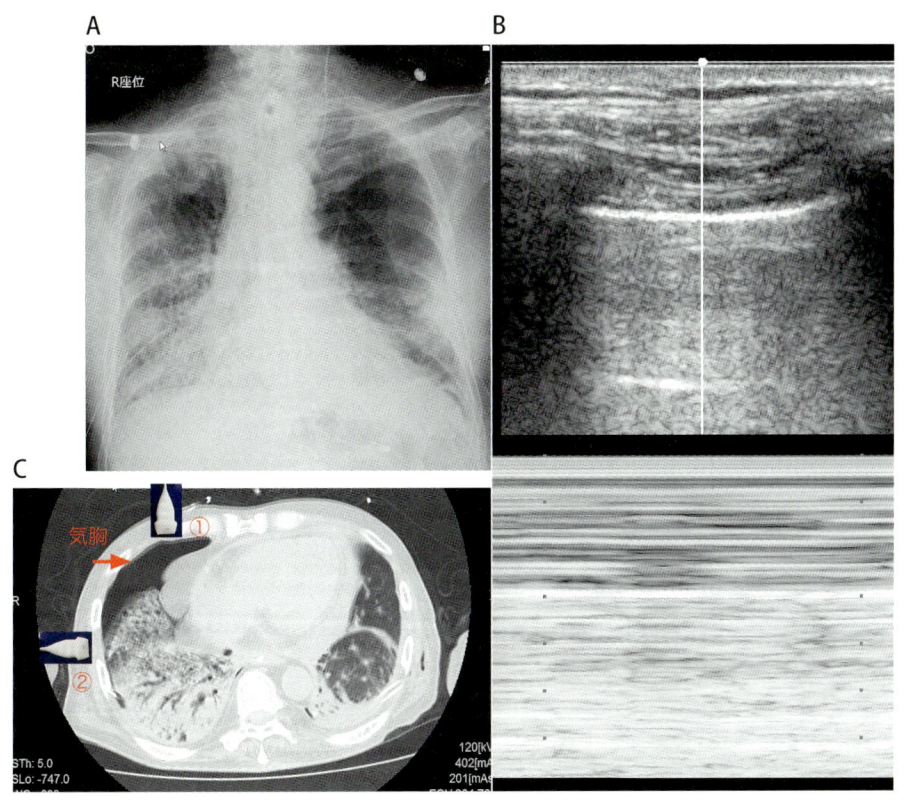

図8 術後膵液漏よりARDSを呈した患者の人工呼吸管理中に発生した気胸患者
胸腔ドレーン挿入中の患者であったが胸部X線写真（A）では気胸はわからず，ルーチンワークにて行った肺エコーにてlung slidingの消失，lung pulse消失，lung pointを発見し気胸と診断した（B上：Bモード，B下：Mモード），Mモードではバーコードサインを示す．CT検査（⇒気胸）にて確認が行われた（C）．Bは①のポイントでエコープローブをあてたものである．②のポイントではlung pointが観察される部位となる

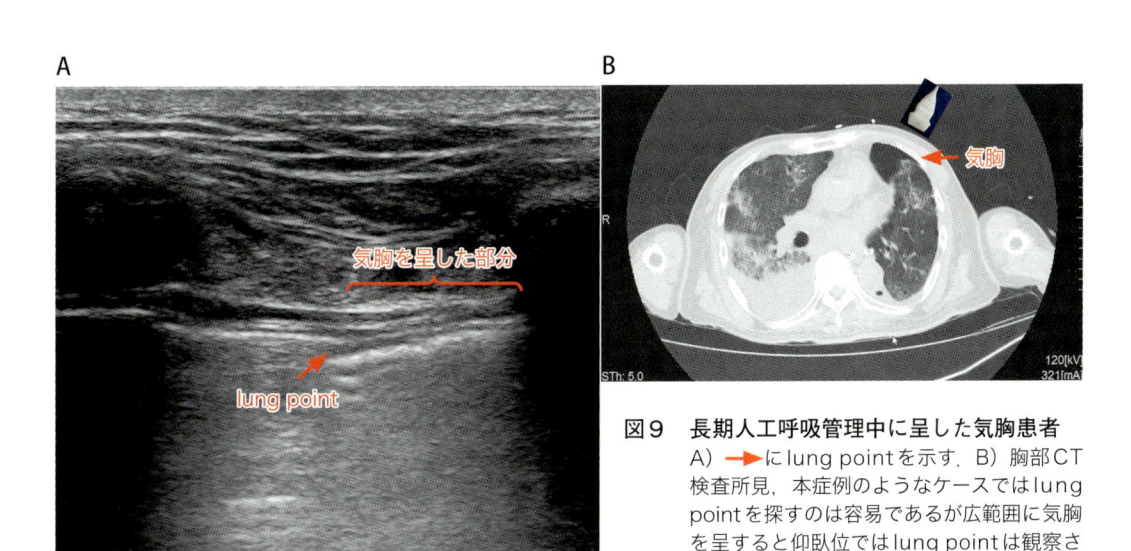

図9 長期人工呼吸管理中に呈した気胸患者
A）→にlung pointを示す．B）胸部CT検査所見．本症例のようなケースではlung pointを探すのは容易であるが広範囲に気胸を呈すると仰臥位ではlung pointは観察されない可能性もあり注意が必要である

●ここがポイント！
- 気胸を除外できる状況
  lung sliding（＋），comet-tail artifact/Bライン（＋），
  lung pulse（＋）
- 気胸の確定診断ができる状況
  lung sliding（－），comet-tail artifact/Bライン（－），
  lung pulse（－）
  lung point（＋）
  上記のサインはいずれも必要

2 胸水（図10）

　FASTを行うことで外傷時における血胸に対しては迅速な診断が可能である．**胸水は通常胸部X線写真では150 mLないとわからないが，エコー検査ではわずかの量（5 mL程度）の診断も可能である．**無気肺との鑑別も容易である．胸水は体位によって見え方は変わり，背側・尾側に液体は貯留しやすい．範囲からおおよその貯留量を推定することも可能である．横隔膜上に液体貯留があれば，鏡面反射なく診断が可能である．横隔膜上に黒い均一な領域が描出される．液体貯留が多いと腹部臓器は curtain sign で覆われなくなる．また胸水貯留がない場合は curtain sign により脊椎が見えなくなるが，胸水貯留時には呼吸運動にかかわらず脊椎が常時観察される（**spine sign**）．エコー検査では液体貯留が血性なのか直接の診断はできないが，エコー輝度，均一性などを指標とし，胸水穿刺時，肺・腹部臓器・横隔膜などの誤穿刺を回避する．そのため，呼吸性変動があることを留意しつつ，穿刺が最もしやすい体位をとり，十分なエコースキャンを行い穿刺部位にマーキングする．合併症を減らすためエコーガイド下で行うことも推奨される．

3 無気肺

　含気を失った肺はエコー検査では観察が容易になる．肺炎や線維化を生じた患者では固質化し

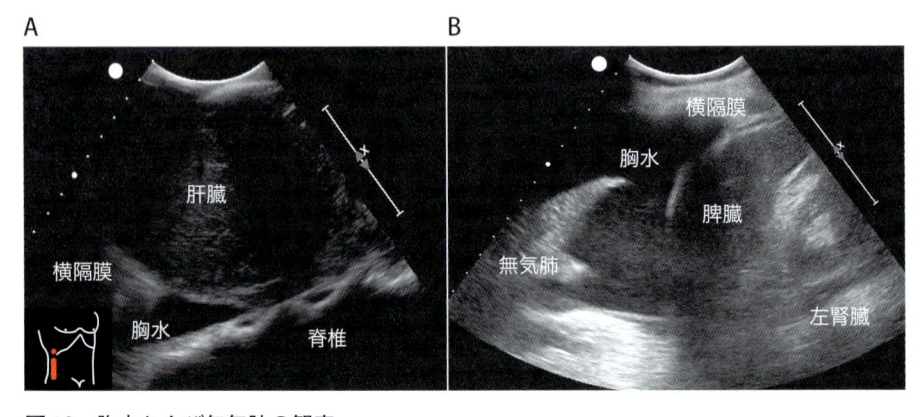

図10 胸水および無気肺の観察
A) 右胸腔内の観察．横隔膜上に均一な低エコー領域を認める．呼吸運動によるカーテンサインは消失し脊椎が観察される．B) 左胸腔の観察．横隔膜上に均一な低エコー領域を認める．著明な無気肺が観察される

た肺がコントラストの強い高吸収域として観察される．

4 間質症候群（図11，12）[7, 8]

　間質に水分量が増える病態ではエコービームが通過しやすい状態となり，**Bライン**と呼ばれる垂直方向の多重反射が認められるようになる．各エリアで3本以上Bラインを認めた場合陽性と考え，水分の量が異常に増えるARDSなどではBラインの数は増加し太く見える．このBラインで肺水分量を評価する論文も紹介されている．片側性もしくはびまん性に認めるかどうかは鑑別上重要であるが，**Bラインを認める代表的な疾患はARDS，心原性肺水腫，肺挫傷，間質性肺炎，肺胞出血，肺炎，溺水などがあげられる．質的診断には胸部CT検査を行う**．また病態の改善に伴い，Bラインは軽減する．

5 下行大動脈病変の描出（図13）

　心エコー検査中に偶然発見された無症状の下行大動脈瘤を示す．

おわりに

　肺および胸腔のエコー検査は，簡易でありその非侵襲性からも有用性が高く，救急領域においても積極的に導入していくことが必要である．ここで強調したいことは緊急性の高い状況においては単純X線写真やCT検査とどのように使い分けるかということであり，患者が動かせる状況なのか，検査にどれくらい時間を要するのか，そして最も重要なことは施行されたエコー検査の結果からどのような医療行為を行うことができるのか目的をしっかりもって検査にあたることである．またエコー検査は，時間をかけて行う検査ではない．この有用性を緊急時に活かすためにも普段からエコー検査を施行し，技術を磨いておかなくてはならない．

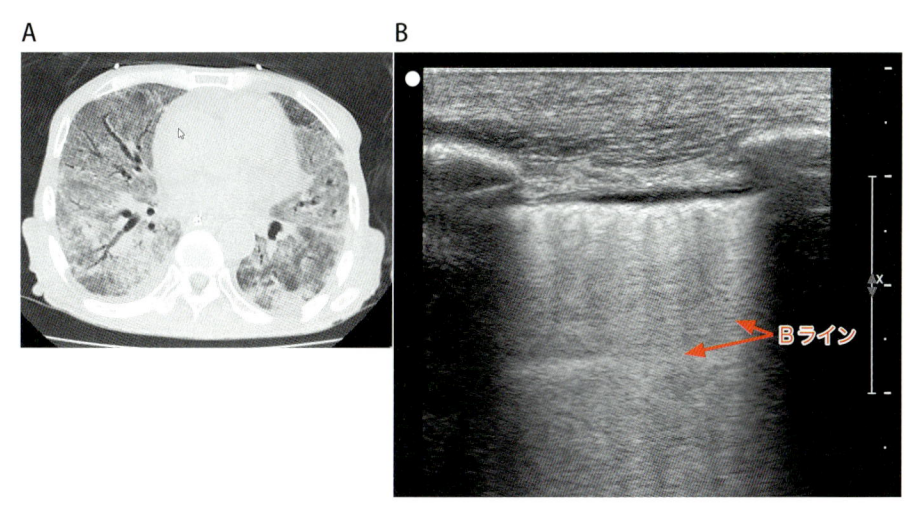

図11　大腸穿孔より敗血症となり重症のARDSに発展した患者
　　A）胸部CT検査写真．両側肺浸潤影を認め，著明な低酸素血症を生じた．B）この患者の肺エコー画像を示す．多数のBラインを認める

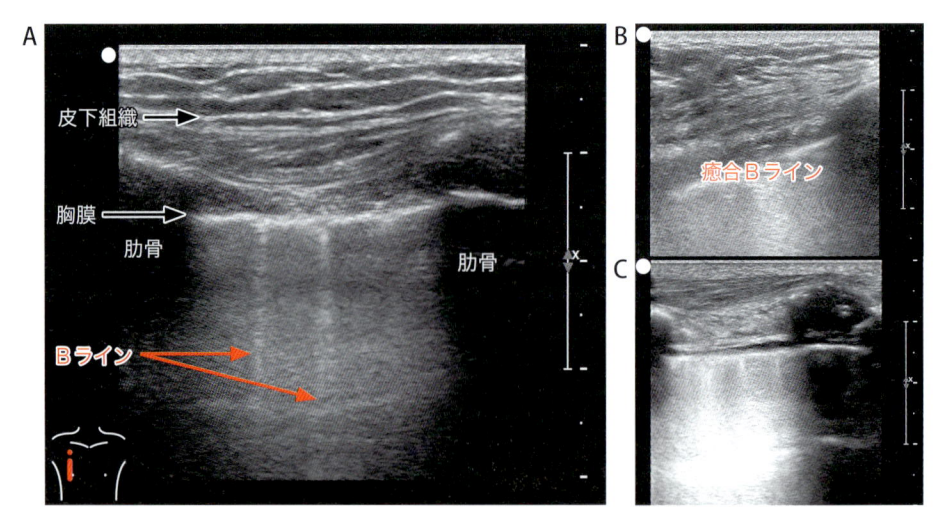

図12　Bラインの所見を示す画像
　　A）各部位および胸膜より連続するBラインを示す．B）肺炎患者の肺エコー所見．太い癒合したBラインを認める．C）敗血症からARDSを呈した患者．多数のBラインを認める

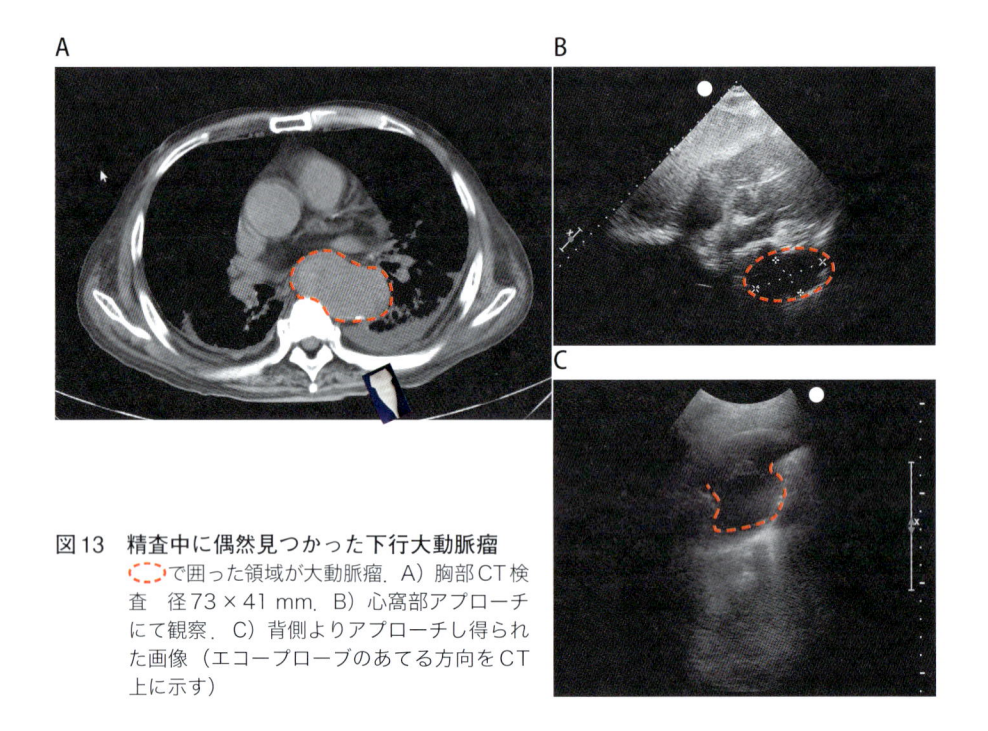

図13　精査中に偶然見つかった下行大動脈瘤
　　　で囲った領域が大動脈瘤．A）胸部CT検査　径73×41 mm．B）心窩部アプローチにて観察．C）背側よりアプローチし得られた画像（エコープローブのあてる方向をCT上に示す）

文献・参考文献

1) 「救急で使える超音波診断マニュアル画像描出のコツと検査・治療手技」（真弓俊彦/監），メディカル・サイエンス・インターナショナル，2014
2) 「あてて見るだけ！劇的！救急エコー塾ABCDの評価から骨折，軟部組織まで，ちょこっとあてるだけで役立つ手技のコツ」（鈴木昭広/編），羊土社，2014
3) Perera P, et al：The RUSH exam：Rapid Ultrasound in SHock in the evaluation of the critically Ill. Emerg Med Clin North Am, 28：29-56, vii, 2010

4) 「運動器の超音波」(筋・骨格画像研究会 木野達司/編著), 南山堂, 2008
5) 「周術期 超音波ガイド下神経ブロック 改訂第2版」(佐倉伸一/編), 真興交易医書出版部, 2014
6) Ding W, et al：Diagnosis of pneumothorax by radiography and ultrasonography：a meta-analysis. Chest, 140：859-866, 2011
7) Lichtenstein DA & Mezière GA：Relevance of lung ultrasound in the diagnosis of acute respiratory failure：the BLUE protocol. Chest, 134：117-125, 2008
8) Lichtenstein DA：Lung ultrasound in the critically ill. Ann Intensive Care, 4：1, 2014（doi：10.1186/2110-5820-4-1）

もっと学びたい人のために

2014年，麻酔科医・集中治療医を中心とした有志のメンバーがヨーロッパに研修におもむき，Ultrasound ABCDのプログラムを日本へ導入した．本年度より日本各所で肺エコーを中心にこのプログラムの受講が可能となっている．即，臨床にもち帰れる実践的なコースであり，ぜひ研修医の皆様にも受講をお奨めしたい．
詳細は，http://abcd-sonography.org（2015年4月閲覧）参照

プロフィール

二階哲朗（Tetsuro Nikai）
島根大学医学部附属病院集中治療部
当院集中治療室では重症患者に対して積極的にベッドサイドエコー検査を行っている．特に人工呼吸管理を必要とする患者においてはルーチンに胸部X線写真は行わず，エコー検査により気胸・胸水・無気肺・間質症候群などの状態把握に努めている．

太田淳一（Junichi Oota）
島根大学医学部附属病院集中治療部

森 英明（Hideaki Mori）
島根大学医学部附属病院集中治療部

第3章 胸部を見る

2. 心臓を見る！心臓を診る！

吉田拓生

> ● Point ●
> ・心臓の解剖をイメージしながら，基本の4 view（傍胸骨左縁長軸像，傍胸骨左縁短軸像，心尖部四腔像，心窩部四腔像）が描出できるようになる
> ・基本の4 viewを駆使して緊急病態の評価のみを狙った定性評価を行う
> ・感度より特異度重視，除外診断ではなく確定診断に使うイメージでエコーを行う

はじめに

　さまざまな局面で，リアルタイムに心臓を"見る"ことができる心エコーのメリットは大きい．
　ただし，初学者からすれば，描出するには一定のテクニックを要すること，心エコーと同一線上にある循環器病学の深遠さ故からか，心エコーの壁は高く固く厚い．しかし，criticalな状況であればあるほど，専門的な解釈や正確な描出は必ずしも必要でなく，**おおまかな定性評価**（例えば，ざっくりと心臓が動いてそうか，そうでないか）が患者のdecision makingに威力を発揮する．
　本稿の目的は，心エコー初学者に対し基本的な描出方法，救急で使う画像の解釈を解説し救急重症患者対応への一助にすることである．

1. 心臓を見る！

1 オリエンテーションマーカー

　最初につまづく点は，オリエンテーションマーカーの向き（プローブ側面の出っ張った部位）である．夢中になっているうちに，正しい向きがわからなくなってしまう．以下のように，**手のひらを反すように**，と覚えておけば，焦っていても忘れない（図1）．

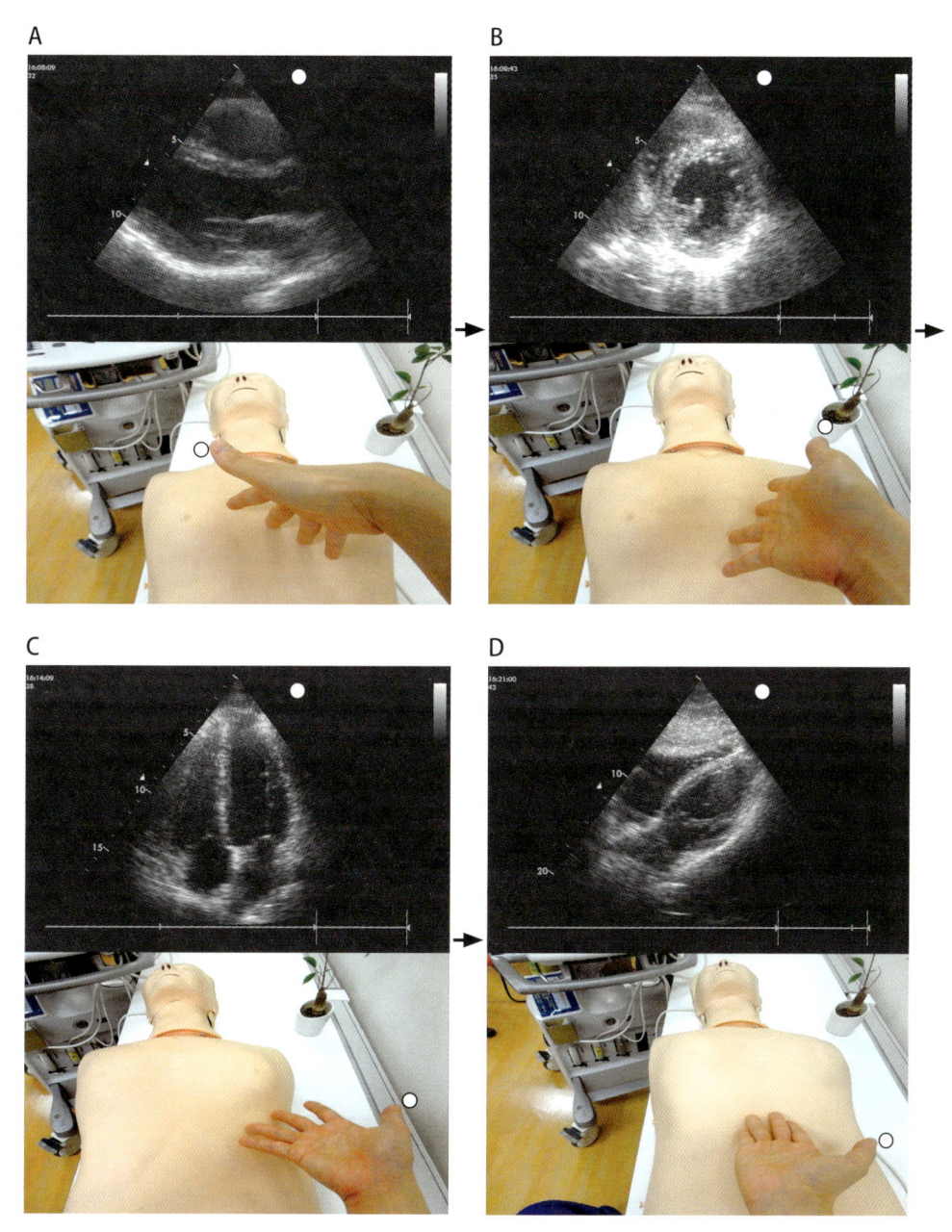

図1　心臓を見るためにはオリエンテーションマーカーが大切
　　　親指がオリエンテーションマーカーの向き．手のひらを反すように，左上から傍胸骨左縁長軸像（A）⇒傍胸骨左縁短軸像（B）⇒心尖部四腔像（C）⇒心窩部四腔像（D）

2 傍胸骨左縁長軸像

1）プローブ位置

　心臓の位置は個人差がある．若ければ上部に位置することが多い．いきなり中央の肋間からあてるのではなく，なるべく上の肋間から足側を覗き込むように，頭側から足側にプローブを滑らせる（スライド）（図2）．

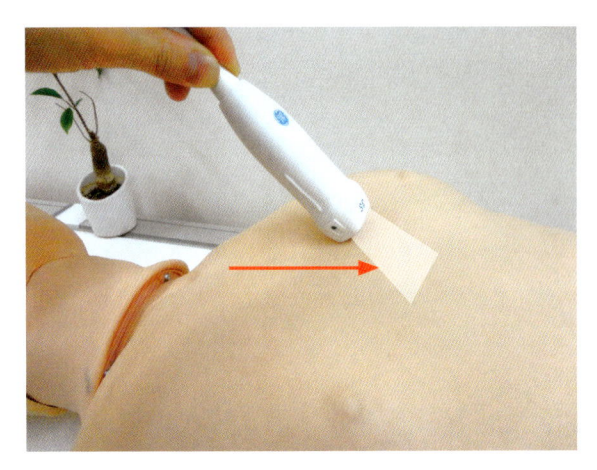

図2　頭側から足側へのスライド
プローブを上から滑らせ（スライド），心臓が見える肋間を探す

2）理解しておくと必ず役立つ解剖のポイント（図3）
・前（胸壁側）に右心があり，後ろ（背側）に左心がある．
・心臓の長軸は右上から左下である．

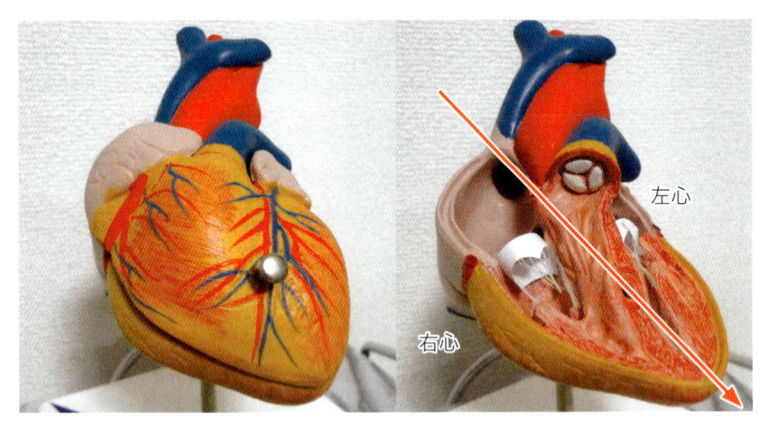

図3　右心，左心の位置
右心が前，左心が後である．心臓の長軸は右上から左下方向である

3）プローブ操作の実際
　右心が胸壁側であるので，下にある心臓を探しながらプローブを上から滑らせてくると，胸壁に近い三尖弁が見えてくる．右心系の三尖弁が見えればプローブを少しだけ立てると（エコーを背側に向けると），背側にある左心系の大動脈弁僧房弁が見えてくる．大動脈弁，僧房弁が見える部位でオリエンテーションマーカーを右肩方向に回していく（ローテーション）と，心臓の軸に合い左室が一番長く描出される（図4）．

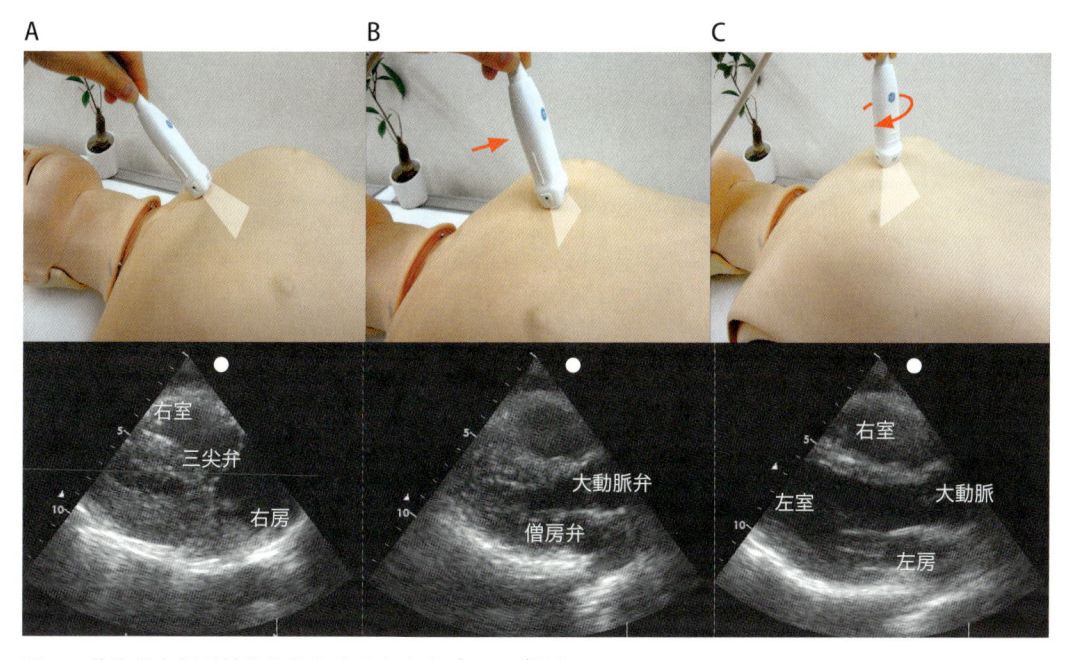

図4　傍胸骨左縁長軸像を描出するためのプローブ操作
右心系の描出．胸壁側の三尖弁が見える（A）⇒左心系の描出．プローブを立て大動脈弁，僧房弁を描出（B）⇒左心の長軸像．プローブを回転させ左室の長軸に合わせる（C）．Cの画像が理想的な傍胸骨左縁長軸像

3 傍胸骨左縁短軸像

1）プローブ位置

　傍胸骨左縁長軸像と同じ場所でプローブを回転（ローテーション）する．**傍胸骨左縁短軸像を綺麗に描出するkeyは長軸像である**．短軸像を見失ってしまったときは，長軸像を描出してから短軸像描出を試みた方が得策である．

　基本的には長軸像中央の構造物の短軸像が描出される（図5）．

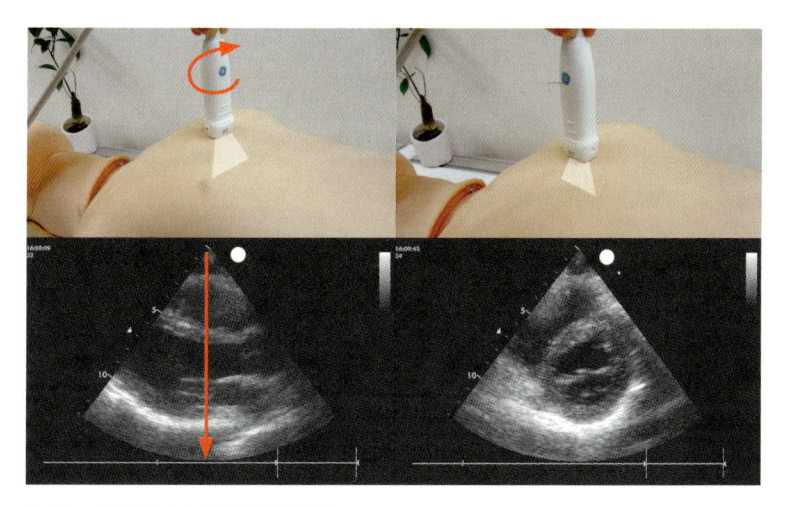

図5　長軸像から短軸像の描出
プローブを時計回りに回転（ローテーション）させ画像中央の構造物を短軸で描出する

2）理解しておくと必ず役立つ解剖のポイント

・心臓の軸は右上から左下である（図3）．

3）プローブ操作の実際

　長軸像からプローブを回転した後，**軸を意識して斜め上〜斜め下にプローブを振る**（斜め下〜斜め上にチルト）と大動脈弁レベル→僧房弁レベル→心体部→心尖部の画像が描出される．心尖部はプローブ位置から遠いため，上手く描出できないことも多い．プローブを心尖部の位置に近づくようスライドさせて描出することもある（図6，7）．

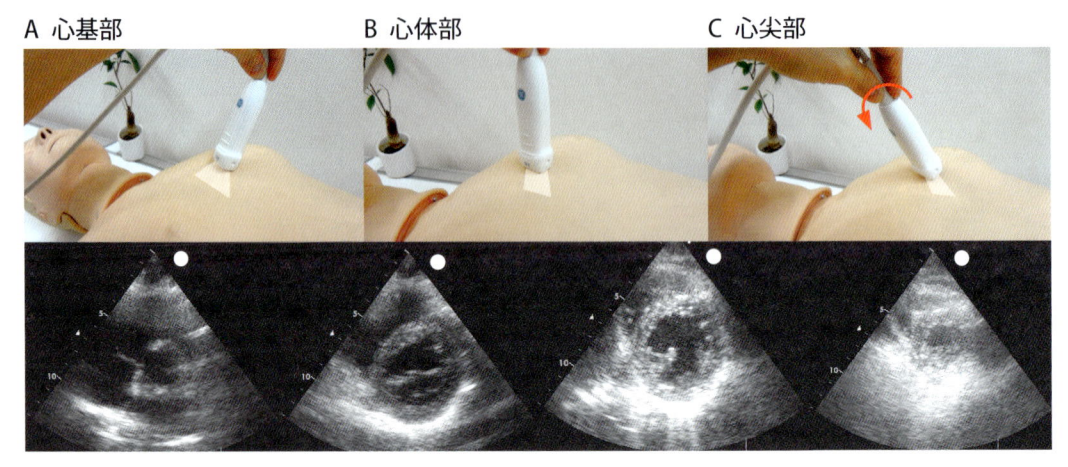

A 心基部　　**B 心体部**　　**C 心尖部**

図6　傍胸骨左縁短軸像を抽出するためのプローブ操作
　　心臓の軸を意識し右上方向から左下方向にプローブを振る（左下方向から右上方向にチルトさせる）と心基部（A）⇒心体部（B）⇒心尖部（C）が描出する

A 心基部　　**B 心体部（僧房弁レベル）**　**C 心体部（乳頭筋レベル）**

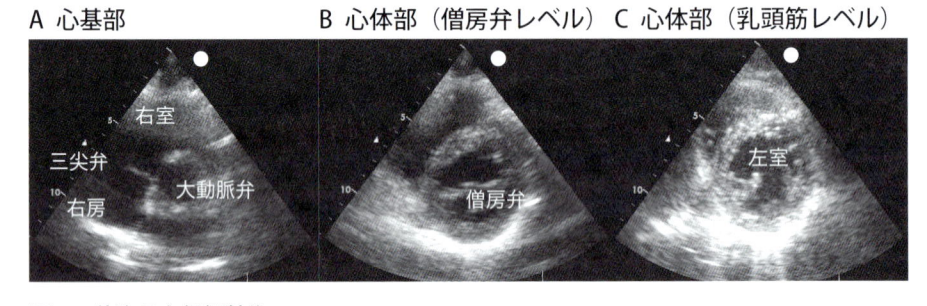

右室／三尖弁／右房／大動脈弁／僧房弁／左室

図7　傍胸骨左縁短軸像
　　Aから順に，心基部から心体部にかけての画像である

4 心尖部四腔像

1）プローブ位置

　いきなり心尖部を狙っても，わからないことが多い．おすすめは**長軸像もしくは短軸像から心尖部の位置を予想する**とよい（図8）．

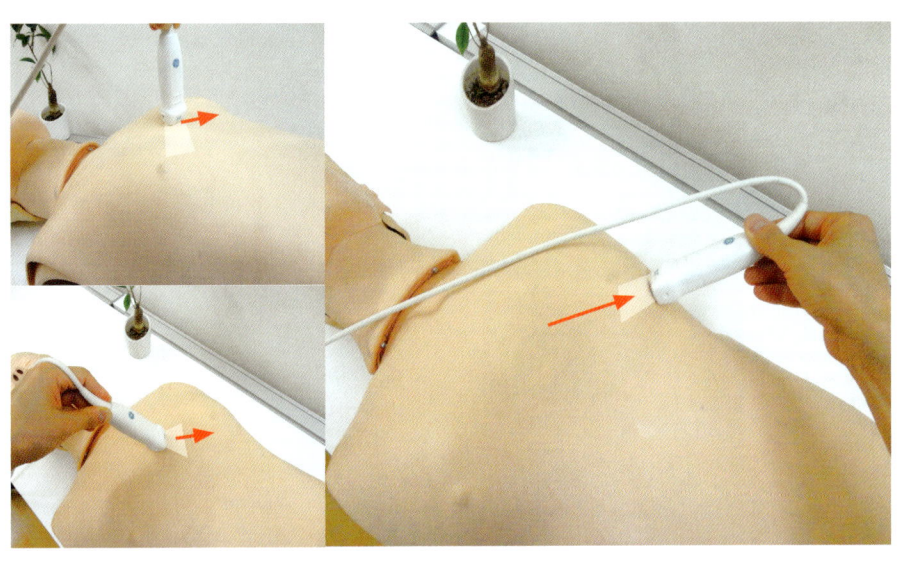

図8 心尖部四腔像を描出するためのプローブ操作
長軸像，短軸像から心尖部の位置を予測する

2）理解しておくと必ず役立つ解剖のポイント（図9）

・心尖部から見て心房，大動脈弁は上，心室は下にある．
・右心は前，左心は後ろにある．

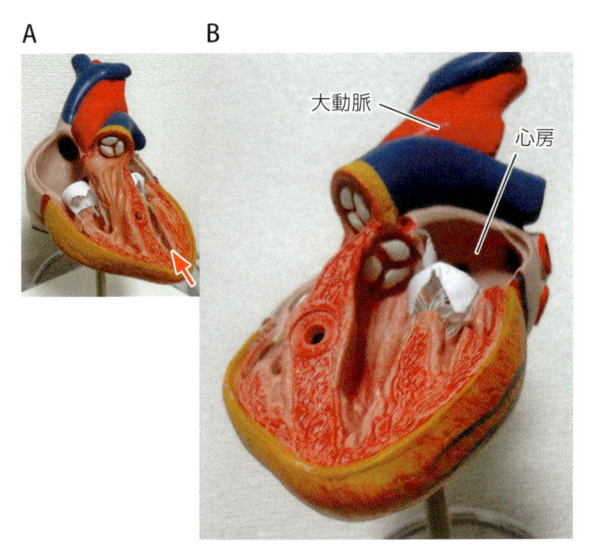

図9 心尖部からみた際の心房，大動脈，心室の位置
Aが心尖部四腔像のプローブ位置に目線を置いたときの写真である（➡が目線）．B）心尖部から見て上に心房，大動脈が位置する．心尖部から見て胸壁側に右心系がある

3）プローブ操作の実際

　プローブの回転（ローテーション）で前側の構造物の見え方が変わる，つまり右心系，左心系のバランスが決まる．反時計周りに回していくと右心系が見えてくる（図10）．

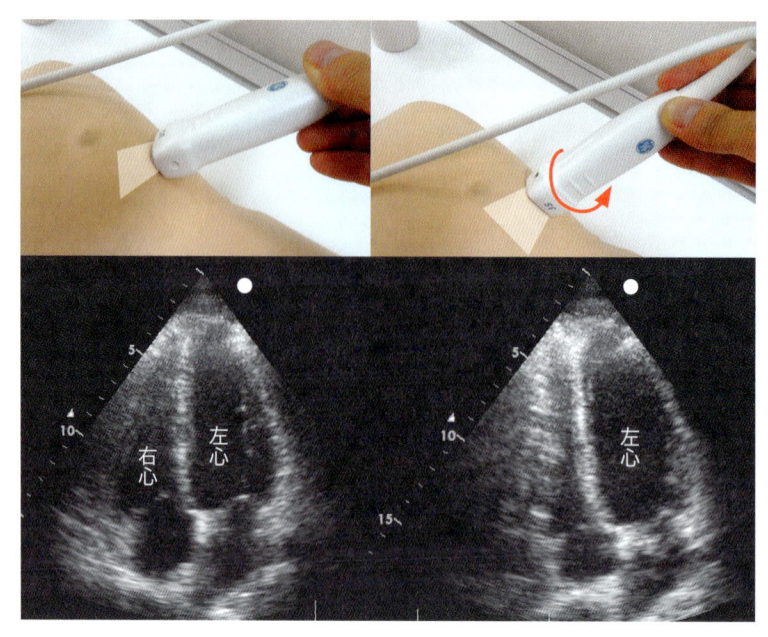

図10 プローブの回転で右心-左心のバランスを整える
反時計回りにすると右心が消えていく（時計回りにすれば右心が見えてくる）

プローブの倒し方で心室，心房のバランスが決まる．プローブを見上げるように倒していく（チルト）と左房が描出され，大動脈弁が見えてくる（図11，12）．

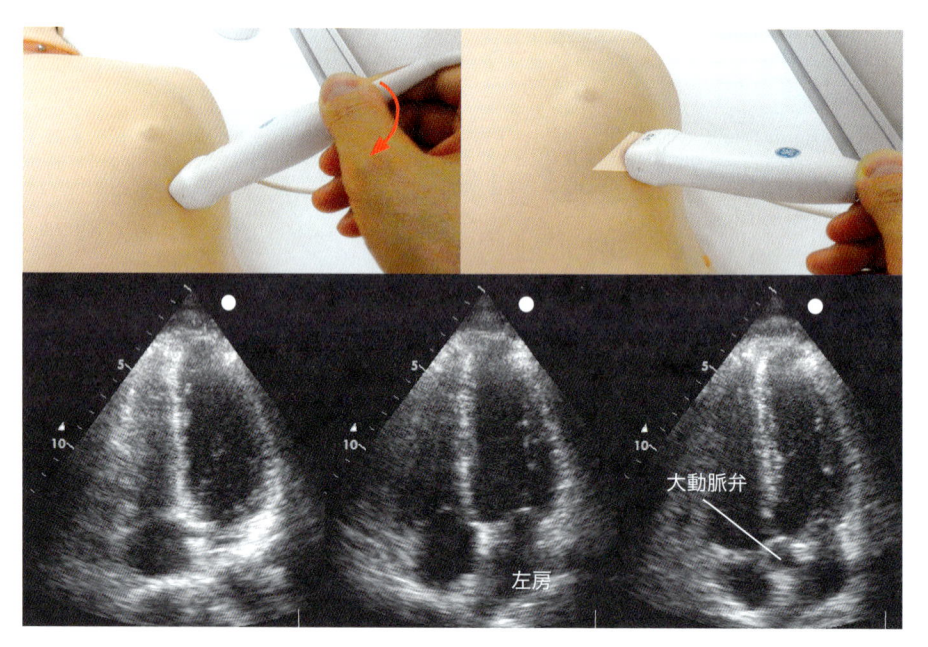

図11 心尖部四腔像を描出するためのプローブ操作
プローブを倒していくと（チルト，見上げていくと），左房が描出され，大動脈弁も見えてくる

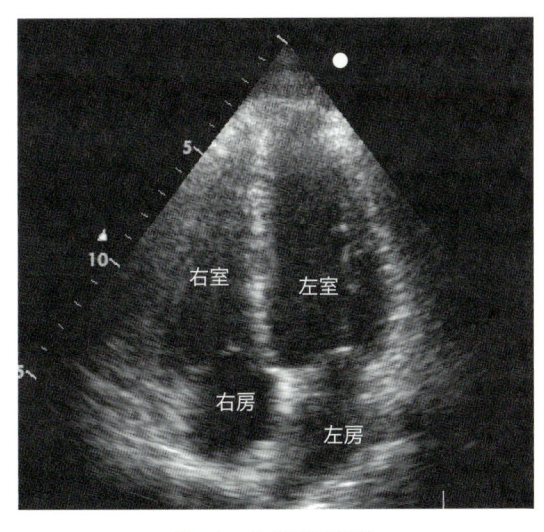

図12　心尖部四腔像

5 心窩部像
●プローブ位置，プローブ操作の実際

　心尖部四腔像が描出できていたならば，プローブを回転させず，そのまま心窩部までプローブをずらしてくる．今までのviewで見えていた心臓の位置をイメージし他のviewに比べプローブから遠い（深い）位置に心臓があることを意識すれば，描出は難しくはない（図13，14）．

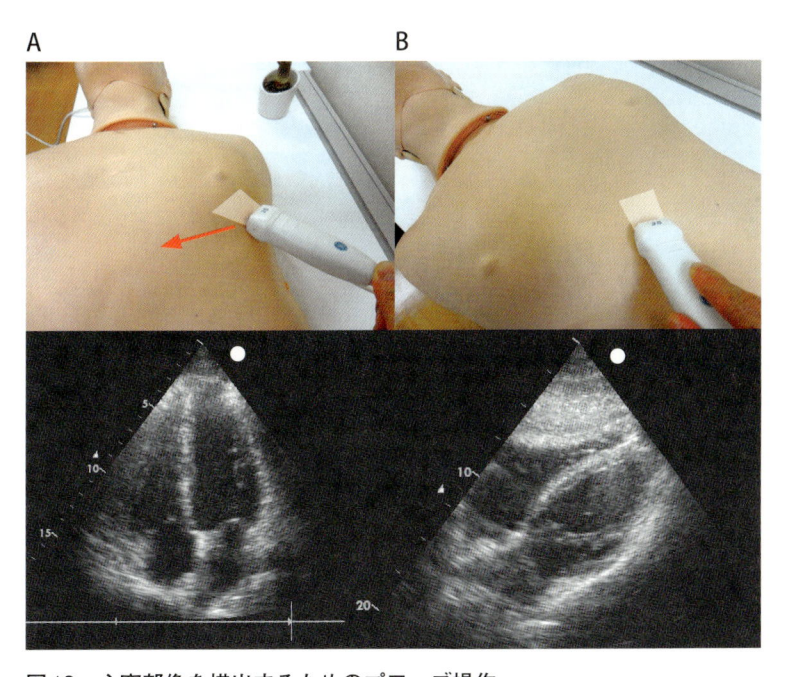

図13　心窩部像を描出するためのプローブ操作
　　　プローブを回転させずそのままスライドさせ，今まで見えていた心臓の位置に向ける．A）心尖部四腔像，B）心窩部四腔像

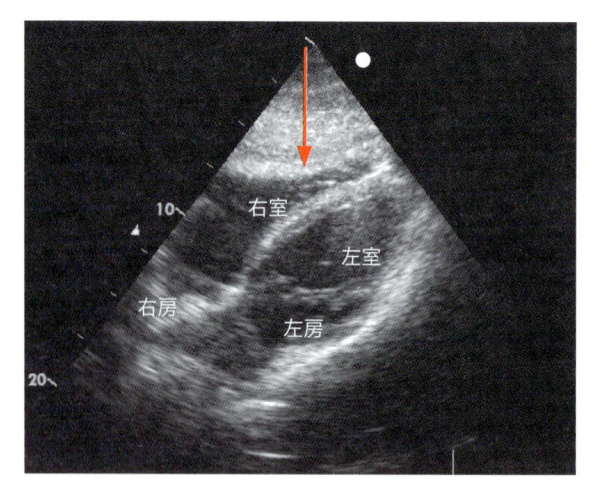

図14　心窩部四腔像
胸壁から約5cmの深さ（→）に右室前面が位置している

心臓が描出できれば，そこから足側の断面が見えるようにプローブを立てていき，右房から連続する下大静脈が描出される（図15）．

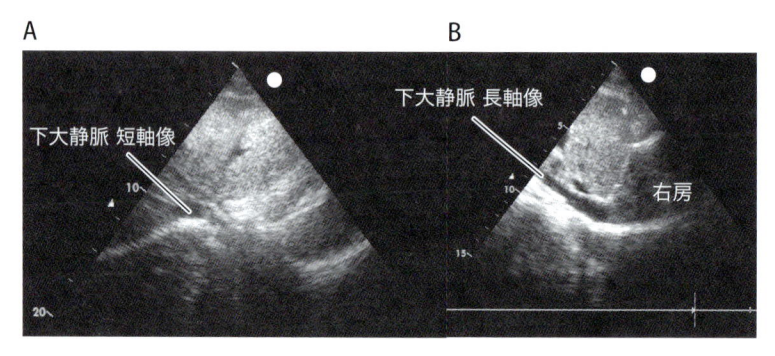

図15　下大静脈の描出
Aで右房に流入していく下大静脈が描出されている

2. 心臓を診る！

外傷初期診療におけるFASTのように昨今，心エコー領域においても似たような概念が提唱されている．CCE（critical care echocardiography），FATE（focused assessed transthoracic echocardiography）（図16），などなど，呼び名はさまざまである[1]．それらの基本概念は，**患者の緊急病態に的を絞り，定量的ではなく定性的な評価に重きを置く点で共通している**．

図16　**FATE**（focused assessed transthoracic echocardiography）
Basic FATEでは，上記の如く，基本の4 viewで定性的な評価（いわゆる，ざっくり評価）を推奨している．RA：右房，RV：右室，LA：左房，LV：左室，AO：大動脈（Basic FATEコースで配布されるFATE cardよりDr. Erik Slothの許可を得て編集，転載）

　重症患者，緊急病態において，即座のdecision makingにかかわる所見は，例えばEF55％かEF50％ではない．心臓が動いてそうか（EF60％ぐらい）か，動いてなさそう（EF40％ぐらい）かである．**大事なことは，正確な数字を打ち出す定量的な評価ではなく，全体を見極めるためのおおまかな定性評価である．**

　ここでは，おおまかに心臓を評価できるようになることを目標に，主には2009年，CHESTに掲載されていたconsensus statement[2]を参考にし，具体的な臨床に繋げる3 step：**①描出**，**②所見**，**③解釈**　をピットフォールとともに解説していく．

1 描出すべきview

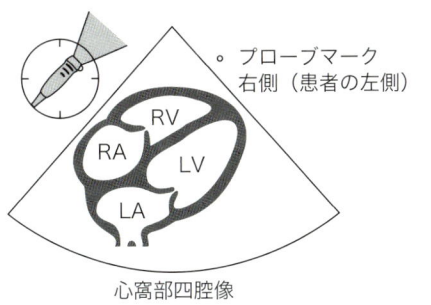

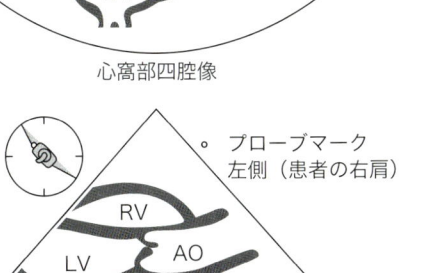

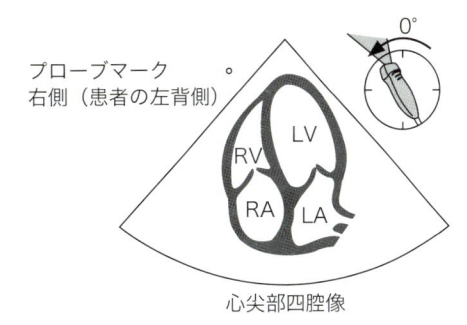

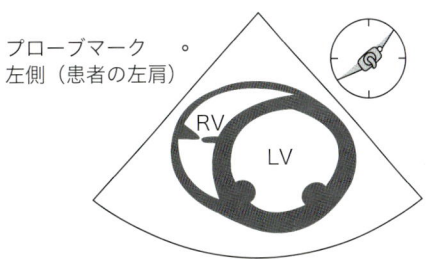

　傍胸骨左縁長軸像，傍胸骨左縁短軸像，心尖部四腔像，心窩部四腔像の4つのviewのみで評価する．心尖部二腔像，心尖部三腔像，に関しては描出が難しくbasicのレベルであればスキップしてもよいとされている（無論，できるに越したことはない）（表1）．

表1　それぞれのviewの得意とする所見

描出すべきview	得意とする所見
傍胸骨左縁長軸像	全体的な左室収縮能 弁膜症
傍胸骨左縁短軸像	右心負荷所見：心室中隔圧排像，右心拡大 局所壁運動異常
心尖部四腔像	全体的な左室収縮能 右心拡大
心窩部四腔像，下大静脈	心嚢液の有無

● **ここがピットフォール！**
- もし，1つのviewが描出できなかったとしても固執せず，早々に諦め他のviewで補完する．感度より特異度を重視する．
- 右心拡大は，描出した断面の質（断面の切り方）によって大きく（もしくは小さく）見えてしまうこともある．圧負荷所見としての中隔圧排像の方が評価しやすい．

2 抽出すべき所見

シンプルに言ってしまえば，「左は大丈夫？ 右は大丈夫？ 心タンポナーデはない？ 水は足りている？」だけである．表2の所見を中心に抽出されたい（図17〜19）．

表2 緊急病態において抽出するべき所見

抽出するべき所見
・全体的左室収縮能，サイズ，局所壁運動異常
・全体的な右室収縮能，サイズ
・心嚢液の評価
・IVCのサイズ，呼吸性変動

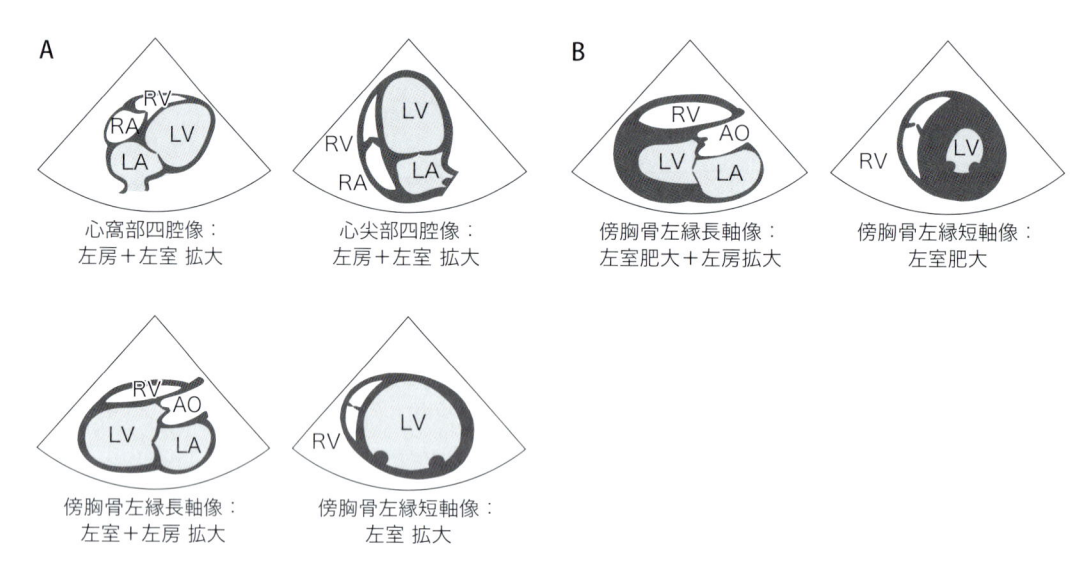

図17 左心系拡大のシェーマ
A）典型的な左心拡大．低心機能の左心不全の病態を疑う．B）壁厚にも注意．左心拡大が目立たず拡張障害が主病態の急性心不全は壁厚が厚いことが多い．RA：右房，RV：右室，LA：左房，LV：左室，AO：大動脈（Basic FATEコースで配布されるFATE cardよりDr. Erik Slothの許可を得て編集，転載）

図18　右心系拡大のシェーマ

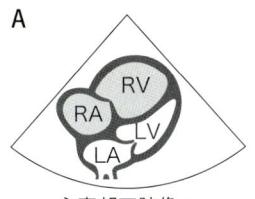

A　心窩部四腔像：右房＋右室 拡大
B　心尖部四腔像：右房＋右室 拡大
C　傍胸骨左縁短軸像：右室 拡大

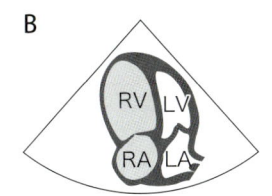

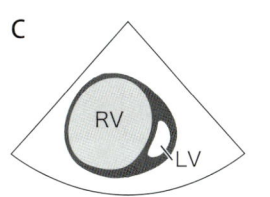

右心系が拡大し，左心より大きく見えている．右心不全，肺高血圧の病態を疑う．わかりやすく特徴を強調したシェーマ図となっているが，実際には，肺高血圧発生（例えば肺塞栓発症，間もない頃）超急性期の局面で，右心拡大はそこまで目立たず**心室中隔の左室圧排像だけで判断**することも多い．RA：右房，RV：右室，LA：左房，LV：左室（Basic FATEコースで配布されるFATE cardよりDr. Erik Slothの許可を得て編集，転載）

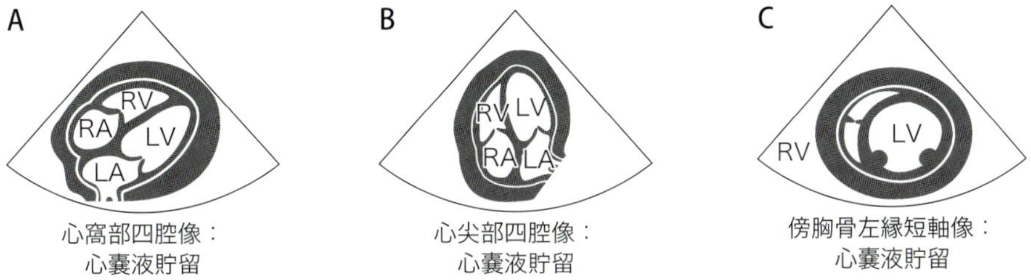

図19　心嚢液貯留のシェーマ

A　心窩部四腔像：心嚢液貯留
B　心尖部四腔像：心嚢液貯留
C　傍胸骨左縁短軸像：心嚢液貯留

心嚢液が貯留している．心タンポナーデの病態の有無は臨床判断となる．**貯留のスピードが早ければ心タンポナーデに至りやすい**．例えば大動脈解離からの心嚢液貯留であれば，ごく少量のことが多いし，悪性腫瘍由来の徐々な心嚢液貯留であれば，大量貯留で心タンポナーデを呈さないことも珍しくはない．RA：右房，RV：右室，LA：左房，LV：左室（Basic FATEコースで配布されるFATE cardよりDr. Erik Slothの許可を得て編集，転載）

●ここがピットフォール！

- 左室収縮能：その見立ては正常例が頭に入っていないと流石に難しい．おすすめは自身，もしくはお互いで練習した正常例をスマートフォンなどで録画しておくことである．EF60％の認識能力，これには近道がなく，どれだけ正常例を正常として見てきたかがモノをいう．
- 局所壁運動異常：短軸像で，壁運動低下している部位の対側は過収縮になっていることが多いが，実際は専門家間であっても同じ壁運動に対し評価が分かれることも多く，難しい．まずはきれいな真円のように短軸像を描出することが求められる．
- 右心のサイズは相対的に評価すると簡便．通常，右心は左心より小さい．

3　得られた所見の解釈

表3の緊急病態を想定しながら所見を統合する．

表3　緊急病態と，それを示唆する所見

緊急病態	示唆する所見
循環血漿量不足	IVC虚脱，IVC呼吸性変動大，左心過収縮
左心不全	IVC拡大，IVC呼吸性変動小，左心収縮不全，右心拡大
右心不全	IVC拡大，IVC呼吸性変動小，右心拡大
心タンポナーデ	心嚢液貯留，収縮早期の右房虚脱→拡張早期の右室虚脱

● **ここがピットフォール！**
- IVCだけでvolumeを語る人をみかけるが，いわゆる「volumeを評価」する単独指標としてのゴールデンスタンダードは存在しない．上記すべて所見の合わせ技，ほかの診断ツール（身体所見含め）と合わせて考察する．
- 右心不全は，肺塞栓症に伴う肺高血圧を含む状態と理解していただきたい．
- 心嚢液＝心タンポナーデではない．心タンポナーデとは，心嚢液が循環動態に悪さをしている状態，と理解し，奇脈など，他の所見との総合的判断となる．

Advanced Lecture

■ 深夜2時，心エコーレポートを見つけてしまったら

　例えば，深夜2時，呼吸不全の患者が救急来院し心エコーのレポートが存在した．たくさんの計測値が書いてあり，初学者にとっては，どれに注目すべきか，見所に悩むことも多いだろう．そんなときは下の表4を参考にされたい．（無論，他にもLVEDP，拡張能の推定にかかわる僧房弁血流速度波形の評価など，突き詰めれば枚挙に暇がなく，表4で物足りない方は成書を参考されたい）

表4　心エコーレポートを見るときに注目するべき点

疑問	評価項目	レポート上で注目すべき単語，意義
元々の心機能？	収縮能	EF：おおむね50%未満を低心機能として捉える．検査者の見た目での評価をeyeballing EFと表記していることもある．
	拡張能	心筋肥大LVHの記載の有無を確認，一般に心筋肥大＝拡張障害あり，とされている．
虚血の既往は？	局所壁運動異常	局所壁運動異常（asynergy）の場所で虚血冠動脈病変の局在を推定する．
弁膜症は？	弁膜症の重症度	救急患者で問題となる弁膜症はAS，AR，MS，MRのmoderate以上である．

LVH：left ventricular hypertrophy

おわりに

　矛盾するようであるが，最後に強調しておきたいこと，それは，たかが心エコー，ということである．心エコーなどできなくても他のすべての所見を総動員すれば，心臓に十分迫ることができる．例えば，心エコーで大動脈弁が見えなかったら心雑音に頼ればよいだろうし，壁運動異常の評価が難しければ心電図の読影や症状含めた病歴に忠実になればよいだろう．心エコー，確か

に便利な診断ツールであるが，決して頼り過ぎないことである（無論，専門家要請をためらわないことも重要である）．

文献・参考文献

1) Oren-Grinberg A, et al：Focused critical care echocardiography. Crit Care Med, 41：2618-2626, 2013
   ↑本稿で紹介した呼称だけならずBEAT（bedside echocardiographic assessment in trauma/critical care），FEEL（focused echocardiographic examination in life support）などさまざまな概念が紹介され，比較がされている．個人的にはネーミングセンスに感心．

2) Mayo PH, et al：American College of Chest Physicians/La Société de Réanimation de Langue Française statement on competence in critical care ultrasonography. Chest, 135：1050-1060, 2009
   ↑心エコーに関してはbasic, advanceに分けて，何ができるようになるべきかが解説されている．他の領域のエコーに関しての記載もあり，緊急時のエコー全般を見渡してみたい人におすすめの文献．

プロフィール

吉田拓生（Takuo Yoshida）
東京慈恵会医科大学麻酔科学講座集中治療部 助教
2007年3月，京都府立医科大学卒業．京都は宇治徳洲会病院で初期研修，東京医療センター（救命救急センター，循環器科）で計5年間の後期研修を行い，現在は慈恵ICUで研鑽中．各シーンで素晴らしい指導医，同僚に囲まれてきたと痛感する日々です．救急，循環器，集中治療を軸にして自分なりの仕事を画策しています．記事中の心エコー図は，慈恵医大麻酔科レジデント上田稔允先生に協力していただきました（彼の心臓です）．

第4章　腹部を見る

1. 腹部の基本

西山謹吾，村上　翼，田口茂正

> **Point**
> ・FASTの基本ビューが描出でき，その所見が理解できる
> ・心臓，腹部臓器，腹部大血管が描出でき，おおまかな解剖を把握する

はじめに

　FAST（focused assessment with sonography for trauma）とは，エコーを用いて心囊，Morrison窩（肝腎窩），脾周囲，膀胱直腸窩を評価し，心囊液や腹腔内出血を検索するもので（JATEC™ではこれに左右の胸腔も評価し，血胸を検索する），ごく短時間で心囊液や腹腔内出血を見抜く簡単かつ有効な手段である[1, 2]．一般的には外傷によるショックの原因検索に用いられるが，内因性のショックの場合にもその原因検索に有用と考えられる．

　また腹部エコーでは腹部臓器（肝臓・胆囊・腎臓・胃食道）や腹部大血管，心窩部からの心臓の描出が非侵襲的にベッドサイドで可能であり多くの情報を得ることができる．

　以下手技などについて具体的に述べる．

1. FASTで用いる基本4描出（心窩部，右上腹，左上腹，下腹部）

　心窩部から開始し，①心囊腔，②Morrison窩，③脾周囲，④膀胱周囲/膀胱直腸窩（Douglas窩）の順で観察していく．**液体貯留はこれらの部位の均一な低エコー域として描出される**（図1）．

1 心囊腔

　剣状突起やや左よりの肋骨弓裏側にプローブをもぐりこませるようにして描出する．肥満者では前胸部からの方が描出しやすい．

2 Morrison窩，脾周囲

　側胸部から尾側にプローブをスライドさせ，肝臓あるいは脾臓が描出されたらそのまま尾側にややスライドするか，まず腎臓を確認後やや頭側にスライドすると描出しやすい．

3 膀胱周囲/膀胱直腸窩（Douglas窩）

　通常，恥骨結合直上にプローブをあて操作すると描出できるが，膀胱内に尿が少ないと判別し

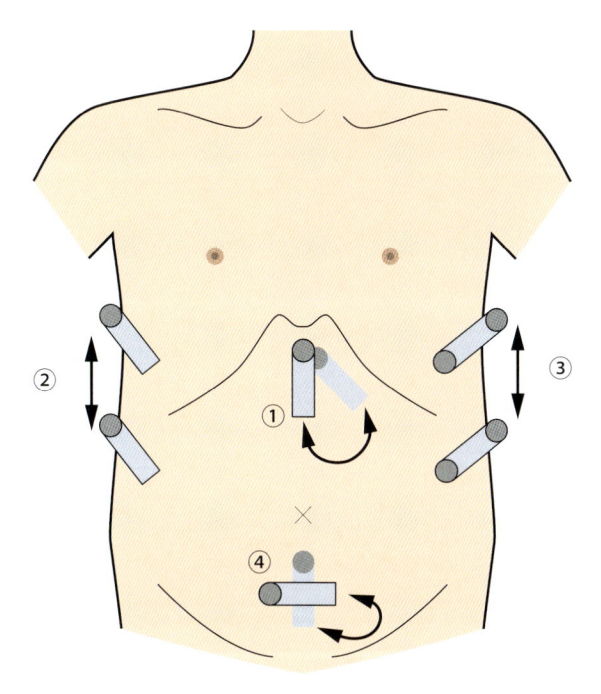

図1　FAST
① 心嚢，② 肝腎境界と右胸腔，③ 脾周囲と左胸腔，
④ 膀胱直腸窩．文献3より改変して転載

づらいことがある．
【適応】腹腔内出血の確認
【この断面で観察するポイント】
・低エコーの存在は液体の貯留
【走査上のポイント】
・実質臓器からスライドさせる

●ピットフォール＆ポイント
腎嚢胞，拡張した胃の内容，卵巣嚢腫などを腹腔内液体貯留と間違わないこと．また，初回の評価で終わらず，状況に応じてくり返し行うことで出血の早期把握が可能になりうる．

2. その他の腹部の基本走査

1 胆嚢（図2）

　　胆嚢は右肋骨弓下レベルで肝臓の下にある．胆嚢の長軸は外尾側に斜めに走行しており，大きさは食事により変化する．プローブを腹部正中線からやや右側の右肋骨弓下で体軸に水平にあてると胆嚢が低エコーに見える．プローブを反時計回りで体の右側に傾けると胆嚢の長軸像が描出され，**胆嚢が"棒"，門脈三管が"点"となる感嘆符（！マーク）に見える**．胆嚢は長軸80 mm

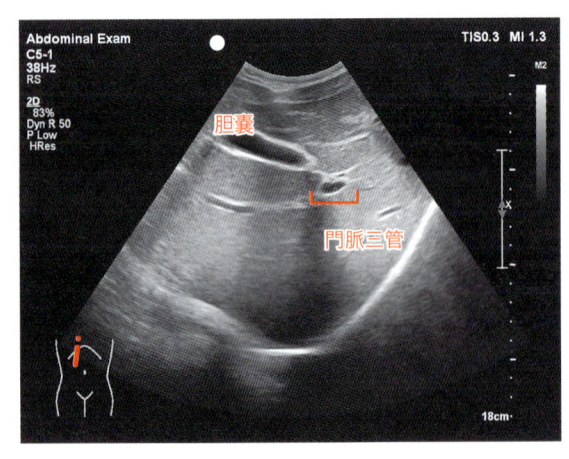

図2 胆嚢
胆嚢の感嘆符！マーク．胆嚢の長軸像が！のように見える

以下，短軸40 mm以下であるが個人差は大きい．胆嚢の壁肥厚や石の観察に対してはCTよりも有用性が高い．
【適応】胆嚢炎，胆石症など
【この断面で観察するポイント】
・胆嚢内デブリ，胆嚢壁肥厚

2 腎臓（図3）

　腎臓は後腹膜臓器であり，それぞれ脊椎の両側に位置する．右腎は肝臓の尾側にあり，左腎は脾臓の尾側にある．左腎は右腎より頭背側に位置する．右腎は中腋下線上第9肋間からプローブをあてると，肝臓と比べやや低いエコーの長軸像が描出される．左腎は右と同様に描出するがより頭側の第7，8肋間のさらに背側から描出する．腎臓は2層に描出され，肝臓や脾臓に比べ低エコーの腎実質と，動静脈や腎盂腎杯の集合体として高エコーの腎洞が見える．
　髄質内に低エコーの腎錐体がみられることがあるが描出困難なことが多い．
【適応】水腎症，腎結石，腎皮質の評価
【この断面で観察するポイント】
・腎の大きさ，腎結石など

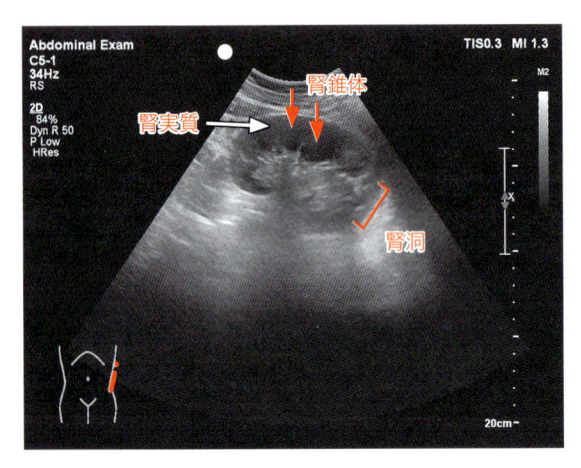

図3 腎臓
左腎の長軸断面像．腎実質は肝臓や脾臓よりも低エコー輝度であり，その内側の高輝度が腎洞である

【走査上のポイント】
・左腎の腹側には胃や腸ガスがあり描出困難となりやすく，はじめからプローブをもつ手がベッドに付く**背側から描出**をはじめる．

3 肝静脈（図4）

　肝静脈は肝臓の区域間を走行し，肝臓後ろ下面で3本の肝静脈となり下大静脈に流入する．プローブを右肋骨弓下で体軸に水平にあてる．肝実質内の3本の低エコー域が肝下面の下大静脈につながるところを描出する．肝静脈径には個人差がある．肝静脈は下大静脈から指を広げるように描出される．

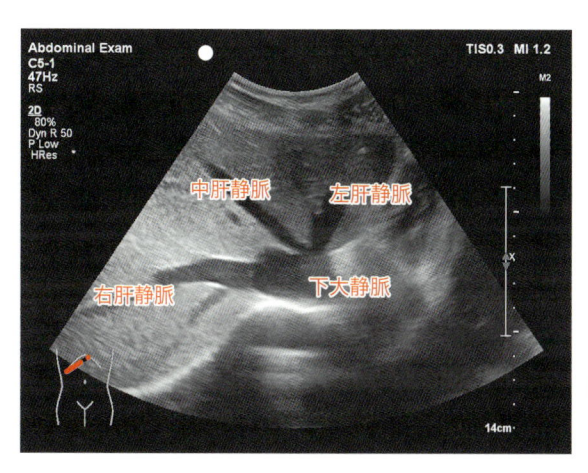

図4　肝静脈
肝臓の短軸断面では3つの肝静脈が下大静脈に流入するところが描出される

3. 心臓の観察（心窩部走査）

　心臓の全体像を観察することが可能である．肋間アプローチでは描出が困難な場合に心臓の評価に役立つ方法である．

走査方法：被検者は仰臥位にする．膝を立てて腹部を柔らかくすると描出しやすい．また頭高位，陽圧換気であれば心臓が下方におりるのでプローブとの距離が短くなり描出しやすくなる．

心窩部四腔像：剣状突起下左側から鎖骨上窩方向に向かって肋骨弓下をプローブでえぐるように圧迫する．角度は**胸壁に対して約15°と浅い角度**にすると心窩部四腔像が描出される（図5）．

心窩部心室短軸像：四腔断面を描出部位から反時計回りに90°回転すれば心窩部心室短軸像が描出される（図6）．

【適応】
・肺気腫などがあり肋間アプローチ（胸骨左縁や心尖部）では描出困難な場合
・コンベックス型プローブ（腹部用の探触子）しかない状況で心臓の評価が必要な場合

【この断面で観察するポイント】
・心嚢液貯留の有無
・心拡大の有無

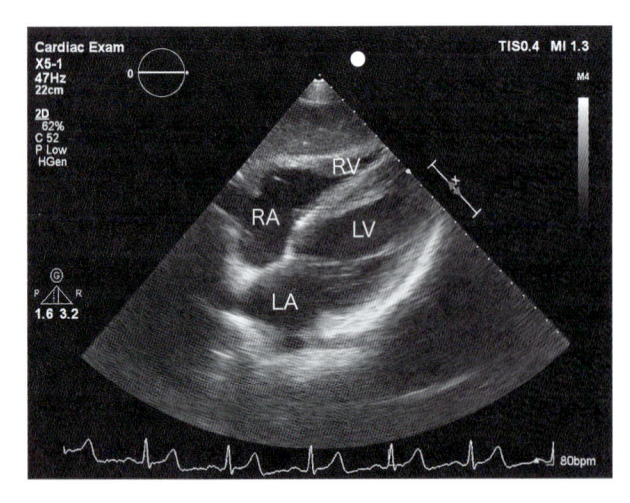

図5　心窩部四腔
LV：左室，LA：左房，RV：右室，RA：右房

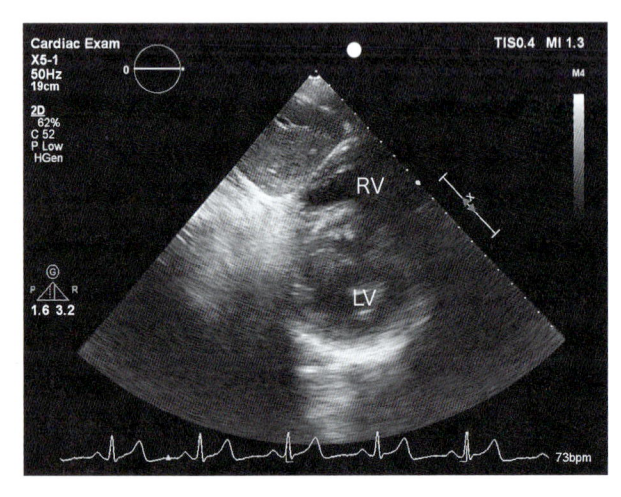

図6　心窩部短軸
LV：左室，RV：右室

・心房中隔の評価

【走査上のポイント】

・消化管ガスの影響を受けて描出が難しい場合，プローブを剣状突起から右側にスライドさせて肝臓の左葉をウインドウにして左肩方向のビームを入れることで良好な画像が描出できる．

4. IVCの観察

　下大静脈（inferior vena cava：IVC）の観察は，右心負荷，循環血液量，輸液反応性の評価や急性肺血栓塞栓症のスクリーニングなどに用いられる．ここではAmerican Society of Echocardiographyによるガイドライン[4]よりIVC径と呼吸性変動による**右房圧推定法**を示す．

　プローブは心エコー用，腹部エコー用のどちらでもよいが，心エコーと併せて行うと右室圧も推定できる．**仰臥位が基本**だが，他の指標と乖離する場合は左側臥位で再評価する．心窩部アプローチで観察困難なら肋間走査を用いる．まず短軸像でIVCの形状を観察し（図7），正円形の場

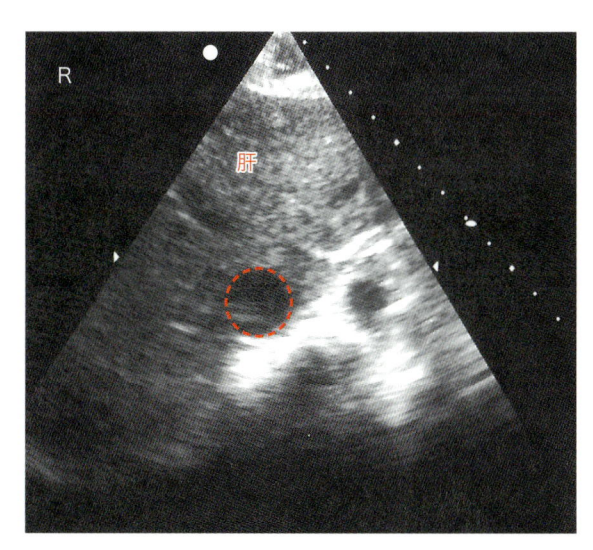

図7 IVC（短軸像）
短軸像でIVCが正円形に見えている

最大径（呼気時）16 mm　　最小径（sniffing時）8 mm

IVC虚脱率＝
(16 − 8)/16 × 100 = 50％

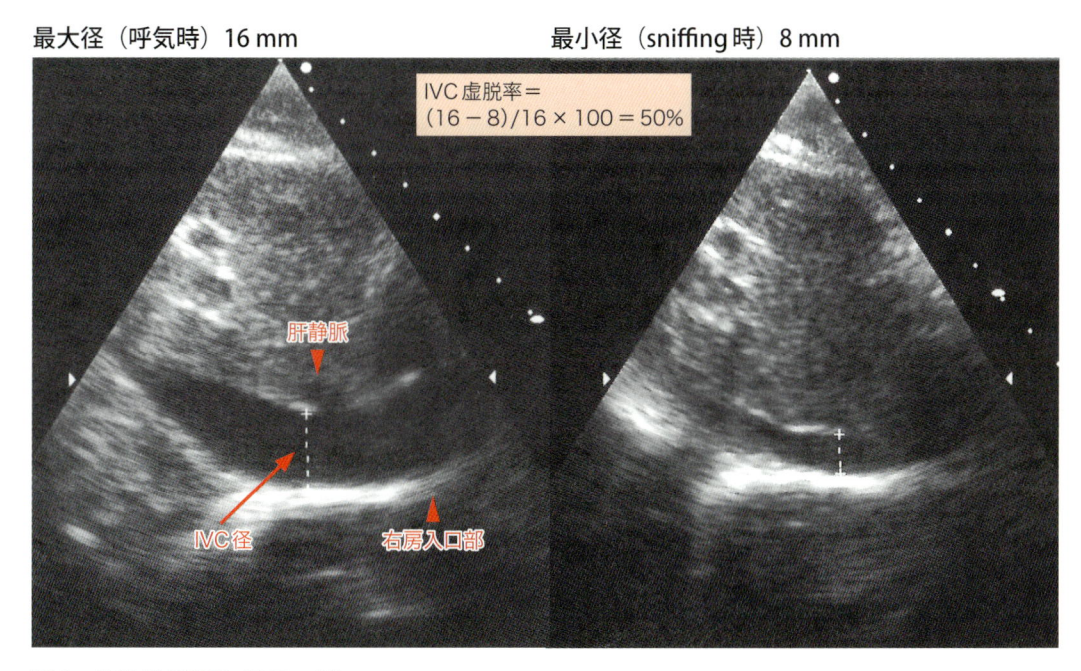

図8 IVC径の計測（Bモード）
IVC 16 mm．呼吸性変動50％で推定右房圧は3（0〜5）mmHg

合は右房圧上昇を疑う．次に長軸像で**右房入口部から0.5〜3 cm尾側の肝静脈合流部付近**においてBモードまたはMモードで前後径を測定する（図8）．sniffing（臭いを嗅ぐ動作）時の最大・最小径とIVC虚脱率から右房圧を推定する（表1）．これに三尖弁圧較差を加えると推定右室圧になる．

　影響因子が多く，女性，やせ形，小児，一流アスリートではIVC径を過大評価しやすい．肝硬変では肝内IVCの変化が乏しくなる．陽圧呼吸時やPEEP下，慢性閉塞性肺疾患など表1を適用できない状況も多い．検査としての限界があるが，同一患者での経時的変化や，印象・目測も有

表1　下大静脈径と呼吸性変動による右房圧推定

最大IVC径（mm）	呼吸性変動	推定右房圧（mmHg）
≦21	≧50%	3（0〜5）
≦21	＜50%	8（5〜10）
＞21	≧50%	8（5〜10）
＞21	＜50%	＞15（10〜20）

呼吸性変動（虚脱率）＝（最大径−最小径）/最大径×100
文献4を参考に作成

用とされ，簡便な評価法として頻用されており臨床医に必須の手技である．
【適応】体水分量の評価
【この断面で観察するポイント】
・IVC径と呼吸性変動の有無
【走査上のポイント】
・仰臥位が基本

5. 腹部大動脈と分枝（腹腔動脈，上腸間膜動脈）

腹部大動脈は，頭側から順に腹腔動脈，上腸間膜動脈，左右腎動脈，下腸間膜動脈などを分岐し，臍部の下で左右の総腸骨動脈に分岐する．

ここでは，腹部エコーで観察するべき腹部大動脈，腹腔動脈，上腸間膜動脈の見方について説明する．基本的な走査をマスターするだけで，これらの血管の走行や血管内外の異常を発見することができる．

エコーで腹部血管を描出する際には，仰臥位を基本とする．

1 縦走査

まずプローブを心窩部に置き，正中縦走査で腹部大動脈を描出する．大動脈を描出しながらプローブを心窩部から徐々に尾側に移動する．大動脈からの腹腔動脈，上腸間膜動脈の分岐が確認される（図9）．

2 横走査

次にプローブを心窩部に置き，正中横走査で腹部大動脈を描出する．同様にプローブを尾側に移動していくと，最初に腹腔動脈の分岐を確認することができる（図10）．さらに尾側に移動すると，直後に上腸間膜動脈の分岐を確認できる（図11）．

縦走査，横走査とも腹部大動脈については多くの情報を得ることができる．大動脈瘤や大動脈解離の有無，血流や血管の壁肥厚なども同時に観察する．
【適応】血管病変の確認
【この断面で観察するポイント】
・血流の確認も忘れずに
【走査上のポイント】
・頭側から尾側へ観察

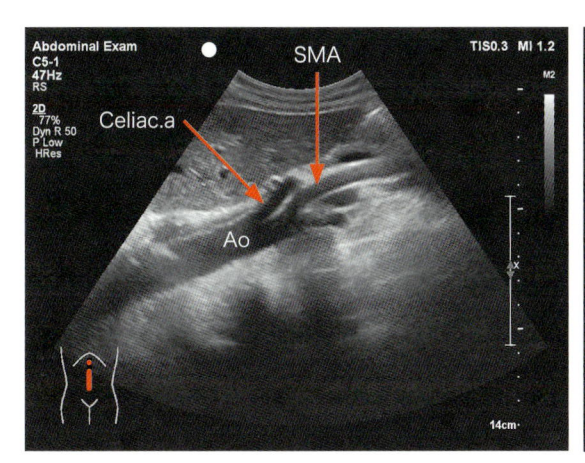

図9　腹部大動脈長軸像（大動脈からの分岐）
Ao：大動脈，SMA：上腸間膜動脈，Celiac.a：腹腔動脈

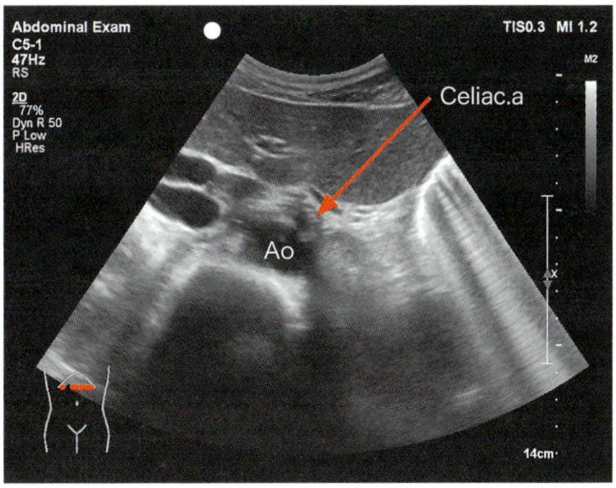

図10　腹部大動脈短軸像（腹腔動脈の分岐）
Ao：大動脈，Celiac.a：腹腔動脈

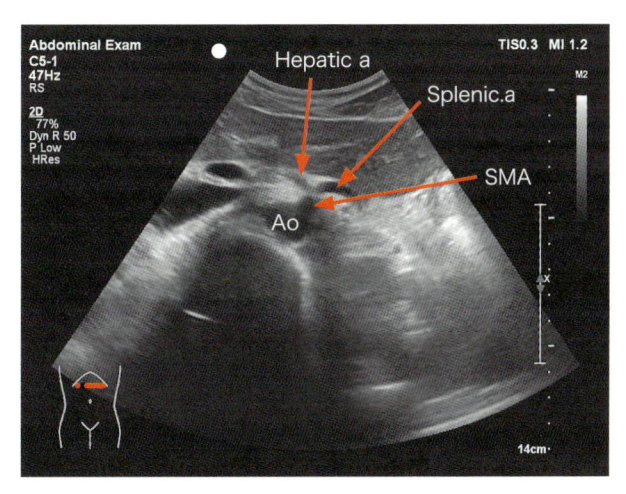

図11　腹部大動脈短軸像（SMAの分岐）
Ao：大動脈，SMA：上腸間膜動脈，Hepatic.a：肝動脈，Splenic.a：脾動脈

6. 胃の断面評価，腹部食道（心窩部走査）

　胃の断面を評価することによって胃内容物の有無がわかる．胃膨満（full stomach）がわかれば，緊急麻酔導入前などに胃管留置し減圧することができる．

　心窩部縦走査で下大静脈を描出し，そこから腹部大動脈側にスライドすると腹部食道，胃前庭部が描出（図12）される．

　さらに連続性を追うように胃を描出する（図13）．

【適応】胃内容の確認

【この断面で観察するポイント】
・前庭部の拡大の有無（内容物の有無）
・胃内容物が仰臥位で見えた場合は胃膨満の可能性があり要注意である

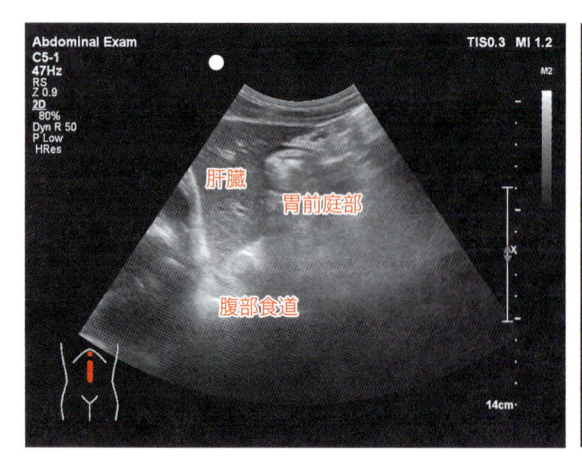

図12 腹部食道，胃
心窩部縦操作で腹部食道と胃前庭部が同時に描出される

図13 胃前庭部
図12から連続性を追って胃を観察する．上記症例は絶食のため胃前庭部が虚脱している

●ピットフォールとポイント

胃内に空気が貯留していると，空気の表面でエコーが反射してしまいそれより深部の観察が困難となることがある．右側臥位にすることで観察しやすくなる．

文献・参考文献

1) Dente CJ & Rozycki GS：Surgen-performed ultrasound in Acute Care Surgery.「Trauma 7th edition」(Feliciano DV, et al eds), pp. 301-321, McGraw-Hill, 2011
2) Hoff WS, et al：Practice management guidelines for the evaluation of blunt abdominal trauma：the East practice management guidelines work group. J Trauma, 53：602-615, 2002
3) 鈴木昭広：すべての基本！入門に最適！FASTを必ずマスターしよう．レジデントノート，14：1271-1279，2012
4) Rudski LG, et al：Guidelines for the echocardiographic assessment of the right heart in adults：a report from the American Society of Echocardiography endorsed by the European Association of Echocardiography, a registered branch of the European Society of Cardiology, and the Canadian Society of Echocardiography. J Am Soc Echocardiogr, 23：685-713；quiz 786-788, 2010

プロフィール

西山謹吾（Kingo Nishiyama）
高知赤十字病院救命救急センター救急部
今回は赤十字グループで担当しました．
ポータブルエコーが普及してきた昨今，事故や災害の現場でのショックの原因検索にも，FASTは有用と考えられます．ぜひ習熟・活用していただきたいと思います．

村上　翼（Tsubasa Murakami）
高知赤十字病院救命救急センター救急部

田口茂正（Shigemasa Taguchi）
さいたま赤十字病院救命救急センター
専門：救急，災害，集中治療

第4章 腹部を見る

2. 肝胆膵脾の観察

鈴木康秋

● Point

- 肝臓は解剖（Couinaudの分類）をしっかり把握し，門脈を追って系統的に観察する
- 胆嚢は腫大→壁肥厚→内腔（結石，デブリ）を観察し，急性胆嚢炎を診断する
- 膵臓は脾静脈と上腸間膜動脈，脾臓は左腎をメルクマールに
- エコーはあてて「見る」道具ではない，あてて「診る」ためにあると心得よ！

はじめに

腹部救急疾患において，簡便かつリアルタイムに行えるエコーはとても有用である．本稿では，肝胆膵脾のエコー検査を，外傷の初期診療における迅速簡易エコー（FAST）のように，"サッ"とでき，かつ，"パッ"と診断できるような手技（私はこれをSATPATと呼んでいる）や考え方を解説する．

1. 肝臓を見る

肝臓は腹腔内最大の臓器であるため，あらゆる方向から観察しなければならないが，それには**肝内門脈枝を中心としたCouinaudの分類による肝区域に基づき，系統的に観察する**ことが望ましい（図1）．以下，肝臓の系統的基本走査のポイントを述べる．

1 まずは心窩部横〜斜走査で肝全体像を把握する

心窩部横走査〜右肋弓下に沿う角度の斜走査をすると，肝左葉（外側区・内側区）〜右葉の一部が観察でき，肝臓を俯瞰する像が得られる（図2）．この像で，肝腫大・萎縮の程度や左右肝管〜肝内胆管拡張の有無を把握する．

2 心窩部横走査で肝左葉・尾状葉・肝内胆管拡張・肝静脈を観察する

1）門脈左枝臍部

肝左葉のメルクマールは**門脈左枝臍部**である．門脈左枝臍部は外側区（S2，3）と内側区（S4）の**境界**になり，心窩部横走査の深吸気位で肝左葉を観察すると中央に見える〔心窩部に，横にプローブをあてやや圧迫しながら頭側にプローブを移動（スライド）すると左右の肋骨弓に突きあたった場所がベストポジション〕．

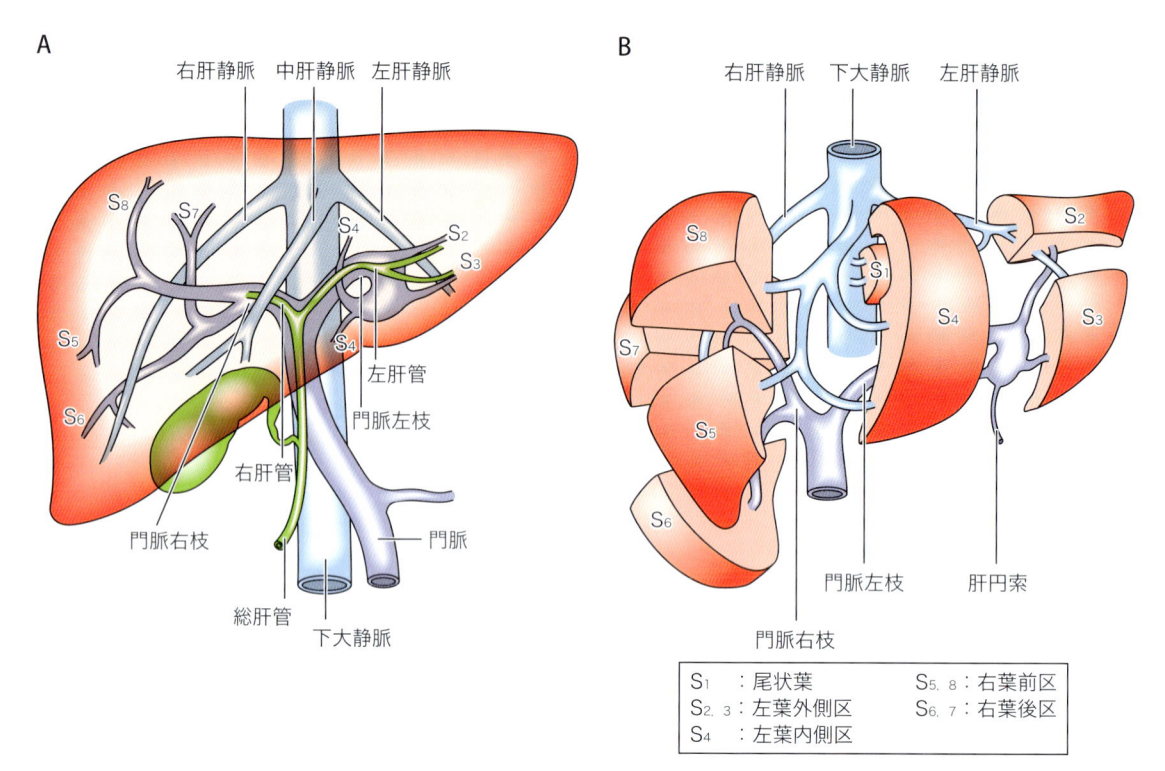

図1　肝内脈管とCouinaud分類による肝区域
　A）エコー検査で描出される肝内脈管構造．門脈と肝静脈の位置関係に注目する．B）肝内血管とCouinaud分類による肝区域．門脈と肝区域の位置関係に注目する．文献1より改変して転載

S1　：尾状葉　　　　S5, 8：右葉前区
S2, 3：左葉外側区　　S6, 7：右葉後区
S4　：左葉内側区

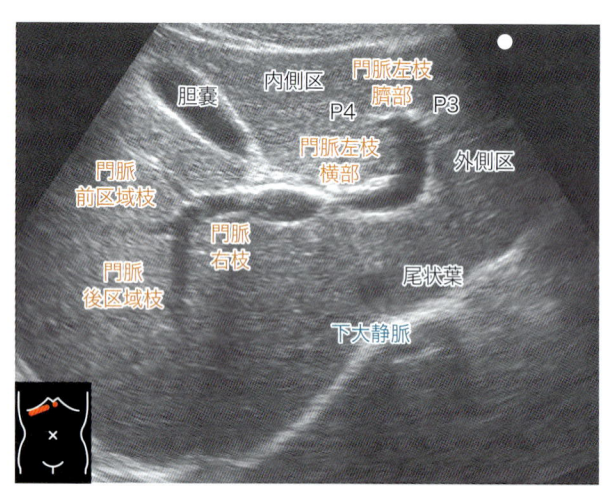

図2　肝俯瞰像（心窩部横～斜走査）
　肝左葉（外側区・内側区），胆囊，尾状葉，右葉の一部が観察できる

2）S2（外側上区域）とS3（外側下区域）

　門脈左枝臍部が描出できれば，そこから左側に分岐するP2（外側上区域枝）とP3（外側下区域枝），右側に分岐するP4（内側区域枝）が観察される（図3）．

左葉の肝内胆管は，B2はP2の腹側，B3はP3の背側に沿って存在するが（図4），正常径は2 mm以下であり，拡張しない限り同定困難である．肝内胆管が明らかに拡張すると同名門脈枝と一緒に2本の脈管が併走して描出される（parallel channel sign）．

3）尾状葉（S1）

尾状葉（S1）は，心窩部横走査では門脈左枝横部の背側で，下大静脈，静脈管索（門脈左枝臍部背側から肝左葉裏面に沿う線状高エコー）に挟まれて描出される（図5）．

4）肝静脈

プローブを扇動（チルト）しさらに手前に傾け頭側を仰ぎ見ると，下大静脈に流入する左・中・右肝静脈が観察される（図6）．**左肝静脈はS2とS3の境界，中肝静脈はS4と右葉前区（S5，S8）**

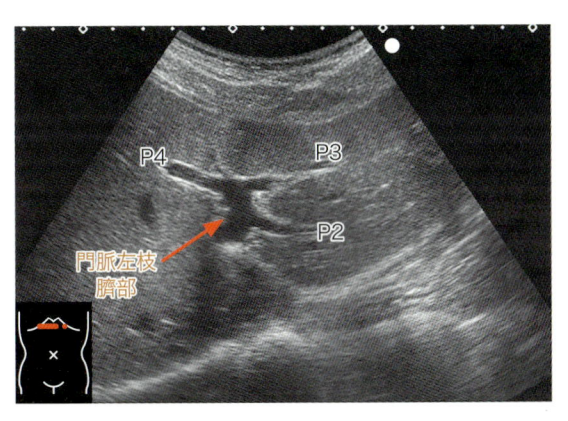

図3 肝左葉：門脈左枝臍部（心窩部横走査）
門脈左枝臍部から分岐するP2（外側上区域枝），P3（外側下区域枝），P4（内側区域枝）が観察できる

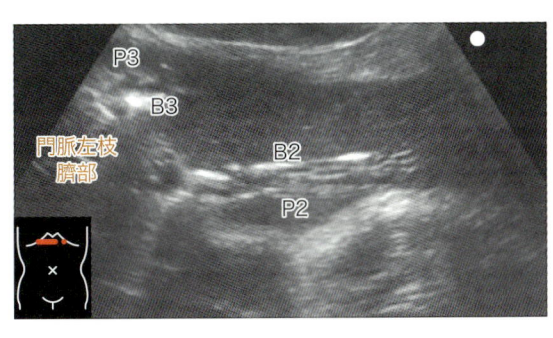

図4 胆道気腫（肝左葉）
正常な肝内胆管は細いため，同定困難である．しかし，胆道気腫（pneumobilia）では肝内胆管が線状高エコーとして描出される．図ではP3の背側，P2の腹側に胆道気腫による線状高エコーが描出されており，肝内胆管と門枝の位置関係が理解できる

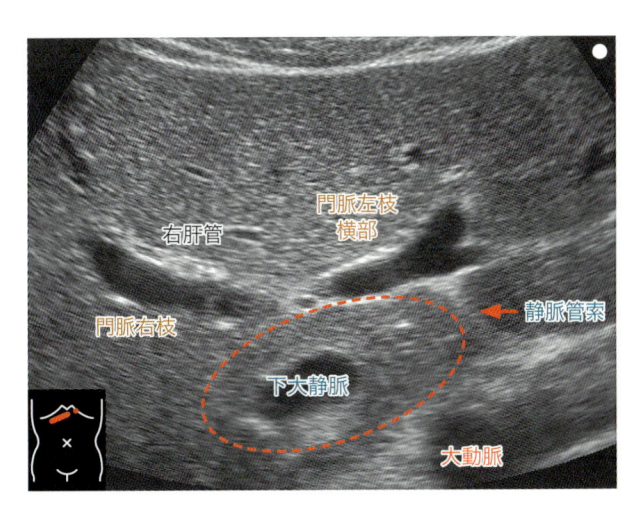

図5 尾状葉（心窩部横〜斜走査）
尾状葉（- - -）は，門脈左枝横部の背側で，下大静脈，静脈管索に挟まれて描出される

の境界，右肝静脈は前区と後区（S6，S7）の境界になる．うっ血肝では，左，中肝静脈が拡張し，雑誌「PLAYBOY」のロゴであるplayboy bunnyの耳のような形になる（playboy bunny sign）．

3 心窩部縦走査で肝の形状・左葉腫大の有無を観察する

心窩部横走査からプローブを時計回りに90°回転（ローテーション）させ，縦走査にて肝左葉の全体像を観察する．正常は肝縁：鋭角，肝表面：平滑であるが，びまん性肝疾患では鈍角，不整になり，左葉が腫大すると背側面が凸になる．肝左葉の大きさは，大動脈長軸像が描出される断面の最大吸気位の腹背径（厚み）と頭尾径（高さ）を計測する（図7）．腹背径7 cm以上かつ頭尾径11 cm以上で左葉腫大と判定する（セブン・イレブンルールその1）．

4 再び心窩部横～斜走査で内側区（S4）を観察する

再びプローブを横走査に戻し，内側区（S4）を観察する．S4は亜区域がなく，範囲も左側境界の門脈左枝臍部から右側境界の中肝静脈・カントリー線までと広い．心窩部横走査で門脈左枝臍

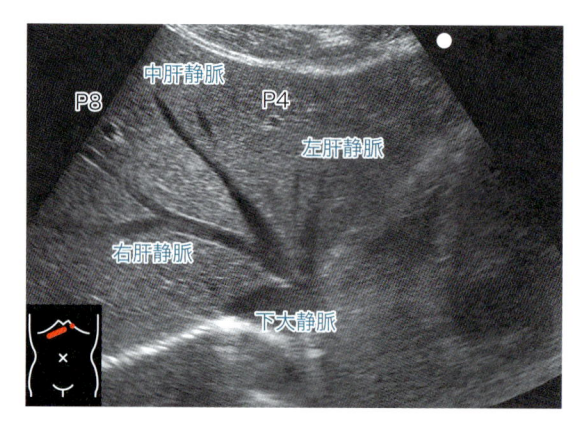

図6 肝静脈（心窩部横～斜走査）
下大静脈に流入する左・中・右肝静脈が観察できる

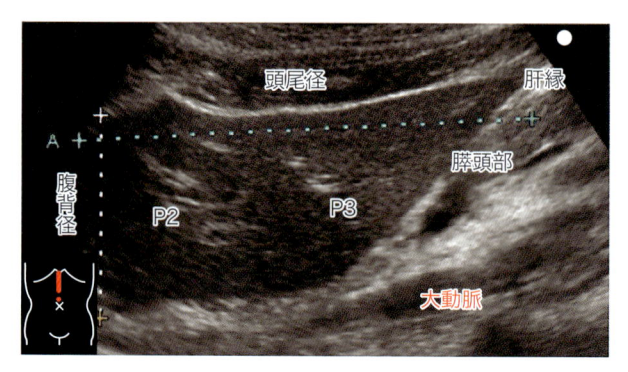

図7 肝左葉外側区（心窩部縦走査）
腹背径（厚み‥‥白い点線）と頭尾径（高さ‥‥青い点線）を計測し，肝左葉腫大の判定をする

部からP3と反対側に分岐するP4を同定し，末梢まで観察する．心窩部斜走査では，胆嚢がS4の右側境界になり，肝静脈が描出される走査では，中肝静脈がS4の右側境界になる（図8）．

5 右肋間走査で肝右葉，脂肪肝の有無を観察する

右肋間走査では肝右葉を中心に観察する．プローブを**腹側（正中側）**にあてるとS5，頭側はS8，背側はS7，足側はS6が観察できるとイメージする．

1）S5（前下区域）とS8（前上区域）

右肋間走査のメルクマールは**胆嚢**である．まず，腹側（正中）寄りの肋間（第7肋間・前腋窩線付近）で，画面右側の肝臓の裏に胆嚢が見える画像を描出する．胆嚢頸部の下に肝臓に入る門脈右枝があり，そこからY字型にP5（前下区域枝）とP8（前上区域枝）が分岐する（図9）．S5とS8の境界になる構造物はない．

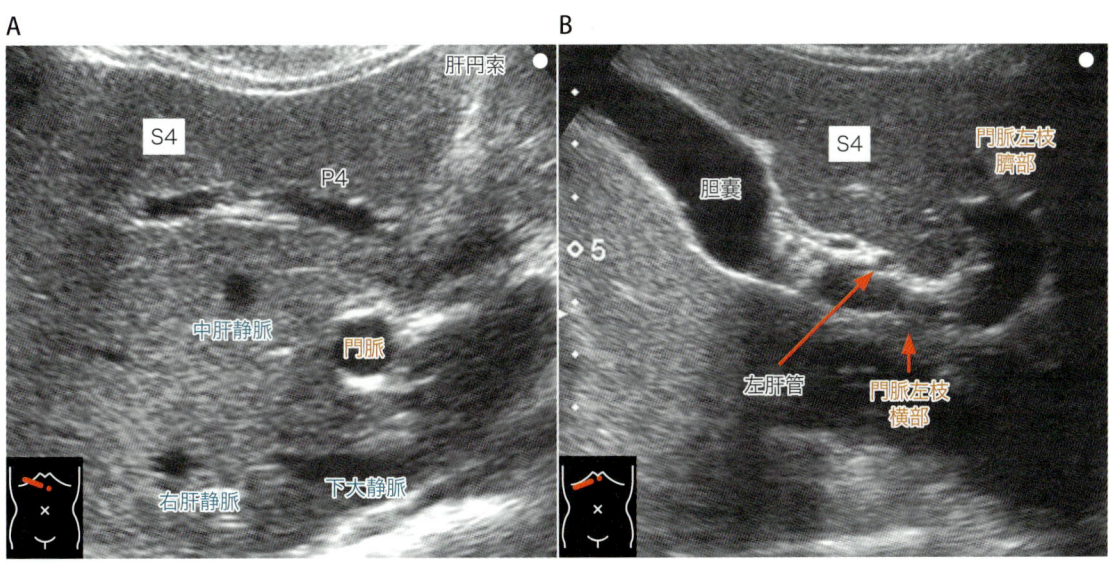

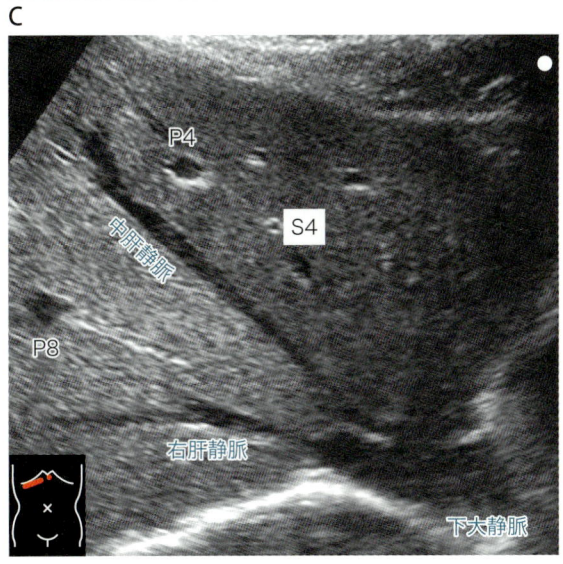

図8 肝左葉内側区（心窩部横～斜走査）
A）P4が門脈左枝臍部から分岐する断面．B）胆嚢が描出される断面．C）肝静脈が描出される断面

2）右肝静脈

次に1肋間下げ，中腋窩線付近から走査し，右肝静脈を観察する（図10）．うっ血肝では右肝静脈の拡張を認める．

3）S6（後下区域）とS7（後上区域）

さらに1肋間下げ，後腋窩線付近からやや腹側を見上げるように扇動して走査すると，Y字型に分岐するP6（後下区域枝）とP7（後上区域枝）が描出される（図11）．前区と同様にS6とS7の境界になる構造物はない．

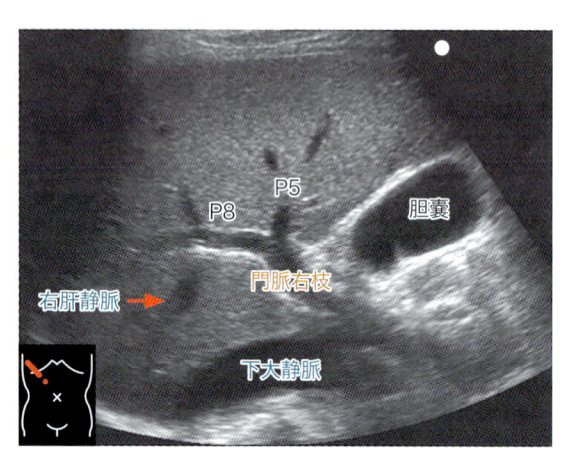

図9　肝右葉前区（右肋間走査）
Y字型に分岐するP5（前下区域枝）とP8（前上区域枝）が観察できる

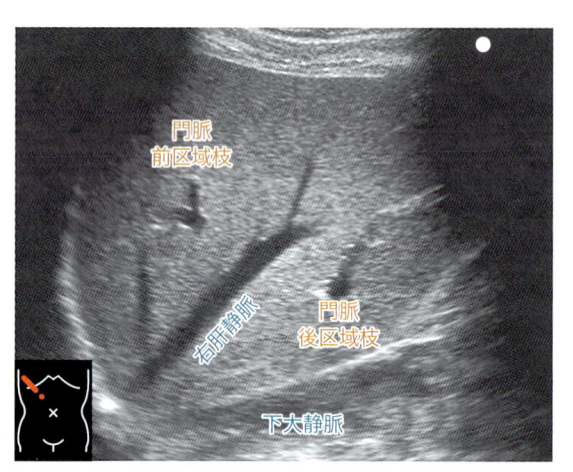

図10　肝右葉：右肝静脈（右肋間走査）
下大静脈に流入する右肝静脈が観察できる

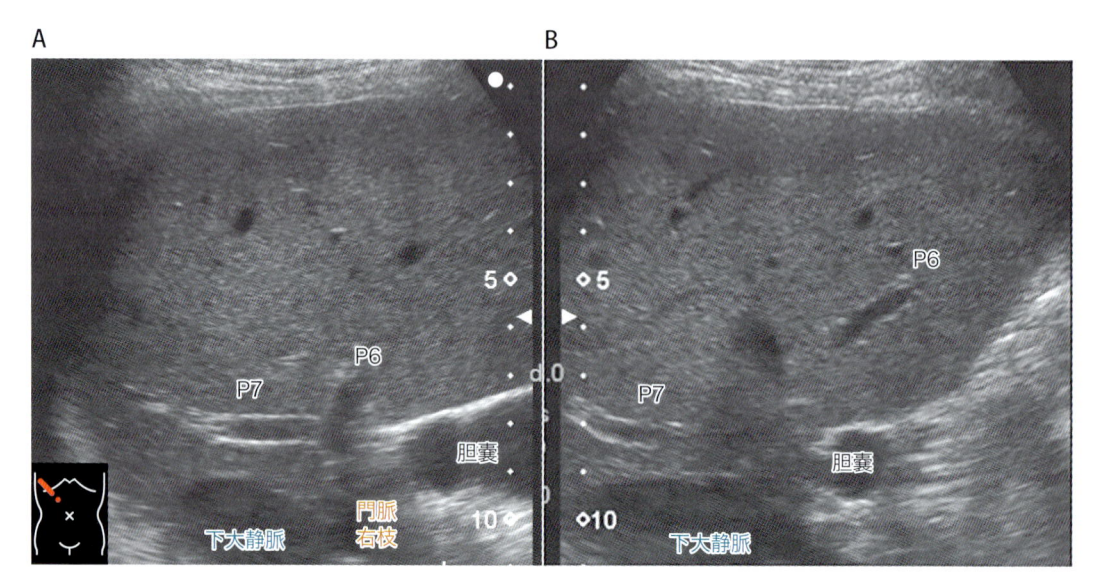

図11　肝右葉後区（右肋間走査）
Y字型に分岐するP6（後下区域枝）とP7（後上区域枝）が観察できる

4）Morrison窩（腹水の評価）と肝腎コントラスト（脂肪肝の評価）

下位の肋間で背側にプローブを移動して走査すると肝右葉後区を通して右腎が描出される．この観察ではMorrison窩と肝腎コントラストに注意する．少量の腹水は肝右葉後区と右腎の間のMorrison窩にecho free spaceとして観察される．脂肪肝の診断をするには肝腎コントラストを観察する．脂肪肝の所見は，bright liver pattern，肝腎コントラストの上昇，肝腎境界高エコー帯の消失，肝内脈管の不明瞭化，肝深部エコーの減衰，横隔膜の描出不良である（図12）．

●ここがピットフォール

脂肪肝のエコー診断のピットフォール
① bright liver patternは，強い胆汁うっ滞，うっ血肝，アルコール性肝線維症でも見られる．また，音響学的な反射体になるのは大滴性脂肪滴であり，小滴性脂肪肝（急性妊娠脂肪肝，Reye症候群など）ではbright liver patternを呈さないことがある．
② 腹壁や胸壁が3 cm以上あるとそれによる減衰があるため，深部エコーの減衰による脂肪肝の評価は信頼性に乏しくなる．

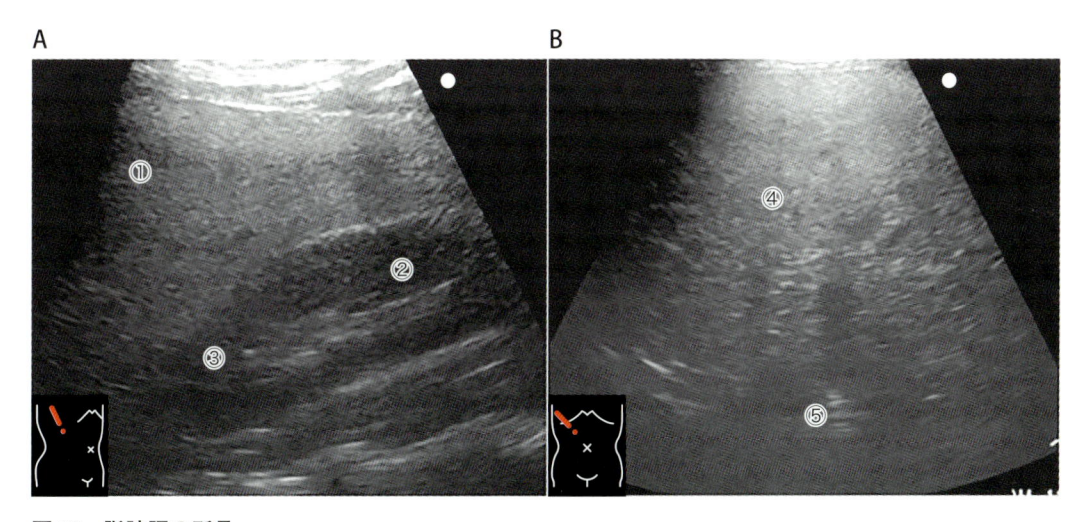

図12 脂肪肝の所見
A）右肋間走査：背側（肝右葉後区と右腎の観察），B）右肋間走査：腹側（肝右葉前区の観察）．
bright liver pattern（①），肝腎コントラストの上昇（②），肝腎境界高エコー帯の消失（③），肝内脈管の不明瞭化（④），肝深部エコーの減衰と横隔膜の描出不良（⑤）

6 右肋弓下走査で肝右葉，右葉腫大の有無を観察する

右肋弓下走査では，吸気位で扇動しながら，門脈枝を追って各亜区域を観察する（図13）．プローブを手前に倒して見上げるように扇動すると，右，中肝静脈が描出される．**中肝静脈は内側区（S4）と前区（S5, 8）の境界（カントリー線：胆嚢窩と下大静脈を結ぶ線），右肝静脈は前区（S5, 8）と後区（S6, 7）の境界**となる（図14）．

肝右葉最大描出断面における肝表面から横隔膜下までの縦径が13 cm以上で右葉腫大と判定する．

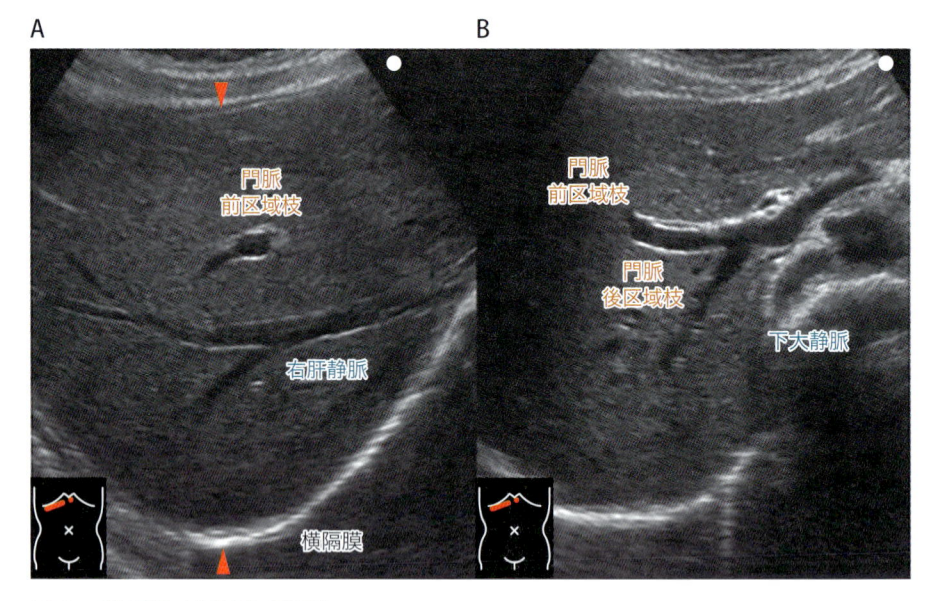

図13 肝右葉（右肋弓下走査）
頭側から足側まで扇動しながら観察する．肝右葉腫大の断定には，肝右葉最大描出断面における▶間の最大距離を測定する．A）右肝静脈が描出される断面．B）門脈右枝が描出される断面

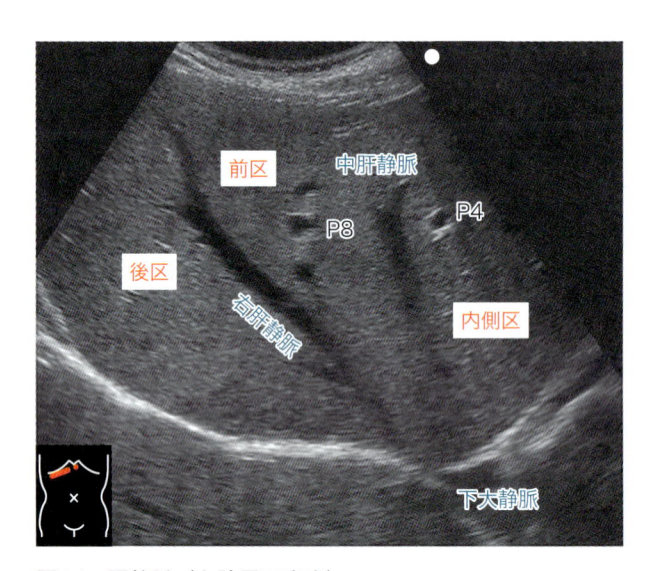

図14 肝静脈（右肋弓下走査）
中肝静脈，右肝静脈により，内側区，前区，後区が境界される

2. 胆嚢・総胆管を見る

1 胆嚢

右肋弓下走査の吸気位で胆嚢の同定後，時計回りに回転走査した右肋間〜右季肋部縦走査にて

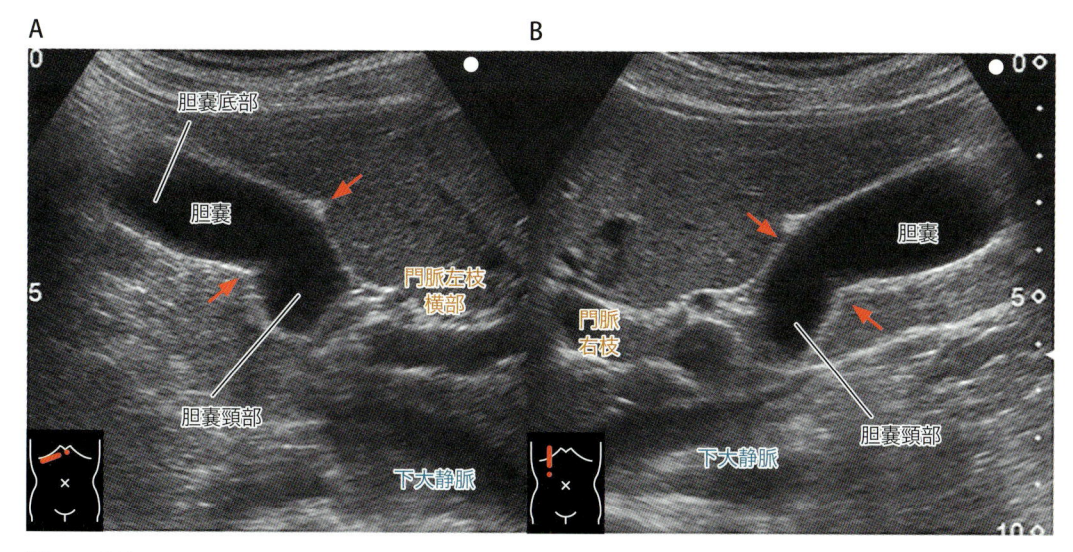

図15 胆嚢
A）右肋弓下走査．B）右季肋部縦走査．胆嚢体部から頸部の移行部はくびれ（→）がみられることが多く，腫大の判断上重要である

胆嚢を観察する（**図15**）．右肋弓下走査は胆嚢底部から頸部の全体像が俯瞰でき，右肋間～右季肋部縦走査では扇動により胆嚢頸部が詳細に観察できる．

胆嚢の大きさは，長径8 cm，短径4 cm以下であるが，個人差がかなりあり，頸部のくびれの消失を伴って緊満した場合は胆嚢腫大と判断してよい．**胆嚢壁は3 mm以上を肥厚**と判断する．胆嚢炎や門脈圧亢進症による浮腫性肥厚では，high-low-highの3層構造（sonolucent layer）を認める．**急性胆嚢炎を疑う場合，胆嚢腫大→壁肥厚**（sonolucent layer）**→内腔**（結石やデブリ）**の順に観察する**．

2 総胆管

総胆管は，右季肋部縦～斜走査の吸気位で門脈本幹の腹側に沿って観察できる（**図16**）．描出不良の場合は，右前斜または左側臥位に体位変換すると，腸管ガスが移動して抽出が改善する．**総胆管径は7 mm以上で軽度拡張，11 mm以上で明らかな拡張**と判定する（セブン・イレブンルールその2）．胆嚢摘出後や高齢者では軽度の拡張を認めることが多い．拡張した総胆管は，右季肋部縦～斜走査において，門脈と同程度以上の太さで併走して描出される（shotgun sign）．

3. 膵臓を見る

膵臓は心窩部横，縦走査の2方向で観察する．心窩部横走査では，**脾静脈**がメルクマールになる．大動脈の腹側に横走する脾静脈に乗っかるように膵臓長軸像が観察できる．門脈～上腸間膜静脈が膵頭部と体部の境界になる．体幹と尾部の境界になる構造物はない．プローブをやや反時計回転した斜走査で脾静脈を膵臓側に追って，膵尾部を観察する（**図17**）．膵腹側に消化管ガスがあり描出不良の場合は，圧迫や半坐位に体位の変換をする．膵頭部で3 cm，体部で2 cm以上

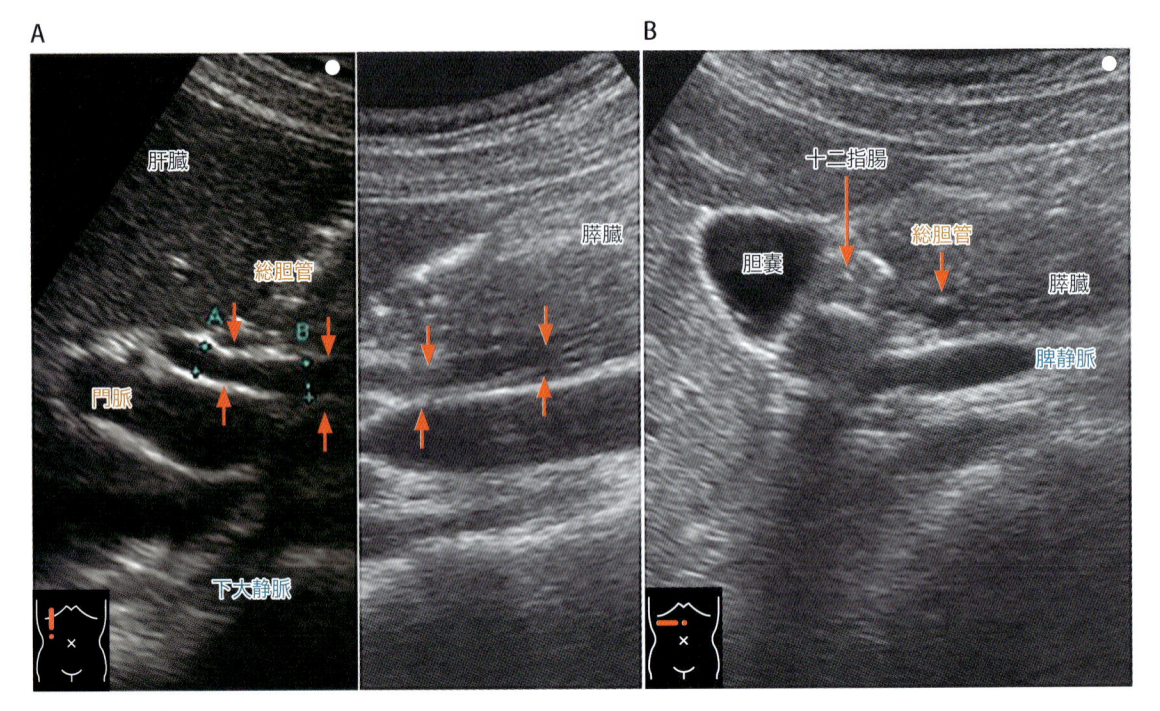

図16　総胆管
A）右季肋部縦走査（長軸像）．肝門部，上部胆管（左）から膵内の下部胆管（右）までの連続像を表示．上部胆管内，Aの径が4 mm，Bの径が5 mm．B）右季肋部横走査（輪切り像）

の厚みがあれば膵腫大と判定する．主膵管は径2 mm以上を拡張と判定する．心窩部縦走査では，**上腸間膜動脈**がメルクマールになる．大動脈から分岐する上腸間膜動脈と肝左葉，胃に挟まれた膵体部切り像（短軸像）が観察できる．

4. 脾臓を見る

脾臓は左肋間走査（第9～10肋間）で観察し，**左腎**がメルクマールになる．左腎を描出後，プローブを背上方に移動（スライド）するか1肋間上げると観察できる．肺の含気により描出不良の場合は，呼気位や左前斜位に体位の変換をする．脾腫の判定は，脾前縁から脾門部または脾後縁までの径と直交する短軸径の積（spleen index）を用いる（図18）．脾門部では動脈が観察されることは少なく，通常は1～3本の脾静脈枝が観察される．脾門部の脾静脈径が1 cm以上の場合，門脈圧亢進症を考える．

おわりに

肝胆膵脾エコーの観察のポイントを解説した．走査の手順に絶対的なものはない．自分に合ったやり方を身につけ，エコーで「見る」から「診る」ようになってほしい．

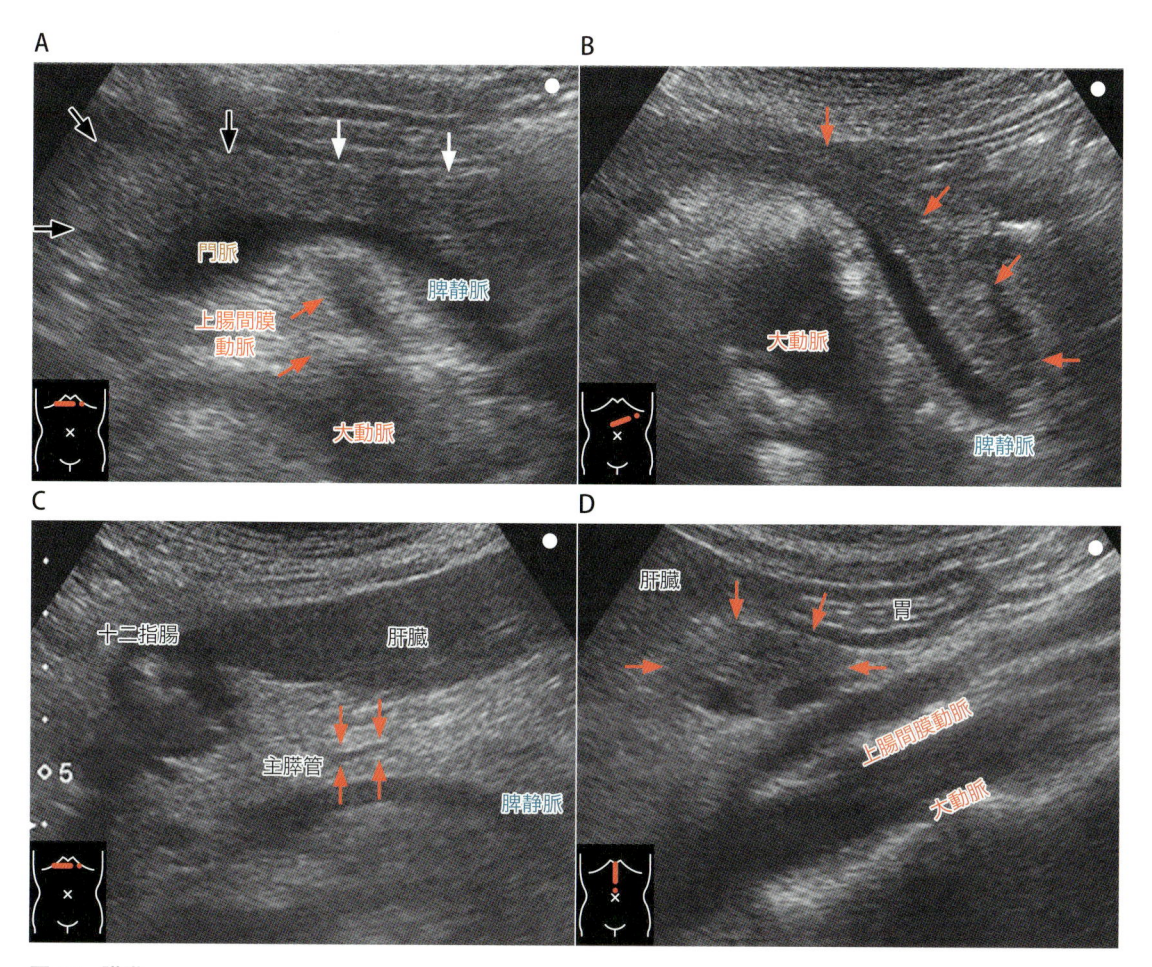

図17　膵臓

A）心窩部横走査：膵頭部（→）〜体部（⇨）の観察．B）心窩部斜走査：膵体部〜尾部の観察．C）心窩部横走査：膵体部主膵管（→）の観察．D）心窩部縦走査：膵短軸像（輪切り像→）の観察

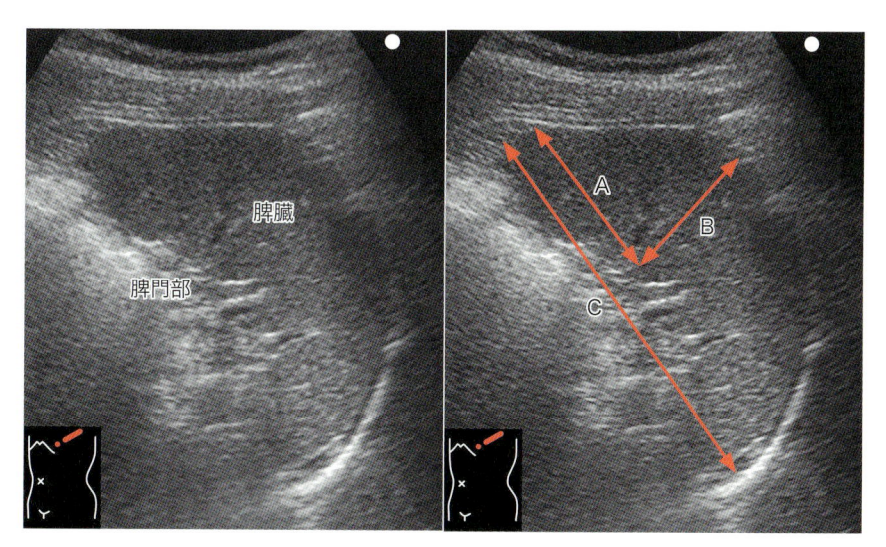

図18　脾臓の計測（spleen index）
　　　A×B＞20 cm²，またはC×B≧40 cm²で脾腫と判定

文献・参考文献

1) 「写真とシェーマでみえる！腹部エコー 適切な診断のための操作と描出のコツ」（住野泰清/編），羊土社，2007
2) 「腹部エコーのABC 第2版」（竹原靖明/監，竹原靖明，他/編，日本医師会/発行），医学書院，2004
   ↑図版がとてもきれいで見やすく，解剖とエコー画面の対比がとてもわかりやすい．
3) 「腹部超音波テキスト 上・下腹部 改訂第三版」（辻本文雄/編著，松原馨，他/著），ベクトル・コア，2002
   ↑医師になったときに先輩医師から「これが腹部エコーのバイブルだ」と薦められてはじめて買ったエコー本です．診断からフォローに至るまで臨床に直結した内容になっています．必読！

プロフィール

鈴木康秋（Yasuaki Suzuki）
名寄市立総合病院消化器内科
専門は肝臓内科で，1999年に第1世代の超音波造影剤Levovist® が登場してからは，肝腫瘍の造影超音波の臨床研究をしています．造影超音波や肝癌のラジオ波治療においては，Bモードエコーの基礎知識は必須です．消化器救急においても，CTの前にまずエコーをしましょう．

第4章 腹部を見る

3. 救急外来における泌尿器救急のエコー

柏木友太

●Point●

・救急外来でのエコー検査において膀胱・腎臓など泌尿器科臓器は欠かせない観察ポイントである
・正常な腎臓・膀胱のエコー画像を目に焼き付けて正常と異常を区別する
・膀胱内残尿量は前後径×横径×上下径÷2で概算できる

はじめに

救急外来では意外に泌尿器科疾患が多い．例えば，肥満患者の強い背部痛，解離かと思ったら結石だった，高齢者の冷汗を伴う強い腹痛が尿閉だった……など，枚挙のいとまがない．エコーで泌尿器科疾患を診断，あるいは除外できる利点は多い．本稿は，研修医の皆様が明日から救急外来を訪れた患者さんに「ちょっとエコーをあててみようかな……」と思えるような実践的内容とした．

1. 検査を行う前の準備

コンベックス型プローブを用意し適切な画像を描出できるようにゲインや深さを調節する．時間の空いているときにあらかじめエコー装置に触れて使用方法を学んでおくとよい．

2. 各臓器を描出するポイント

1 腎臓を描出する

腎臓の描出方法は腎臓をほぼ真横からみて長軸像（図1A）を描出する肋間走査と，短軸像（図1B）を描出する肋骨弓下走査があり，右側の方が肝臓をウインドウにすることができるため描出が容易である．一方で左側は腸管ガスの影響でうまく描出できないことがある．意識状態がよい患者であれば深吸気にしてもらうと観察しやすくなる．

正常腎臓では低エコー域（hypoechoic）（比較的黒い）な腎実質とその深部で腎実質に囲まれる高エコー域（hyperechoic）な腎洞が存在する．腎洞は腎盂，動静脈，血管やリンパ管に富む

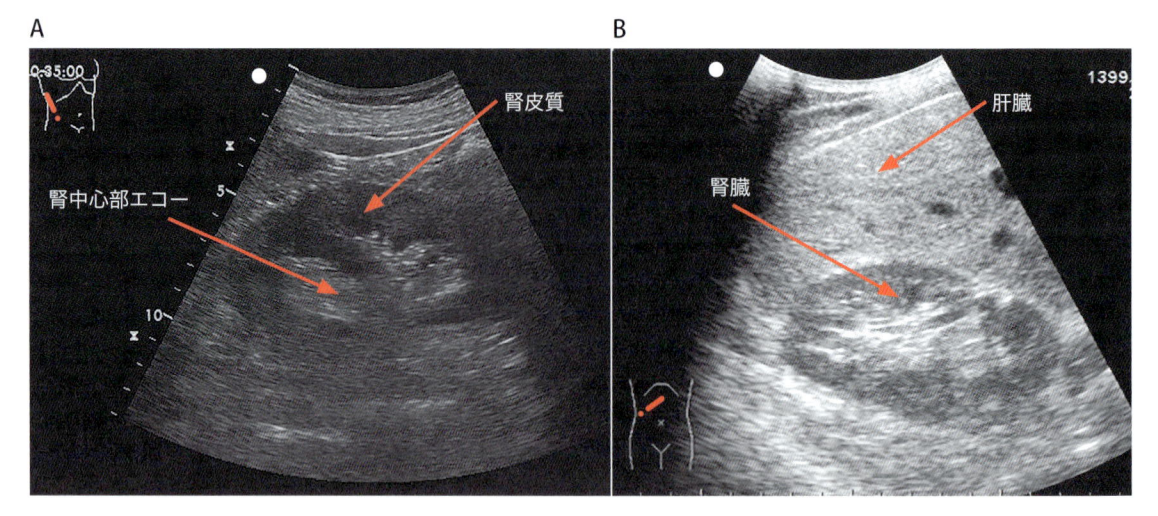

図1　正常右腎臓長軸像
腎中心部エコー（central echo complex：CEC）

脂肪組織から形成され，この領域を腎中心部エコー（central echo complex：CEC）という．

2 膀胱を描出する

恥骨上部にプローブをあてると容易に描出できる（図2，3）．膀胱内に尿が貯留していないと評価は難しいので排尿前に検査を行う．前立腺を描出する際はプローブを頭側へチルトすると描出しやすくなる．

救急外来では尿道カテーテルを留置する症例も多いがカテーテル挿入後にエコープローブをあてると膀胱内に浮くバルーンを確認することができる（図4，5）．

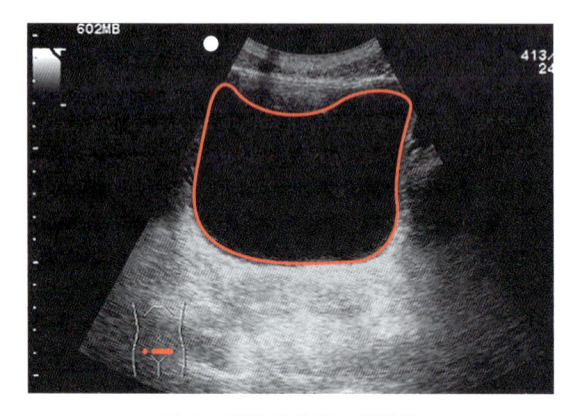

図2　膀胱の描出：短軸像

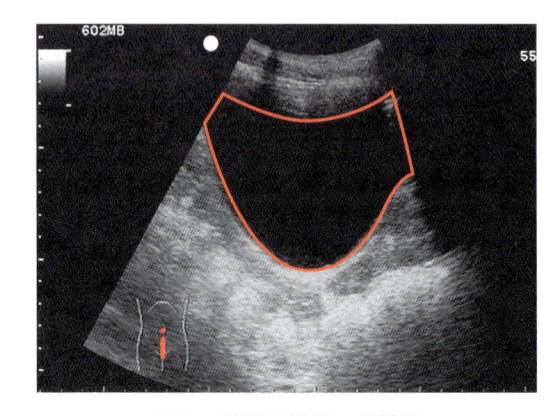

図3　膀胱の描出：長軸像

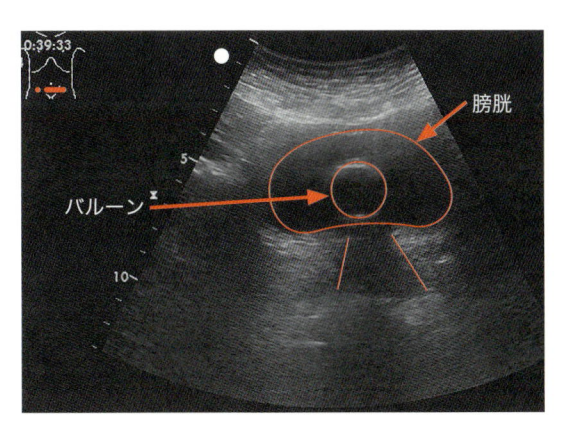

図4　カテーテル後の膀胱の描出：短軸像

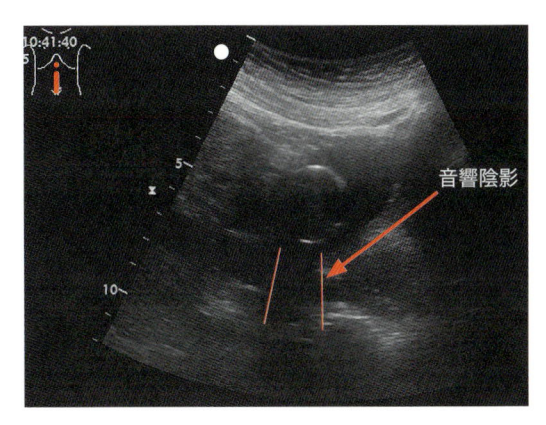

図5　カテーテル後の膀胱の描出：長軸像

3. 救急外来に訪れる代表的泌尿器疾患

1 尿管結石

　　早朝に発症することが多く，側腹部痛や腰背部痛を訴える．鑑別疾患として大動脈疾患・腎梗塞は必ず念頭において診察を行う．CVA（肋骨脊柱角部）叩打痛を認める場合は水腎症・急性腎盂腎炎の存在を考慮する[1]．尿管には腎盂尿管移行部，総腸骨動脈との交差部，尿管膀胱移行部に生理的狭窄部位が存在し，結石により通過障害をきたしている場合は中枢側尿管の拡張や水腎症を認める．正常ではCECの深部（中枢）にある腎杯をエコーで確認することはできないが，尿路の閉塞障害があると腎盂腎杯が拡張しCECが解離し，無もしくは低エコー領域として認識される（図6，7）．

　　水腎症を認めない場合，エコーのみで尿管結石の確定診断を得ることは難しく，尿検査やCT検査の結果を併せて診断に至ることが多い．尿管結石の診断はCTが感度特異度に優れるが被ばく量はKUBの10倍とされる[1]．尿管結石を疑った場合はまずエコーで水腎症や尿管拡張の有無

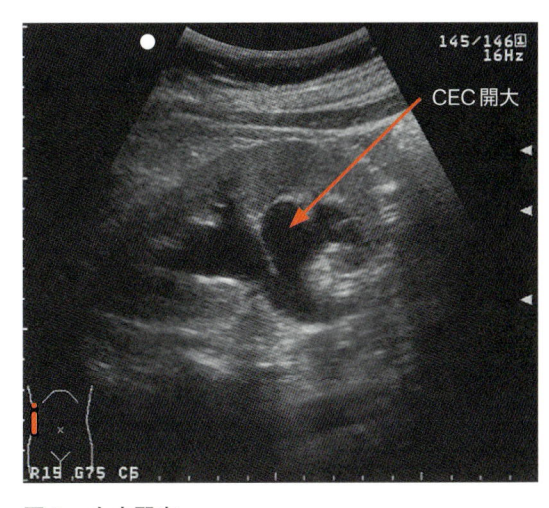

図6　右水腎症
著明なCECの開大と無エコー領域を認める

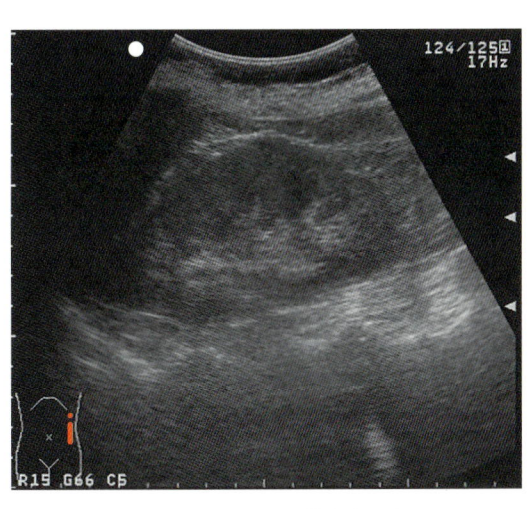

図7　左腎臓には異常を認めない

を調べたい．結石はエコー画面上では高エコーであり後方には音響陰影（acoustic shadow）をひく（図8）．

膀胱結石も同様に膀胱内の高エコーとして領域として認め体を動かすと移動することが特徴であり，後述する尿閉の原因となる可能性がある．

●尿管結石の治療方針

結石が小さいほど自然排石率が高く，**長径10 mm未満の尿管結石の多くは自然排石が期待できるため，経過観察も可能である**[2]．ただし，重度慢性腎不全患者や単腎症患者など，結石による尿路閉塞が原因で急性腎不全をきたした場合や，結石性腎盂腎炎の場合は，早急な尿路閉塞解除が必要になることがあるため専門医に紹介する．

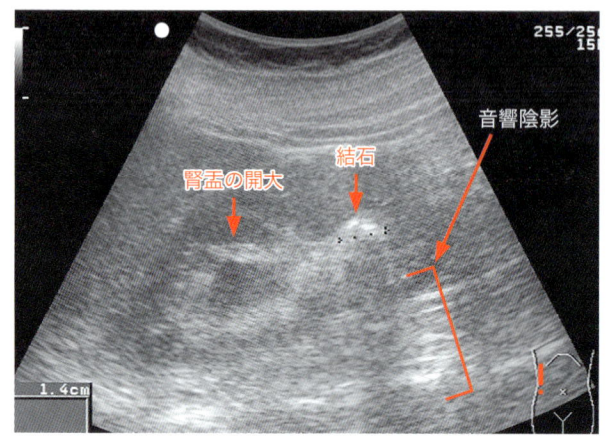

図8　右腎結石症例
高エコーな結石と音響陰影を認める

2 尿閉

下腹部の膨満感と尿がでないという症状で救急外来を訪れる患者が多く，男性で最も多い原因は前立腺肥大症である．飲酒や抗ヒスタミン薬などの服用を契機として急性尿閉を発症することもある．エコーによって緊満した膀胱（図9）を描出できれば尿閉の診断は容易であるが，前立腺描出にはある程度慣れが必要である．膀胱破裂の原因となりうるため，**尿閉時には必要以上に下腹部を圧迫しない**ことが肝心である．尿閉時には導尿もしくはバルーンカテーテルの留置が必要となる．

膀胱内の残尿量は短軸像と長軸像より推測することができ（左右径×前後径×上下径×π/6，略式ではπ/6≒1/2），多くのエコー装置にはあらかじめ組込まれている（図10）．同様の式から前立腺の容量も推測することが可能であり，形態上の重症度として **50 mL以上は重症**とされる[3]．

3 急性腎盂腎炎

発熱・腰痛・背部痛を訴えて来院することが多いが，高齢者では発熱以外症状を認めないことも多い．救急外来でよくみる急性感染症のフォーカスの1つとして代表的である．

特徴的エコー像は乏しいが腫大した腎臓と正常よりも高エコーな実質を認める（図11A，B）

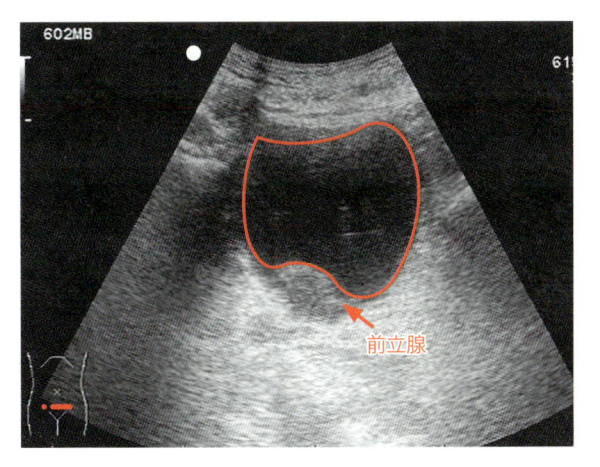

図9 緊満した膀胱の抽出
強い尿意と下腹部痛を主訴に来院した男性. 腫大した前立腺と緊満した膀胱を認める

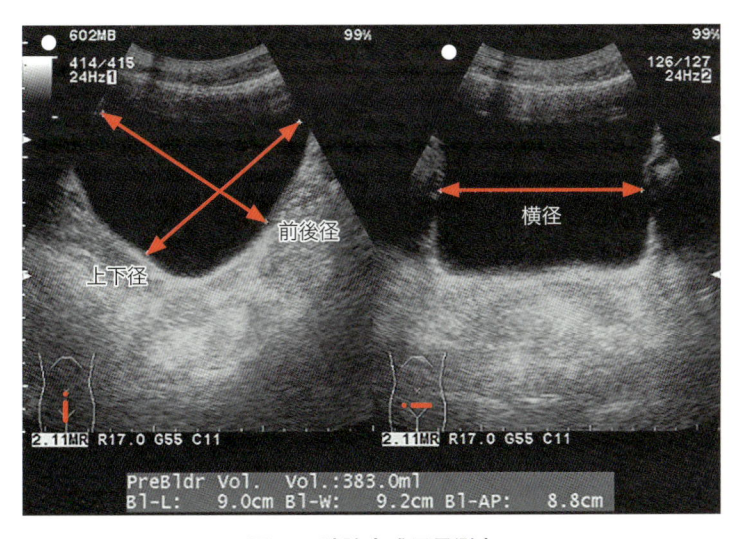

図10 膀胱内残尿量測定

4 精巣捻転

　25歳以下の男性で年間0.25％, 思春期が最も多く, ついで新生児期に多い. 突然の陰嚢痛や下腹部痛で発症する. 多くの捻転症例は自然回復された不全捻転のエピソードがあり, このような痛みを過去に自覚したことがあるかを聴取することも大切である[1]. Prehn徴候は炎症では精巣を拳上すると疼痛が軽減するというものだが実際の有用性はほとんどない. カラードプラで患側の血流低下, 消失の有無を確認できればより精度が上がる[1]. golden timeは6時間とされており, 実際の臨床では診断は難しく**疑った際は早急に泌尿器科専門医にコンサルトするべきである**.

A 左腎臓　　　　　　　　　　　　B 右腎臓

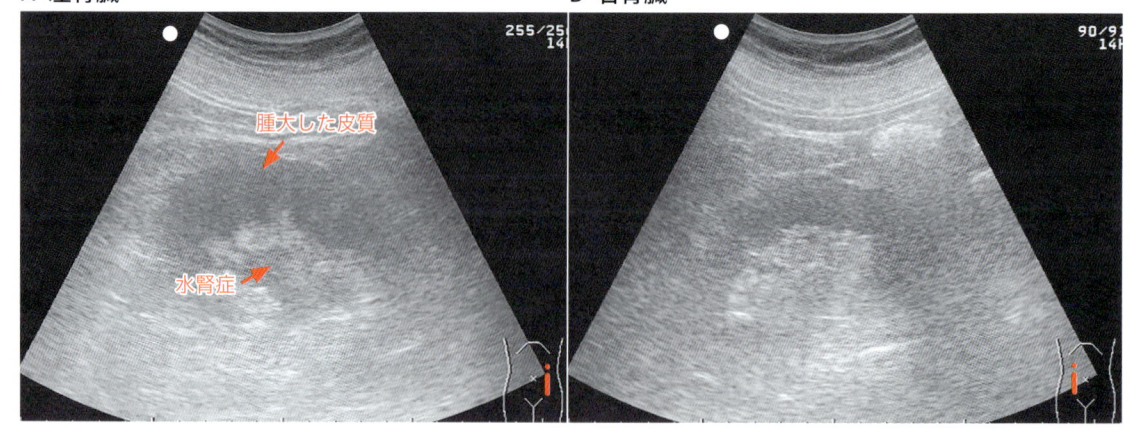

図11　左腎盂尿管移行部結石による水腎症・腎盂腎炎を呈した症例
　　　右腎臓と比較すると違いがわかりやすい

Advanced Lecture

■ パルスドプラを用いた腎血流評価について

　腎機能に関する検査で一般的な項目はCrや尿量であるが，Crは年齢や筋肉量に影響され，尿量も輸液や利尿薬の影響をうける．エコーのパルスドプラ分析を用いると腎臓内の細動脈の血流を測定することが可能であり，腎血流抵抗指数（resistive index：RI）は（収縮期最高血流速度－拡張期最低血流速度）/（収縮期最高血流速度）で求めることができる（図12）．測定方法はまずカラードプラモードを用いて腎内の血流を描出し，次にパルスドプラモードにてサンプルボリュームを腎内の葉間動脈に設定すると図12のように血流波形を測定できる．多くのエコー装置にRIは組込まれているので収縮期と拡張末期を指定すると自動的に計算される．近年，集中治療領域において重症敗血症患者における急性腎傷害（acute kidney injury：AKI）発症[4]や，人工呼吸

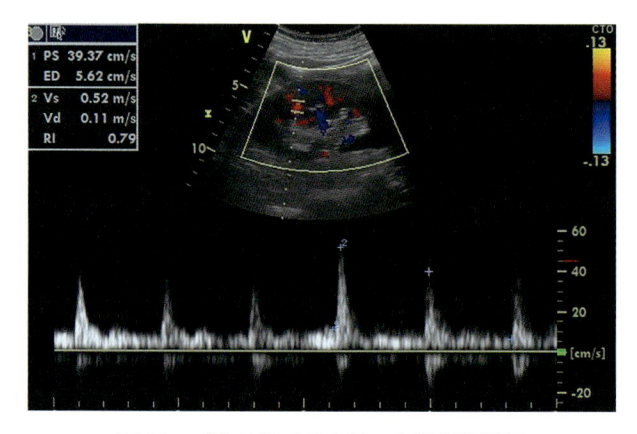

図12　パルスドプラを用いた腎血流評価

必要性の予測[5],心臓手術後のAKIの早期発症予測の指標としての有用性が報告されている[6].リアルタイムに腎機能を評価する検査法の1つとしてさらなる研究が望まれる.

おわりに

救急外来において腎臓や膀胱はエコーで容易に描出できる臓器であり,積極的に活用していただき,今後の診療で有用性を実感していただけることを期待したい.

謝辞

本稿の執筆にあたり貴重な画像および御意見を賜った帯広協会病院泌尿器科,松木雅裕氏に謝意を表する.

文献・参考文献

1)「明解!!必携 泌尿器科診療の手引き.泌尿器外科」(関戸哲利/編),Vol27 特別号,2014
2)「尿路結石症診療ガイドライン 第2版」(日本泌尿器科学会/日本泌尿器内視鏡学会/日本尿路結石症学会/編),金原出版,2013
3)「前立腺肥大症診療ガイドライン」(日本泌尿器科学会/編),リッチヒルメディカル,2011
4) Lerolle N, et al：Renal failure in septic shock：predictive value of Doppler-based renal arterial resistive index. Intensive Care Med, 32：1553-1559, 2006
5) Darmon M, et al：Diagnostic accuracy of Doppler renal resistive index for reversibility of acute kidney injury in critically ill patients. Intensive Care Med, 37：68-76, 2011
6) Bossard G, et al：Early detection of postoperative acute kidney injury by Doppler renal resistive index in cardiac surgery with cardiopulmonary bypass. Br J Anaesth, 107：891-898, 2011

もっと学びたい人のために

1)「Understanding Ultrasound Physics Fourth Edition.」(Sidney KE), ESP, 2012
↑エコーの原理を少し深く理解したい方にお勧めの書籍.英語ではあるがとても理解しやすい至極の1冊.

プロフィール

柏木友太(Yuta Kashiwagi)
旭川医科大学救急医学講座 助教
2007年,札幌医科大学卒業.専門は麻酔・救急集中治療.迅速なdecision makingと安全な医療にエコーは不可欠となっており,さらなる活用法を模索中です.

第4章 腹部を見る

4. 婦人科系（子宮，卵巣，腟部）の観察

岸　真衣，小野方正，松本靖司

●Point●

- 経腹は経腟よりも画像が悪く，観察も困難であることを念頭におく
- コンベックス型プローブを恥骨直上縁に強く押しあてて子宮・卵巣の描出を試みる
- 充満した膀胱を音響窓（ウインドウ）とする方が描出は良好となる
- 子宮や卵巣は，性周期や年齢により形や大きさが変化し，位置も個人差が大きい
- 卵巣描出は，経腹では難易度が高い．CT・MRIや臨床症状と合わせ，総合的に判断する

はじめに

　婦人科系のエコー検査の主流は経腟エコー検査である．高周波のため，解像度がよいというメリットがあるが，産婦人科を専門にしていない者にとっては，今ひとつハードルが高い．さらに，内診台のない救急外来では実施も困難である．初心者でも手軽にエコーを試みるにはやはり経腹エコーである．**画質は劣るが，若年者や高齢者で経腟用プローブが使用できない場合にも利用可能であり**，ぜひとも正常所見に慣れ親しんでいただきたい．

　産婦人科救急では，下腹部痛と性器出血の対応が重要となる．まずは，「女を見たら妊娠を疑え」の鉄則に基づき，必要ならば妊娠反応を調べ，診断の絞り込みに利用しよう．非侵襲的で簡便なエコー検査を加えることでプラスαの情報が得られる．

　ここでは，1．実際の経腹エコー検査での描出のしかた，2．正常の子宮，3．卵巣像，4．生理周期に応じた変化，Advanced Lecture として妊娠所見や異常所見などを解説する．

1. 描出のしかた

　婦人科内性器には，子宮・卵巣・卵管・腟が含まれるが，**経腹エコー検査では主に子宮と卵巣が検査の対象**となる．プローブは3.5〜5 MHz周波数のコンベックス型を使用する．解像度は落ちるが10 cm程度の深さまでは観察できる．

　経腹エコー検査で子宮や卵巣をうまく描出するには，**膀胱がしっかり充満していることが重要**である（膀胱充満法）．充満時には膀胱を音響窓（ウインドウ）として利用することができる（図1）．しかし，皮下脂肪の少ない女性においては，膀胱充満法を行わなくても子宮の描出や，子宮を音響窓として卵巣の描出が可能なこともある．

膀胱が空虚な状態では，腸管が膀胱子宮窩に入り込んだり，消化管ガスの存在により描出が妨げられてしまう（図2）．痛みの状況に応じて，腹壁上から**プローブを強めに押しあてる**ことで腸管を頭側へ移動させ，視野の改善が得られることがある．

急性腹症などの場合では，膀胱充満が不十分なことも多いであろう．そのような際には，**恥骨付近から煽りながら頭側へ見上げるように走査**（プローブのテールを尾側にチルト）を行うと観察できることがある．まずは子宮を見つけることからはじめよう．

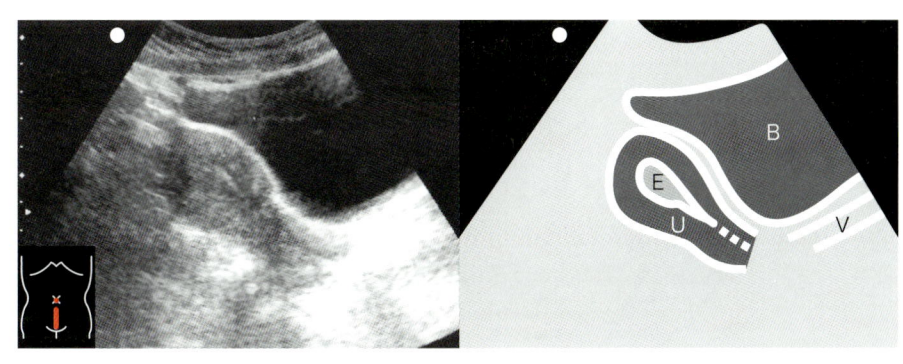

図1 膀胱充満時
膀胱を音響窓にして，子宮，子宮内膜，膀胱，膣を描出することが可能である．U：子宮，E：子宮内膜，B：膀胱，V：膣

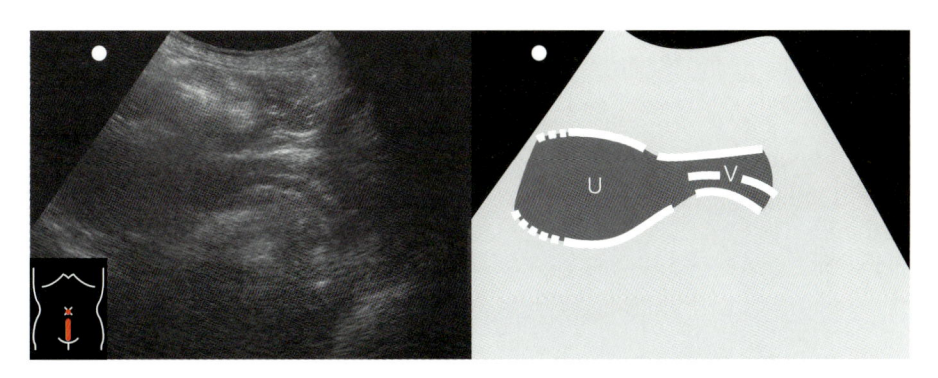

図2 膀胱非充満時
膣は輪郭を追うことができるが子宮底では不鮮明である．U：子宮，V：膣

2. 子宮の描出

子宮の大きさは一般的に鶏卵大とされており，恥骨直上に位置している．子宮の靱帯による固定は強固ではないため，膀胱や消化管が充満した場合は，前後左右または上下に移動する．子宮体部の方が頸部よりも可動性が大きい．

1 プローブのあて方

プローブはFASTの膀胱直腸窩観察と同様に，**恥骨上縁にあてる**．子宮は膀胱の直下に存在するので，まずは膀胱を探してみよう．臍部から尾側に向かってプローブをあてると消化管ガスの影響を受けやすく適さない（図3）．

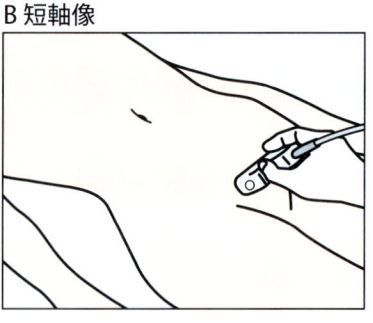

図3　プローブのあて方
A，Bのようにプローブを恥骨上縁に置き，体にしっかりと圧着させる．そのまま頭側へ見上げるようにプローブを扇動させ，子宮底部まで走査する．Cのように，臍部から尾側へ向かうようにプローブをあてると，うまく描出されない

2 長軸像

　まず，子宮全体像を把握するために長軸像を描出する（図4）．子宮内膜の位置により，子宮軸を定めることができる．子宮は一般的に前傾前屈を呈しており，子宮体部は頸部に対して前方に約100〜140°の前屈した状態である．ただし，膀胱の充満の程度により変化する．
　子宮内腔長は平均7 cmである．

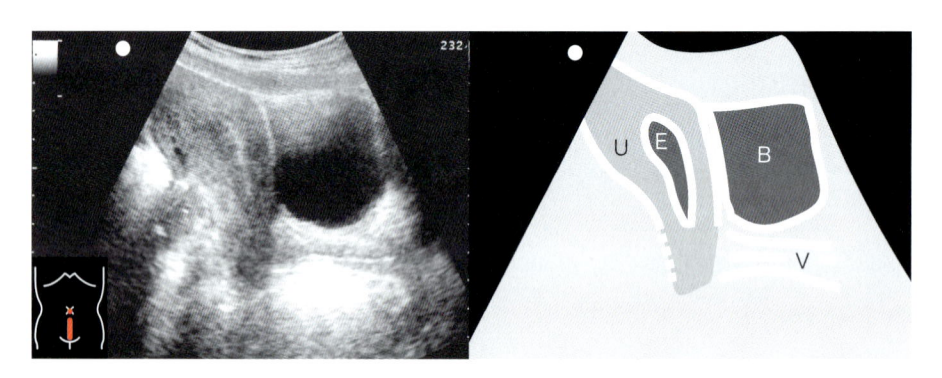

図4　長軸像
画像の上方が被検者の腹側，下方が背側，向かって左方が被検者の頭側，向かって右方が被検者の尾（足）側とする．子宮内膜が見えるように子宮の長軸を描出する．膀胱の下（背側）に膣が描出されている．子宮は必ずしも正中にないのでプローブのローテーション，チルト，スライド操作で調整する．U：子宮，E：子宮内膜，B：膀胱，V：膣

3 短軸像

　次に，長軸像で描出したプローブを90°回転（ローテーション）させて，短軸の描出を行う（図5）．子宮を頭側へ見上げるように，子宮底部までプローブを扇動（チルト）しながら全体を走査する．ここでは，おおよその子宮・卵巣の位置や病変の有無を確認する．

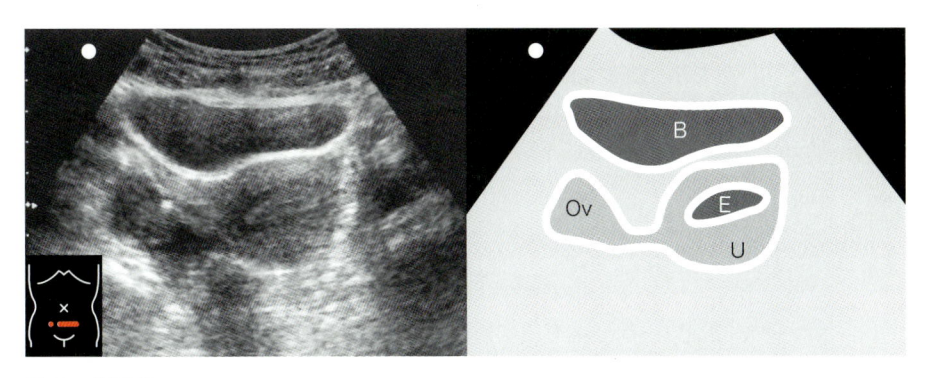

図5　短軸像
子宮の縦断像を描出後，プローブを90°回転させる．子宮底と子宮頸部の間をゆっくりスキャンすると子宮と連続する附属器を見つけることができる．画像は子宮と右附属器を描出したところである．B：膀胱，U：子宮，E：子宮内膜，Ov：卵巣

3. 卵巣の描出

　成熟卵巣はほぼ母指頭大であり，エコー検査では子宮よりもやや低エコー域の充実性臓器として描出される．**内部に小嚢胞を呈する卵胞エコーが認められれば，卵巣と判断できるが，経腹エコー検査では，時に判断は困難**である．卵巣は年齢によって形や性状が変化し，また成熟期では性周期によっても経時的に変化する．

　卵巣は子宮の斜め後ろにあることが多く，膀胱および子宮を音響窓として利用すると観察しやすい．しかし位置については，腸腰筋付近からDouglas窩までと**個人差が大きい**ことは知っておこう．特に左卵巣は，S状結腸の消化管ガスの影響を受けやすいため，描出が困難なことが多い．

　経腹エコー検査では卵巣は上手に描出ができないことが多いが，4〜5 cm以上の腫瘤が存在した場合には，その一部が描出できるであろう．**経腹エコー検査のみならずさまざまなツールと組合わせて判断しよう．**

4. 生理周期に応じた変化

1 子宮

　増殖期初期では子宮内膜像は薄く，内腔は線状エコーとなっている（図6）．増殖期後期・排卵後の分泌期を迎えるに従い，内膜は厚くなり，エコー輝度は上昇していく（図7）．内膜と筋層の間にはリング状の境界エコーが確認できる．月経になると，その厚みは減少し，再び線状エコーとなる（図8）．

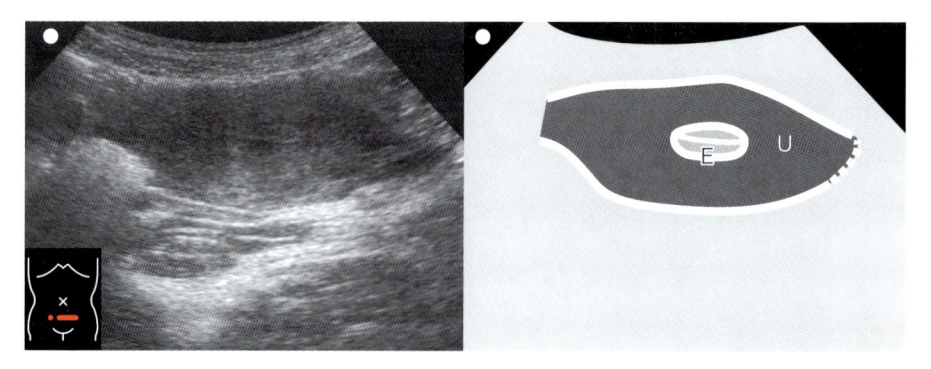

図6 増殖期の子宮内膜
増殖期は子宮内腔に相当する部位が線状に高輝度となり，子宮内膜全体として「葉状」に見える．U：子宮，E：子宮内膜

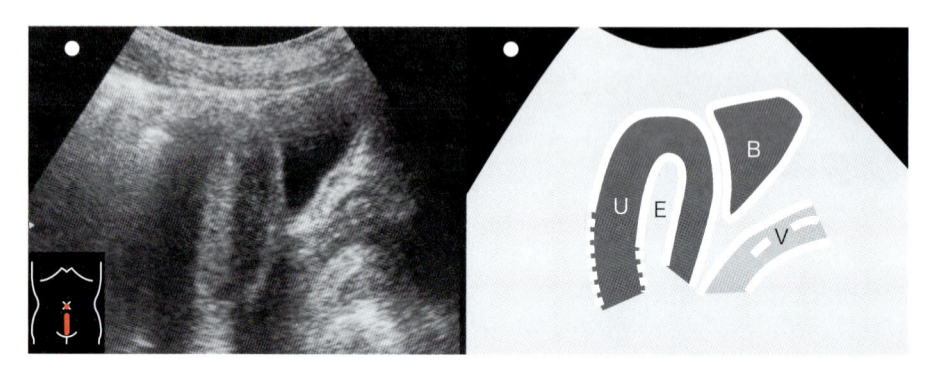

図7 分泌期の子宮内膜
分泌期の子宮内膜は内膜全体が高エコー域となっている．U：子宮，E：子宮内膜，V：腟，B：膀胱

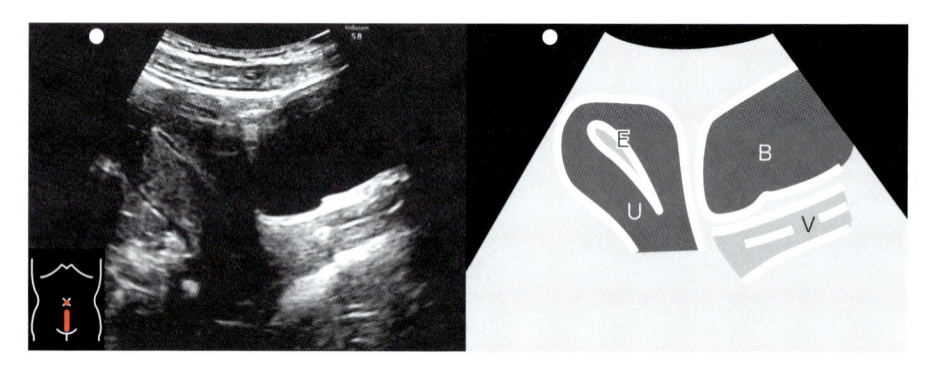

図8 月経直後の子宮内膜
月経直後の子宮内膜は薄く線状に描出される．E：子宮内膜，U：子宮，V：腟，B：膀胱

2 卵巣

　卵巣内の小嚢胞は通常2個以上あり，性周期に伴い大きさが変化し，2cm以上になると排卵する．排卵すると退縮し，黄体を形成する（**図9**）．
　しかし，経腹エコー検査で卵巣の描出は難しいため，月経周期の情報や子宮内膜の観察を含め，総合的に判断しよう．

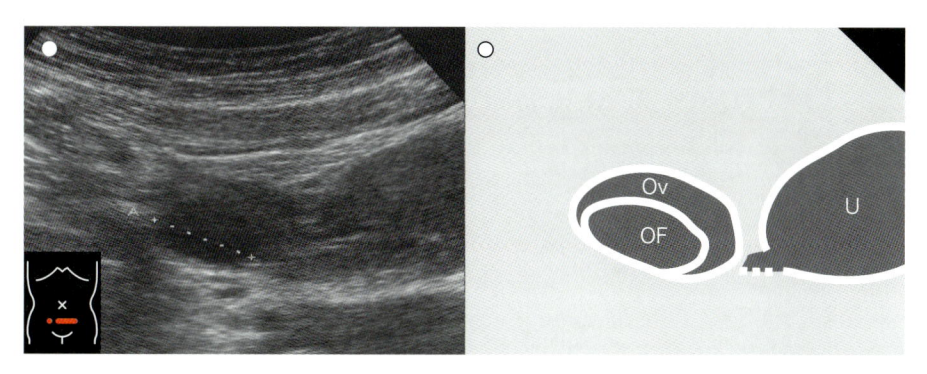

図9 卵巣
小囊胞（卵胞）を認める卵巣（計測では長径20.5 mm）．Ov：卵巣，OF：卵胞，U：子宮

Advanced Lecture

ここでは，やや高度な例として妊娠所見と異常所見をとりあげる．

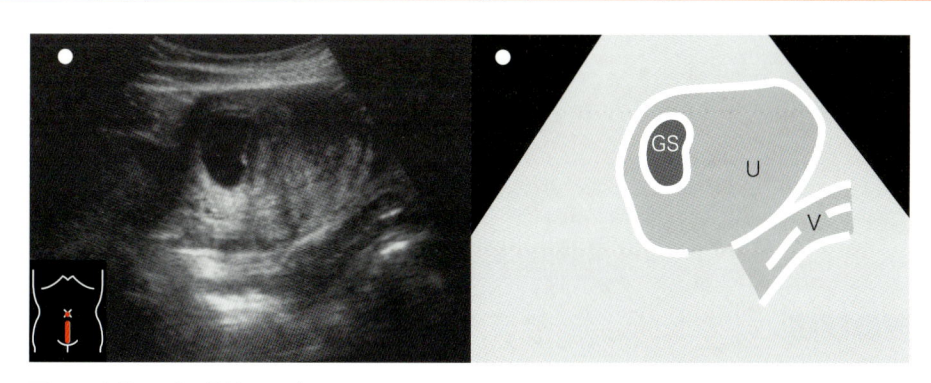

1. 妊娠

図10 妊娠子宮（妊娠6週）
一般的には胎芽や胎児心拍を認める時期だが経腹エコー検査では確認できなかった．U：子宮，GS：胎囊，V：膣

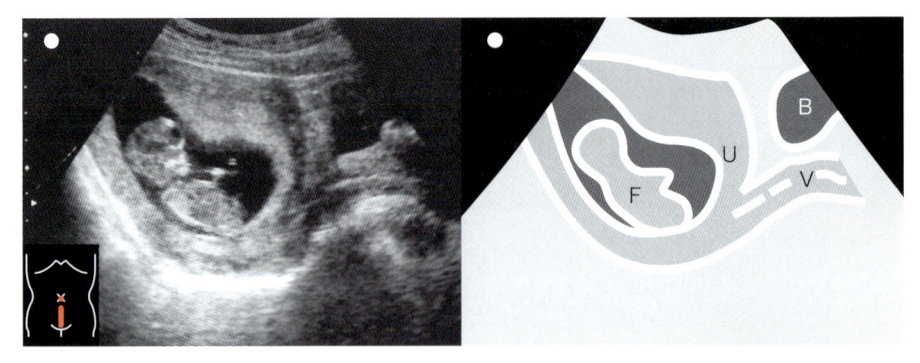

図11 妊娠子宮（妊娠12週）
心拍が確認でき，胎児の頭部や体幹，四肢を識別できる．F：胎児，U：子宮，V：膣，B：膀胱

2. 子宮筋腫

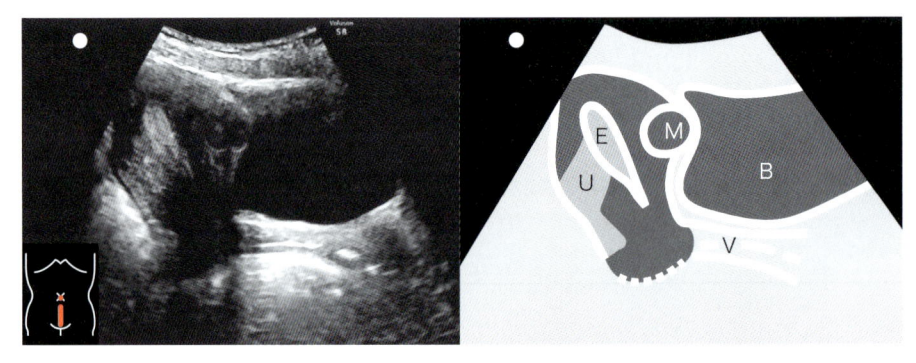

図12 子宮筋腫
生殖年齢の女性．変性のない子宮筋腫であり内部が不均一な低エコー腫瘤として描出される．M：筋腫，U：子宮，E：子宮内膜，V：膣，B：膀胱

3. 卵巣腫瘍

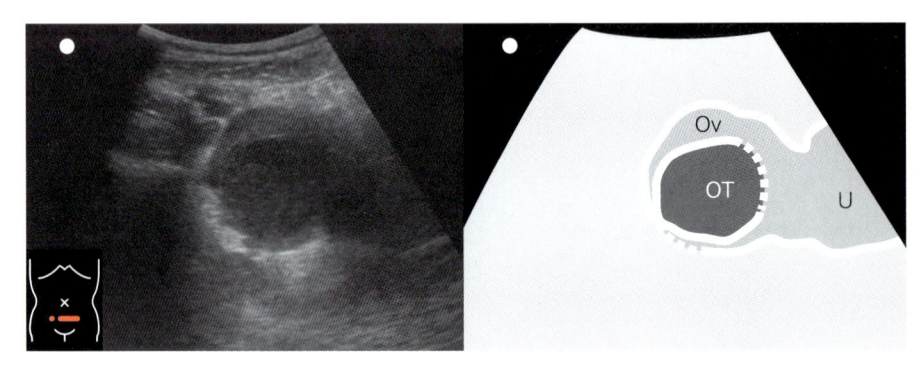

図13 卵巣腫瘍
直径4.6 cmの卵巣腫瘍．内部は顆粒状エコー像であり内膜症性嚢胞（チョコレート嚢胞）と思われる．OT：卵巣腫瘍，Ov：卵巣実質，U：子宮

● **ここがポイント！ ～産婦人科医からのアドバイス～**

実は産婦人科医は，婦人科診察において経腹エコー検査より経腟エコー検査を優先的に行う．理由は対象臓器に近く，皮下脂肪や消化管による干渉が少なく，高い精度の画像診断が期待できるためである．今回，日々の診療で経腹エコー検査を併用してみたが，「考えていたより使える」という感想をもった．とはいうもの，エコー検査所見のみで診断に至ることまずない．採血結果，内診所見，必要あれば造影CTやMRIなどの画像を加え診断に至る．時には「疑い」の状態で手術へと移行する．そのため，経腹エコー検査から産婦人科疾患を疑う，あるいは除外することができれば十二分である．

おわりに

ここでは，経腹エコー検査を使用した婦人科臓器描出のしかたを中心に解説した．経腹エコー検査での婦人科臓器の描出率は高くはないが，非侵襲的で簡便に，緊急を要する婦人科疾患かどうかの鑑別が期待できる．診断には，臨床症状や性周期の情報と照らし合わせ，時にはCTやMRIといったさまざまな検査所見と合わせて，総合的に判断することが肝要である．

文献・参考文献

1)「手に取るようにわかる婦人科エコーマニュアル 体外式超音波でみる疾患描出のコツ」（狩野有作/監，宇治橋善勝/著），ベクトル・コア，2009

プロフィール

岸 真衣（Mai Kishi）
名寄市立総合病院麻酔科（現在は，札幌中央病院麻酔科 所属）
エコーは，診断はもちろん手技のガイドなど，さまざまなことに利用できます．やればやるほど，目が慣れて上手になります．まずは手に取ってみましょう．

小野方正（Masatada Ono）
名寄市立総合病院産婦人科
この稿の執筆にあたり，新たな発見がいくつかあり，まだまだ修行の身であることを痛感しました．これらがいつか自身の診療の幅を広げてくれるものと信じ，これからも精進していきたいと思います．

松本靖司（Yasushi Matsumoto）
名寄市立総合病院臨床検査科
エコー検査は非侵襲的な検査なので何度でも検査をすることができます．まずはプローブをあてるところからはじめてみてください．

第4章　腹部を見る

5. 腸管の観察

鈴木康秋

> **●Point●**
> ・エコーで腸管が「よく見える」→浮腫・拡張などの異常があるということ
> ・イレウス，腸重積，虫垂炎，虚血性腸炎，憩室炎はエコーで診察！

はじめに

　通常，肝胆膵エコーなどは異常像を捉えるために正常像の習熟が必須であるが，腸管エコーは正常像の観察自体が困難であり，異常像こそ観察しやすい．本稿では腸管（小腸・大腸）エコーの手技や各種疾患のエコー所見を解説する．

1. 観察をはじめる前に

1 プローブの選択

　腸管エコーではプローブを目的に応じて使い分ける必要がある．まず，**コンベックス型**でスクリーニングをする．特に大腸の便やガス像，骨盤内小腸の観察に適している．体表近くの腸管（特に回盲部や虫垂）や腸管壁構造の詳細な観察には，**高周波リニア型**がよい．

2 プローブ走査の工夫

1）圧迫

　圧迫は腸管エコーでは必須の手技である．①腸管ガスの排除，②腸管の重なりの解除（回盲部など），③適切焦点への標的部位の移動，④腸管壁の均一化，⑤病巣の境界の明瞭化，⑥虫垂の描出（盲腸を圧迫）などの目的で用いる．

2）音響窓

　標的部位の手前に充実性臓器や液体などがあると，それを**音響窓**として描出しやすくする．
　大腸肝弯曲は肝臓や右腎，大腸脾弯曲は脾臓，直腸は充満膀胱を音響窓として観察する．

2. 小腸を見る

　小腸は正常では明瞭な管腔構造としては描出されず，拡張しない限りKerckring襞もはっきり

せず，蠕動する低エコーの一塊として観察される（図1）．一方，大腸はガスや便により高エコーを呈し鑑別は容易である（図2）．空腸は左上腹部，回腸は右側腹部〜骨盤腔内に位置する．空腸は回腸よりKerckring襞が高く密であるが，高周波リニア型プローブでないと両者の鑑別は困難である．

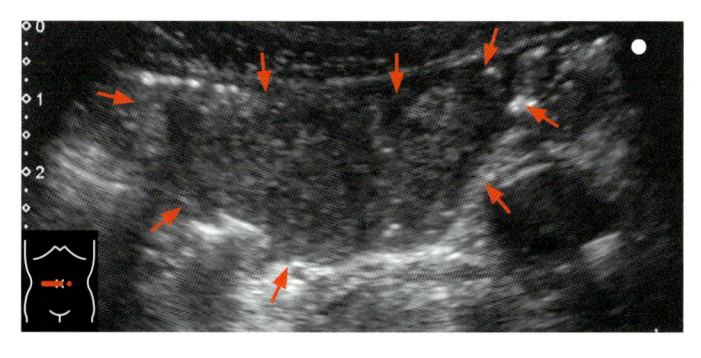

図1 小腸
小腸は正常では明瞭な管腔構造としては描出されず，低エコーの一塊（➡で囲まれた領域）として観察される

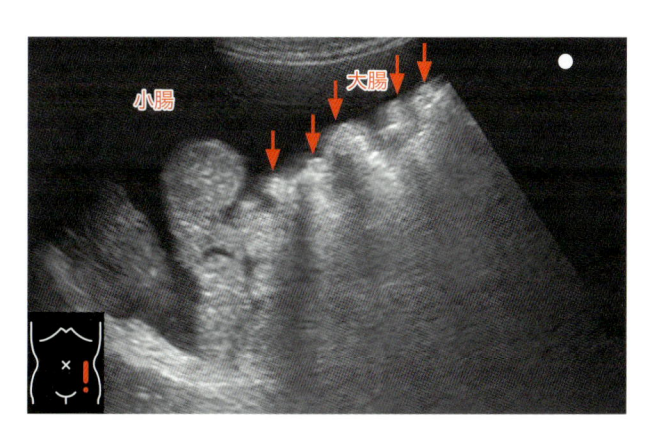

図2 小腸と大腸（腹水症例）
腹水が音響窓となり，小腸（回腸）と大腸（下行結腸）がよく描出されている．ガスエコー（高輝度エコーとその下に続く音響陰影 ➡）の有無で両者の違いが確認できる

3. 大腸を見る

1 肝弯曲〜上行結腸

右肋間〜側腹部走査で肝臓や右腎の足側に大腸肝弯曲が観察される（図3）．肝弯曲を同定後，プローブを縦にして足側に向かって走査すると，上行結腸の長軸像がハウストラにより分節された高エコーとして描出される（図4A）．結腸内が下痢便であれば，内腔が点状エコーの混在した液状エコーで充満し，分節像が不明瞭となる（図4B）．

2 脾弯曲〜下行結腸

左肋間〜側腹部走査で脾臓や左腎の内側に大腸脾弯曲が観察される（図5）．脾弯曲を同定後，プローブを縦にして足側に向かって走査する．下行結腸は上行結腸より深く位置するため，より側壁・背側から走査し長軸像を観察する．下行結腸は上行結腸に比べ，ハウストラが弱く（図6A），排便後では細い管腔構造を呈する（図6B）．

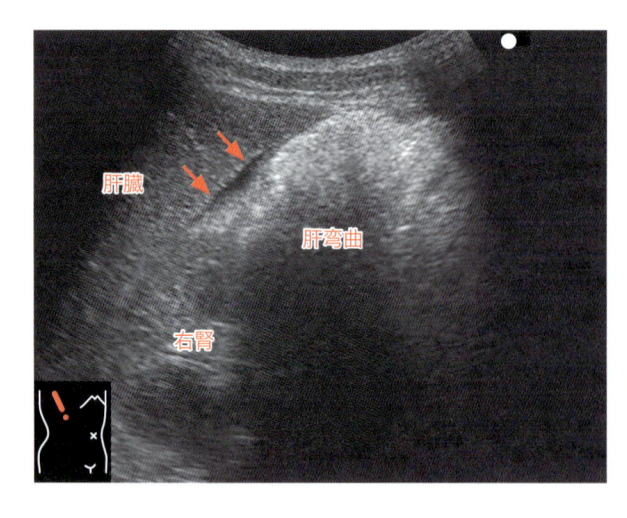

図3 大腸肝弯曲（右側腹部肋間走査）
肝臓や右腎の足側に大腸肝弯曲が観察される．肝臓を音響窓とすると描出しやすい．Morrison窩に少量の低輝度の腹水（→）を認める

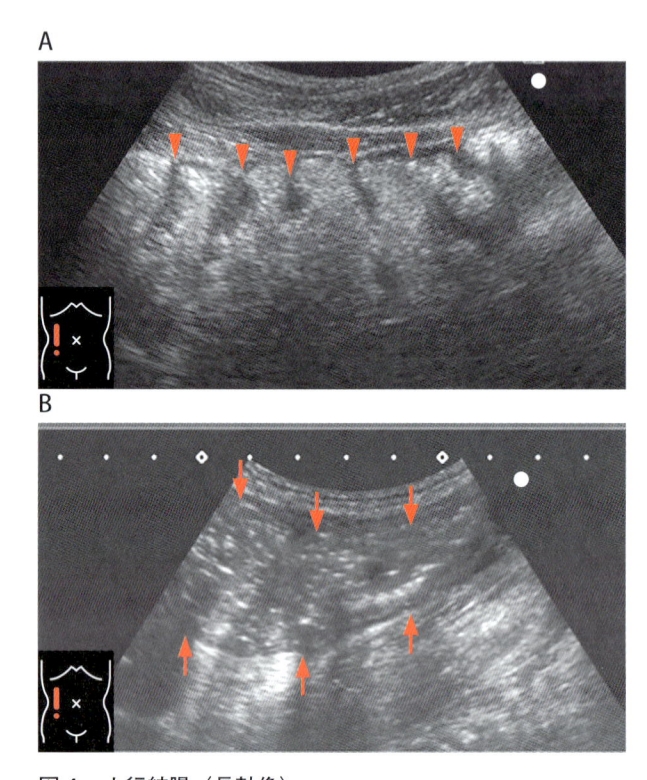

図4 上行結腸（長軸像）
通常は，ハウストラ（▶）により分節された高エコーとして描出されるが（A），腸管が下痢便で充満すれば，分節像が不明瞭となる．→で囲まれた領域が結腸（B）

❸ 横行結腸

　肝弯曲，脾弯曲のいずれからでも正中方向に走査していくと横行結腸の長軸像が観察できる（図7）．また，心窩部縦走査では，胃の足側に輪切り像（短軸像）が描出される．横行結腸が腹壁直下に位置することが多い．

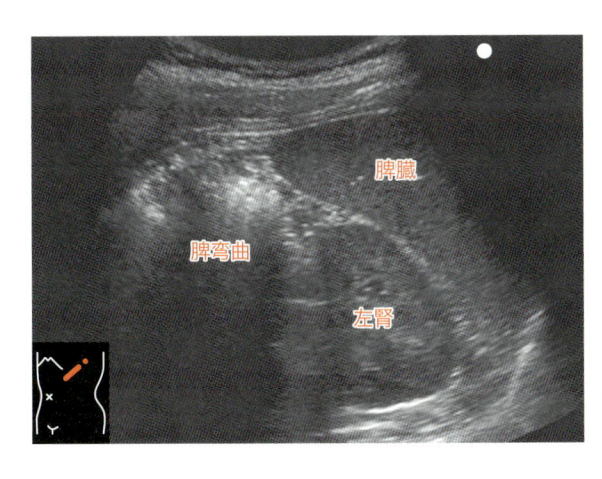

図5　大腸脾弯曲（左側腹部肋間走査）
脾臓や左腎の内側に大腸脾弯曲が観察される

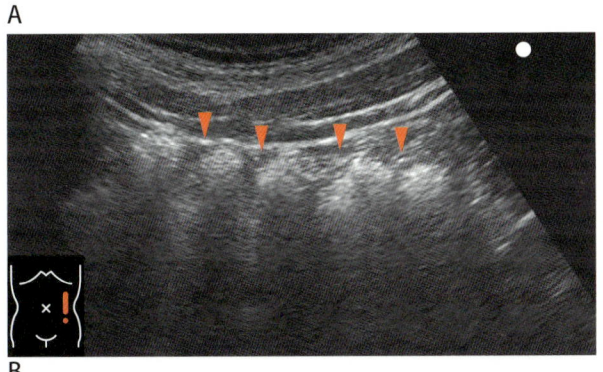

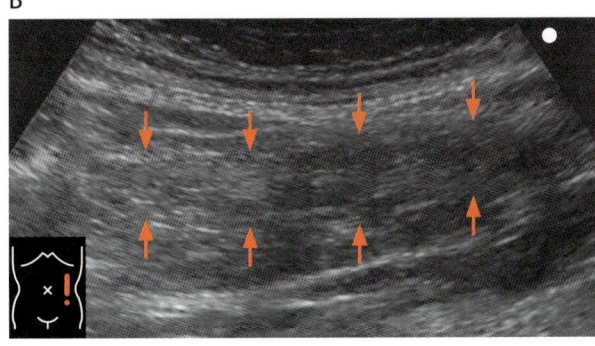

図6　下行結腸（長軸像）
上行結腸に比べ，ハウストラ（▶）が弱く（A），排便後では細い管腔構造（→で囲まれた領域）を呈する（B）

4 S状結腸〜直腸

　S状結腸は，左下腹部斜〜横走査で下行結腸から連続し，左腸腰筋の腹側から骨盤内に向かう管腔構造として観察されるが，多様な走行をするため描出が困難である（図8）．
　直腸は，骨盤内深部に位置し観察が困難なため，充満膀胱を音響窓として観察する．

5 回盲部

　上行結腸を足側に走査し盲端となる部位が盲腸となる．プローブを内側に移動すると，右下腹部斜〜横走査で回腸末端が右腸腰筋の腹側に描出される．そこから盲腸に向かい回腸合流部を観察すると，横走査でBauhin弁がマッシュルーム様に描出される（図9）．

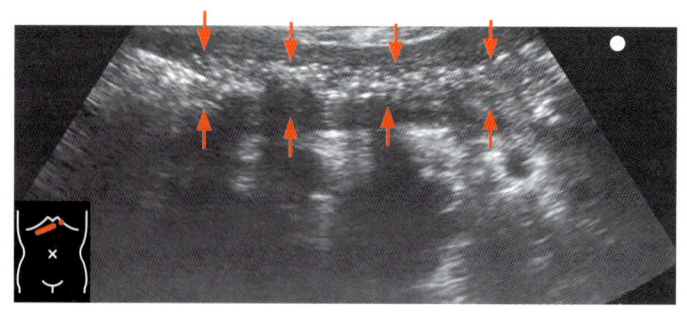

図7 横行結腸（長軸像）
横行結腸が腹壁直下に位置することが多い（━▶で囲まれた領域）

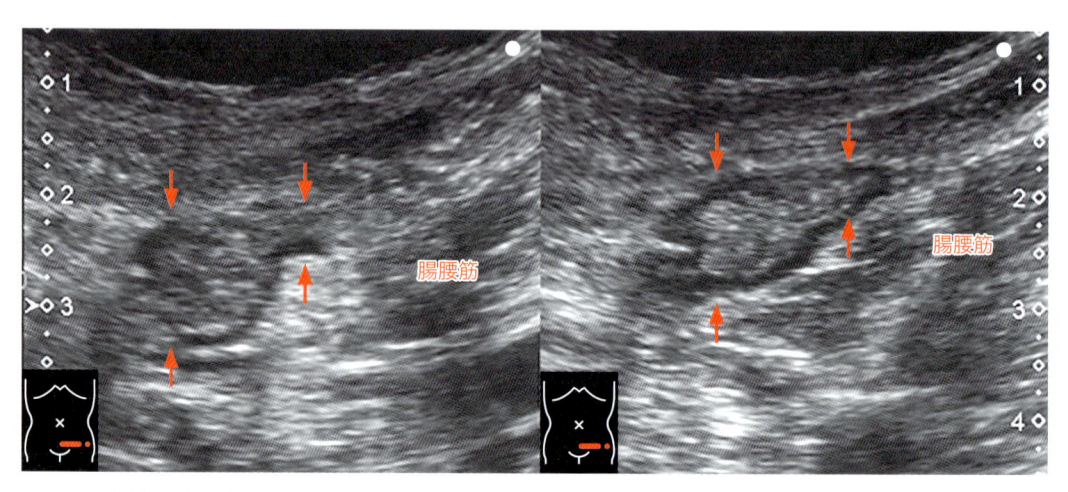

図8 S状結腸（長軸像）
S状結腸は左腸腰筋の腹側から骨盤内に向かう管腔構造（━▶で囲まれた領域）として観察されるが，多様な走行をするため描出が難しい（提示画像は腸管浮腫性肥厚のために明瞭に描出された虚血性腸炎例）

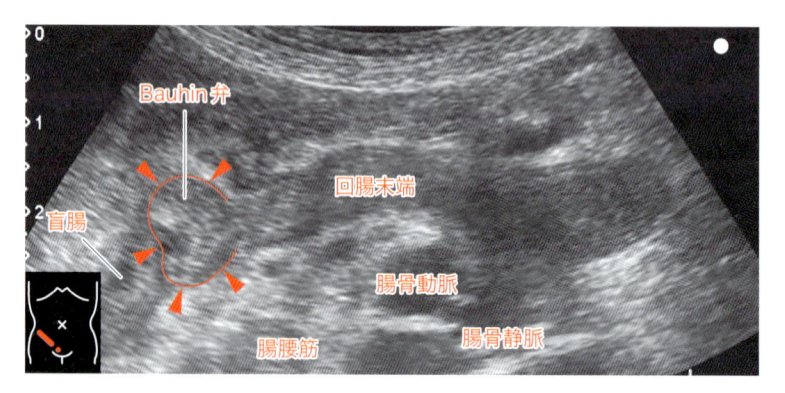

図9 回盲部（右下腹部斜走査）
回腸末端が右腸腰筋の腹側に位置し，盲腸への合流部を観察すると，Bauhin弁がマッシュルーム様に描出される（━▶で囲まれた部分）

6 虫垂

上記走査で回盲部の位置を把握後にさらに足側を，**盲腸を圧迫するように走査**する．通常，回腸末端の背側で腸腰筋の腹側か骨盤腔側（腸骨動静脈近傍）に，**鳥のくちばし様に虫垂が描出**される（図10）．虫垂の観察には**高周波リニア型プローブ**を用いる．虫垂は個人差が大きいため，回盲部を中心にプローブを回転（ローテーション）させながら観察して同定する．

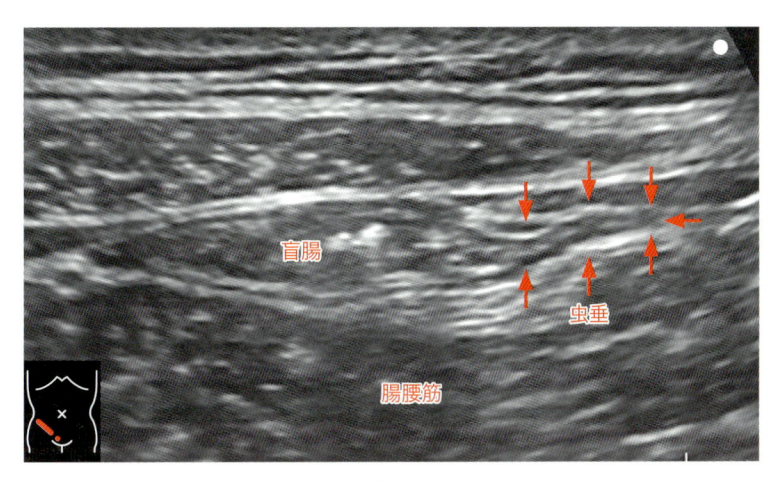

図10 虫垂（高周波リニアプローブ）
盲腸を圧迫し走査すると，腸腰筋の腹側に，鳥のくちばし様（➡で囲まれた領域）に虫垂が描出される

4. 腸管エコーが診断に有用な疾患

1 イレウス

腸管は多量の腸液により拡張し，小腸ではKerckring襞が明瞭化する（key board sign，図11）．腸管内容の浮動が観察される（to and fro）．拡張腸管を丹念に追っていくと，索状物により癒着した狭窄部を観察できることがある（図12）．腸管壁の菲薄化，Kerckring襞やto and froの消失，腸管内容の混濁化，腹水の増加は絞扼性イレウスによる壊死を疑う．

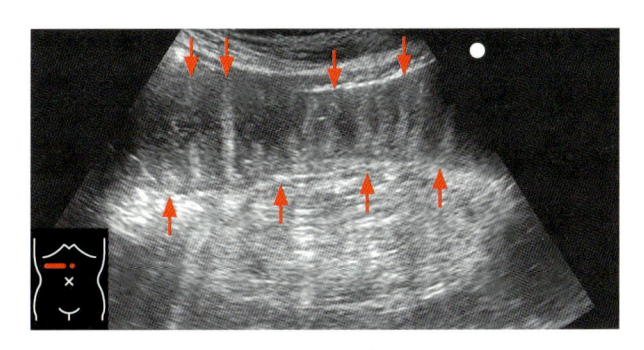

図11 イレウス（小腸：拡張腸管）
小腸（➡で囲まれた領域）が拡張し，Kerckring襞が明瞭化する（key board sign）

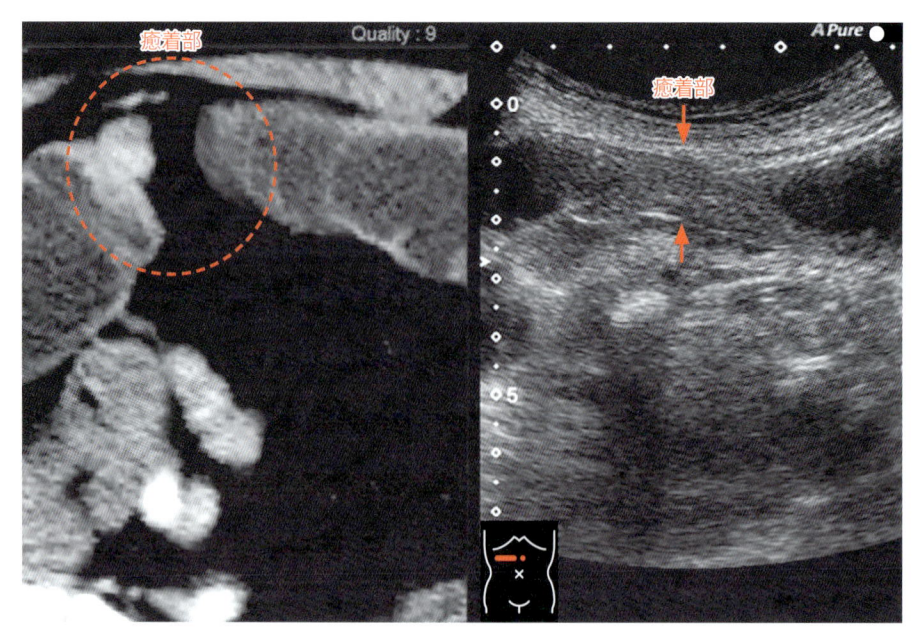

図12　イレウス（小腸：腸管狭窄部）
　　　CT画像（画面左）とエコー画像（画面右）を同期させて観察（CT fusionエコー）．CTで指摘された腸管狭窄部は，エコーでも同様に描出された（→）

2　腸重積

　重積した腸管がそれぞれ浮腫性壁肥厚を呈するため，輪切り像では同心円状の多層構造（multiple concentric ring sign）が観察される（図13）．長軸像では腸管壁の折りたたみ構造（sandwich sign）が観察される．

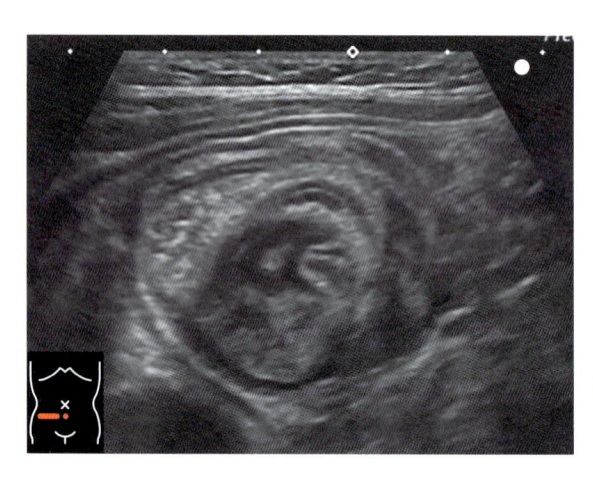

図13　腸重積
　　　2歳男児．同心円状の多層構造（multiple concentric ring sign）

3　虫垂炎

　虫垂は腫大し，長軸像ではソーセージ様，短軸像では標的様（target sign）に観察される（図14）．**短軸径が6 mm以上で病的腫大**と判定する．間接所見として，糞石，回盲部限局性壁肥厚，リンパ節腫大，上行結腸の拡張と泥状便などが観察される．

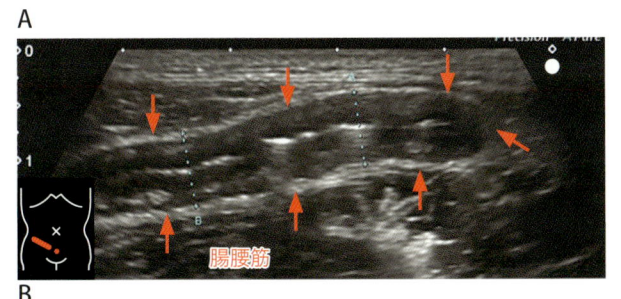

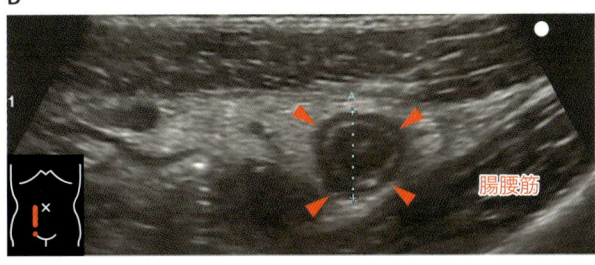

図14 虫垂炎
A) 長軸像：ソーセージ様腫大（➡で囲まれた領域）．虫垂炎の径は7 mm，B) 短軸像：標的様（target sign）（▶で囲まれた領域）．虫垂炎の径は8 mm

4 虚血性腸炎

粘膜下層（第3層）の著明な浮腫により，**低エコー性腸管壁肥厚像**が観察される（図15）．潰瘍面は高エコーとして描出されるが，頻度は多くない．輪切り像では，低エコー病変として周囲から浮き上がって描出される．下行結腸＞S状結腸＞横行結腸が好発部位である．

5 大腸憩室炎

通常の憩室自体の描出は困難であるが，憩室炎では**腸管外に突出する低エコー腫瘤像**，糞石や浸出物，粘膜の合わさりによる**腫瘤内高エコー像**，周囲脂肪織炎による**腫瘤外高エコー像**（これにより病変境界が明瞭化することをisolation signという），**周囲腸管壁の肥厚**が観察される（図16）．

6 偽膜性腸炎

虚血性腸炎と同様に，左側結腸に**低エコー性腸管壁肥厚像**が観察される．**偽膜は粘膜面の凹凸不整な高エコー像として描出**される（図17）．虚血性腸炎でも縦走潰瘍が粘膜面の高エコーとして描出されることはあるが，通常，強い浮腫性肥厚に修飾され頻度は小さい．一方，偽膜性腸炎では高頻度に粘膜面の不整な高エコーが描出され，臨床像と合わせて鑑別が可能である．

おわりに

腸管エコーの観察のポイントを解説した．腸管疾患のほとんどは，腸管壁肥厚や腸管拡張の病態を呈することを念頭におきながら，まずは痛がっているところを中心に観察してみてほしい．

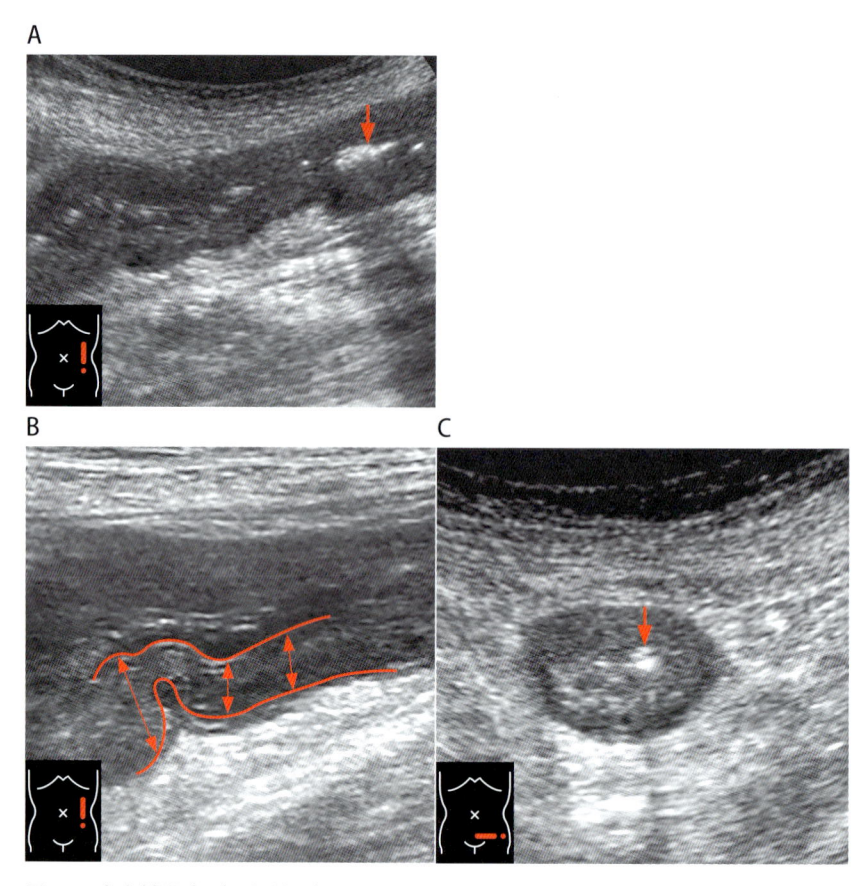

図15 虚血性腸炎（下行結腸）
　浮腫による腸管壁の低エコー性肥厚像（A：長軸像，C：短軸像）．潰瘍面は高エコーとして描出される（→）．高周波リニア型プローブでは粘膜下層（第3層）の著明な肥厚を認める（B）

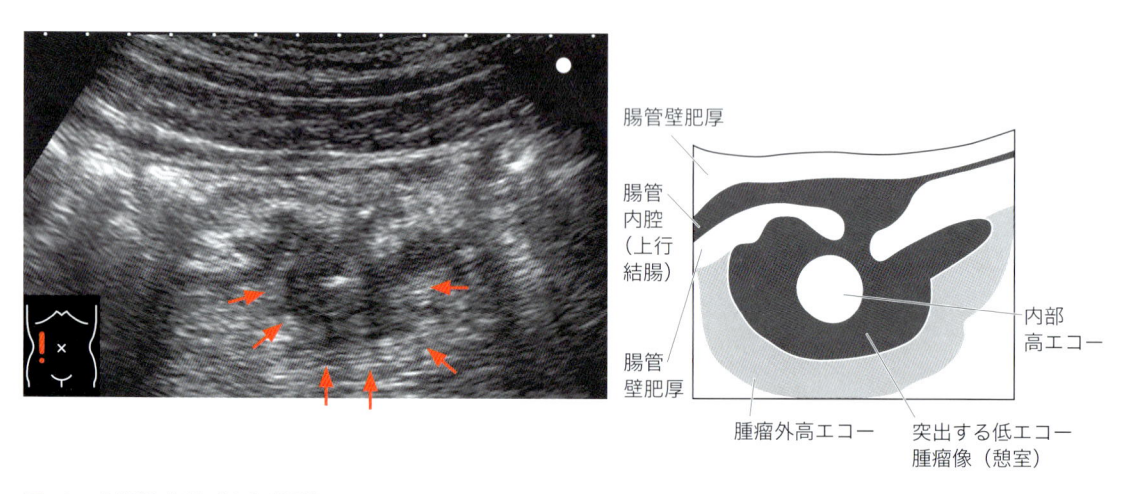

図16 大腸憩室炎（上行結腸）
　腸管外に突出する低エコー腫瘤像（→），その内部の高エコー像，周囲脂肪織炎による腫瘤外高エコー像，周囲腸管壁の肥厚を認める〔西田睦先生（北海道大学病院超音波センター）ご提供〕

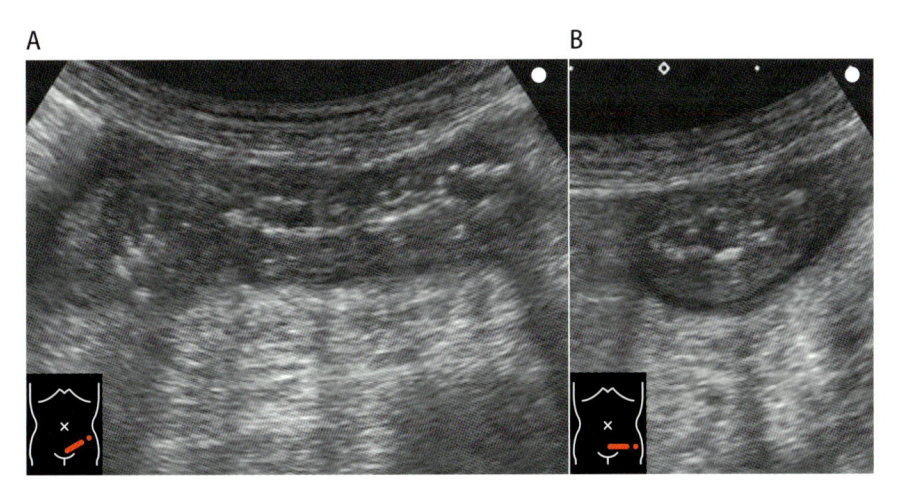

図17 偽膜性腸炎（S状結腸）
低エコー性腸管壁肥厚像を認め，偽膜は粘膜面の凹凸不整な高エコー像として描出される（A：長軸像，B：短軸像）

文献・参考文献

1) 『「Medical Technology」別冊 超音波エキスパート 14 消化管エコー UPDATE スキルアップをめざして』（畠 二郎，長谷川雄一／編），医歯薬出版，2013
   ↑カラー図版でとても見やすく，コンパクトにまとまっている．
2) 「消化管エコーの診かた・考えかた（第2版）」（湯浅 肇，井出 満／著），医学書院，2010
   ↑まさにタイトル通り，「消化管エコーの診かた・考え方」を，たくさんの図を用いてとても詳細に解説している．

プロフィール

鈴木康秋（Yasuaki Suzuki）
名寄市立総合病院消化器内科
専門は肝臓内科です．はじめは肝胆膵エコーだけ行っていましたが，最近は，小腸アニサキスや魚骨穿痛などをエコーで診断し，腸管エコーにはまっています．内視鏡の前にまずエコーをしましょう．

第5章 上肢・鼠径部〜下肢・関節を見る

1. 関節の観察（肩関節）

赤間保之

Point

- 救急現場で遭遇する肩関節疾患は，脱臼，骨折，外傷性腱板断裂，上腕二頭筋長頭腱断裂，石灰沈着性腱板炎，結晶性誘発性関節炎などである
- 肩関節のエコー診察は前方，外上方，後方走査の順に進める
- 上腕二頭筋長頭腱断裂，腱板断裂，筋内石灰化，関節内水腫，滑液包水腫などの有無を確認する

はじめに

　救急現場で，骨関節疾患が問題になるのは外傷性疾患が大部分と思われる．骨折の診断は単純X線が第一選択で，大腿頸部，骨盤，肋骨などには正確な診断のためCTが用いられる場合が多い．しかし，エコーはベッドサイドで容易に施行でき，腱，靭帯，筋肉，関節内腔，滑液包に適した検査であり，X線と合わせて判断することによって正確な病態が把握できる．
　肩から上腕にかけての痛みは内臓の関連痛として診断に悩むことも多い．鑑別疾患として肩関節疾患を除外するために肩関節の解剖，生理，病態の理解は重要である．

1. 肩関節の基本構造

1 骨（図1 A，B）

　肩を構成する基本の骨格は肩甲骨，上腕骨，鎖骨である．肩鎖関節，胸鎖関節，肩甲上腕関節によって結合している．上腕骨頭で構成される肩甲上腕関節は狭義の肩関節である．

2 腱板（図1 C）

　肩甲下筋，棘上筋，棘下筋，小円筋の四つの筋は腱板と呼ばれ特に重要である．その他三角筋，上腕二頭筋，大胸筋など肩関節に関与する筋肉は多い．

3 滑液包（図1 D）

　三角筋と腱板の間には，関節を滑動させるために滑液包が存在する．滑液包内の滑液によって摩擦が軽減する．**肩峰下滑液包，三角筋下滑液包，烏口下滑液包**などがあり，おのおの交通があ

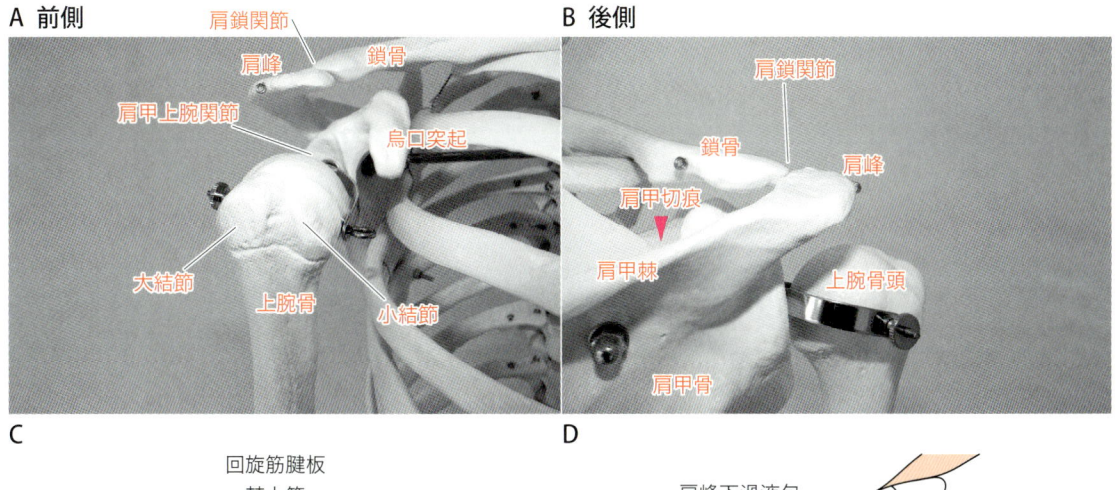

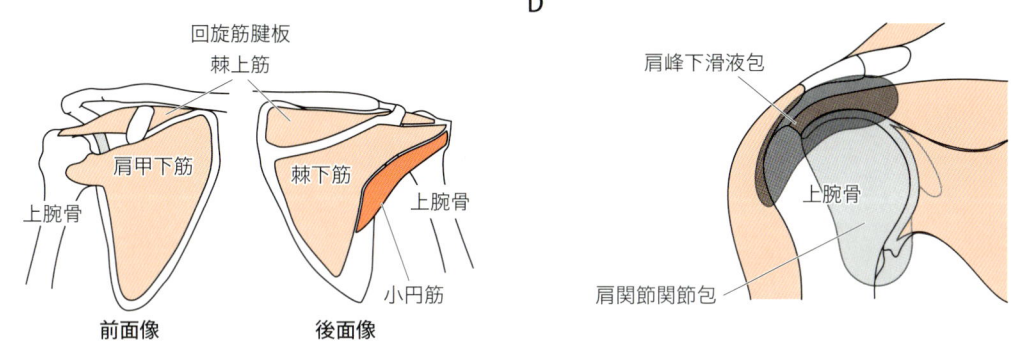

A 前側
肩鎖関節
肩峰
鎖骨
肩甲上腕関節
烏口突起
大結節
上腕骨
小結節

B 後側
肩鎖関節
鎖骨
肩峰
肩甲切痕
肩甲棘
上腕骨頭
肩甲骨

C
回旋筋腱板
棘上筋
肩甲下筋
上腕骨
棘下筋
上腕骨
小円筋
前面像
後面像

D
肩峰下滑液包
上腕骨
肩関節関節包

図1　肩関節解剖

ることが多い．

このように肩関節は肩峰下において上腕骨頭→関節腔→腱板→肩峰下滑液包→肩峰の層構造を構成し機能的な関節運動が可能となっている．

2. 肩関節のエコー走査

1 使用プローブ
リニア型の高周波プローブ（10 MHz以上）を使用する．深部にはマイクロコンベックス型も有用である．

2 体位
肩関節を自由に動かしながら走査できる座位の方が，情報量が多く望ましい．座位を保てない場合は仰臥位で行う．仰臥位の場合，後方走査や肩関節伸展が必要な棘上，棘下筋の検査が不十分になるため側臥位や肩枕を入れた仰臥位で走査する（図2D）．

3 走査
前方，外上方，後方の順で走査する（図2）．

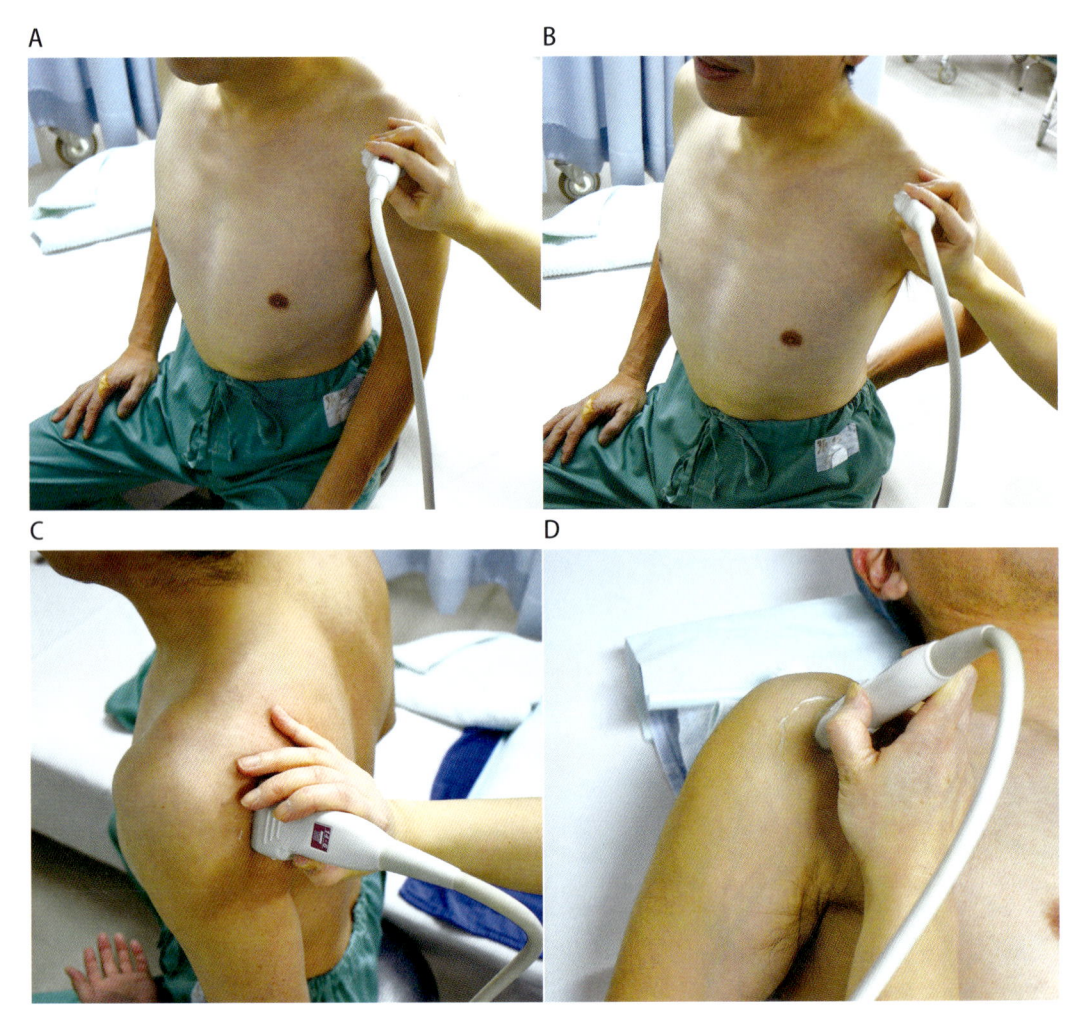

図2 走査風景
A) 前方走査, B) 外上方走査, C) 後方走査, D) 仰臥位での走査

1）前方走査（図2A）

観察目標

- 結節間溝
- 上腕二頭筋長頭腱および腱鞘滑液包
- 肩甲下筋
- 烏口突起
- 肩峰下滑液包〜烏口下滑液包

　座位で被検者の大腿に手掌を上向きにして置くとほぼ正面に**結節間溝**をみることができる．肩前面の触診で窪みがあればそこが結節間溝である．
　この部位で上腕二頭筋長頭腱短軸像がみられる（図3A）．90°プローブを回転すれば長軸像がえられる（図3B）．腱の線維走行を示した層状の **fibrillar pattern** が確認できる．上腕二頭筋長頭

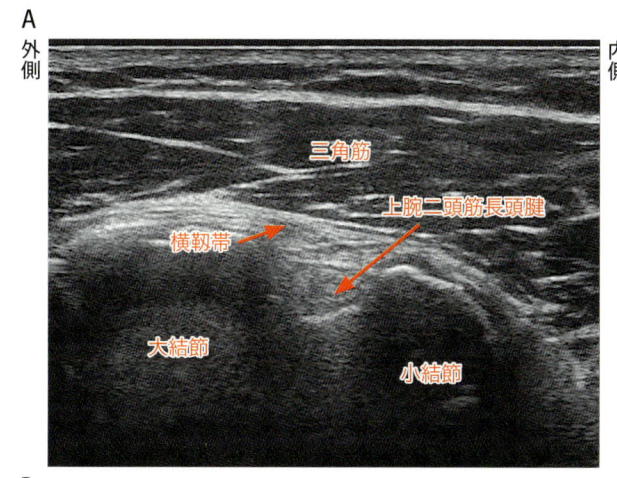

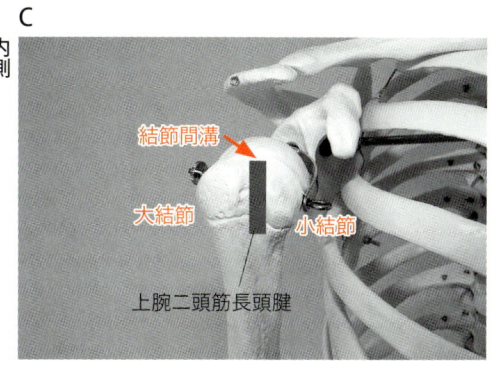

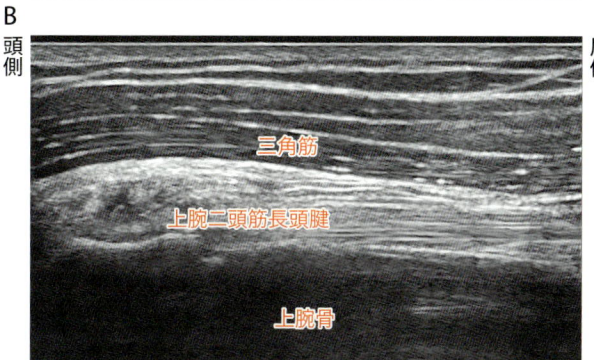

図3　前方走査　上腕二頭筋長頭腱
A）右肩の上腕二頭筋長頭腱短軸像．B）右肩の上腕二頭筋長頭腱長軸像．腱のfibrillar patternを認める．C）結節間溝を上腕二頭筋長頭腱が走行する

腱断裂では腱が確認できない．上腕二頭筋長頭腱腱鞘は肩甲上腕関節と交通があるので，この部位の液体貯留は関節内水腫を反映している．

> ● ここがポイント！
> この結節間溝を画面の中央に描出するのが肩エコー検査の最も基本になる手技である．素早く正確に出せるように練習しよう．

次にプローブを内側に移動すると三角筋より深層に肩甲下筋が観察される（図4）．腱板断裂，石灰などの有無を確認する．

結節間溝の前面に低エコー域が見られれば烏口下滑液包の液体貯留を意味する（図5）．

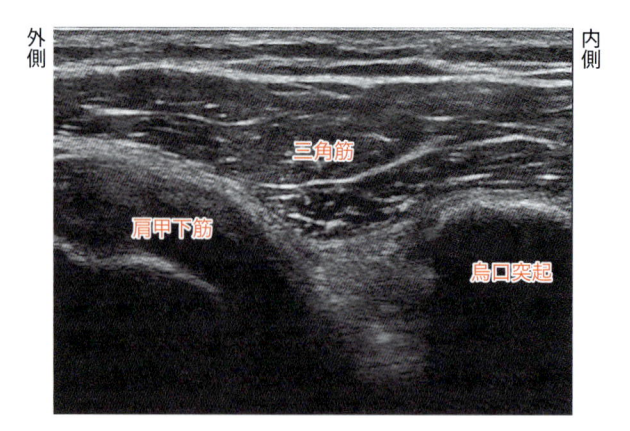

図4　前方走査　肩甲下筋
右肩の前方走査．烏口突起周囲から肩甲下筋にかけて滑液包が存在する（烏口下滑液包）

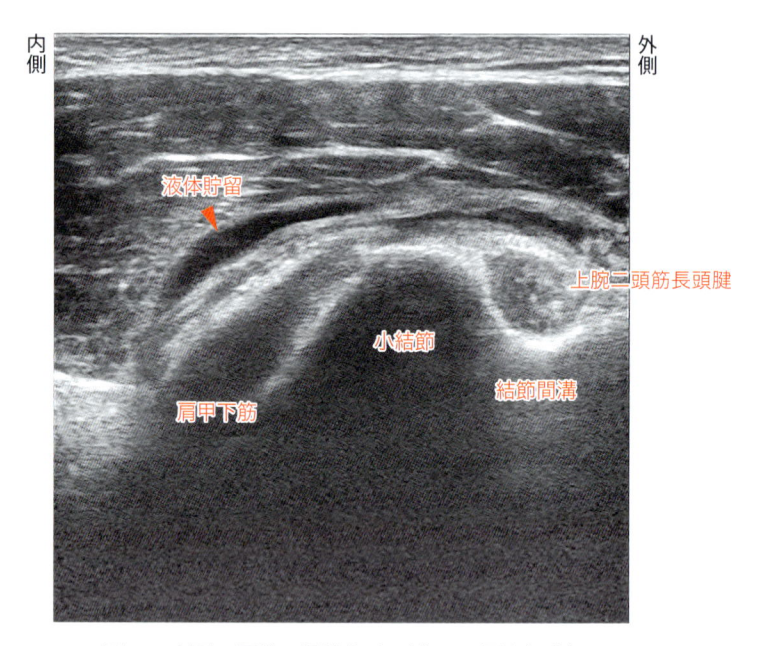

図5　左肩の肩峰下滑液包炎（烏口下滑液包炎）

2）外上方走査

観察目標
- 棘上筋・棘下筋
- 肩峰下滑液包
- 肩鎖関節
- 肩甲上神経・動脈

被検者に後ろのポケットに手を入れてもらうような姿勢をとると外上方走査に適したポジショ

ンになる（Crass肢位変法）（図2B）．前方走査で結節間溝より中枢側で上腕二頭筋長頭腱の長軸像を出した位置から徐々に上方にプローブを平行移動すると棘上筋の長軸像をみることができる（図6）．

そのとき大結節の腱板付着部である**facet**の骨形態を見ながら棘上筋と棘下筋の成分を判別する．

● ここがポイント！

facet
大結節の腱板付着面をfacetという．superior facet（SF），middle facet（MF），inferior facet（IF），に分類されそれぞれ棘上筋，棘下筋，小円筋の各腱が付着する（図7）．

peribursal fat
三角筋下にみられる肩峰下滑液包を構成する脂肪層である（図6 ▶）．
エコー像では高エコーの上に凸の彎曲を示す．腱板断裂時，平坦化や陥凹化がみられる．

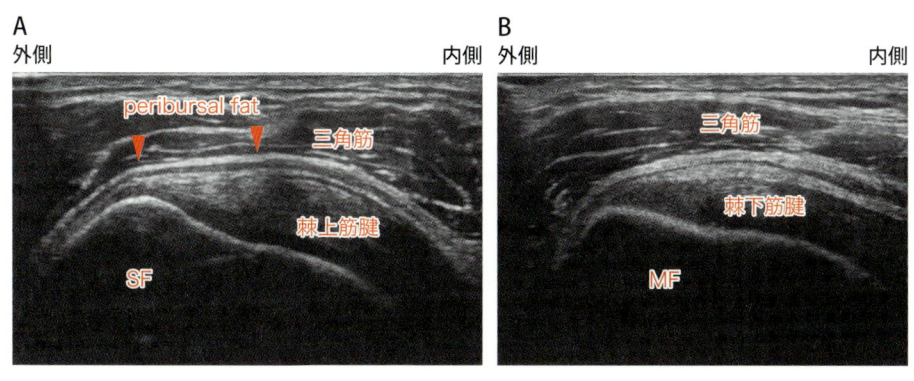

図6　外上方走査（右肩）　棘上筋腱から棘下筋腱
A）棘上筋，B）棘下筋．
・SF（superior facet）はMF（middle facet）より角度が急であることで区別をする
・棘上筋腱と棘下筋腱は一部重層化している部分もあるので明確な境界はない

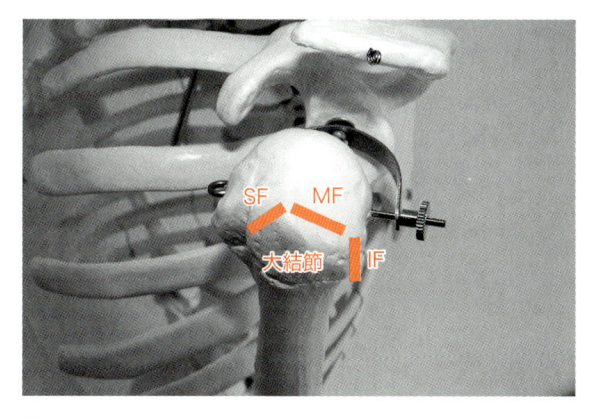

図7　facet
大結節は腱板が付着する．この部位をfacetと呼ぶ．それぞれ棘上筋（SF），棘下筋（MF），小円筋（IF）が付着する

腱板と三角筋の間にあるのは肩峰下滑液包である．肩峰下滑液包は通常ではエコーで見ることができないが，液体貯留があれば，低エコー域が出現する．出血ではやや高エコー像になる．腱板断裂，関節炎などで液体貯留が見られる．

さらに上方より走査すると**肩鎖関節**，**肩甲切痕**などを観察できる（図8）．

肩鎖関節は皮膚の上からも容易に触れることが可能である．肩鎖関節の離開，不整，周囲液体貯留は肩鎖関節の障害を示唆させる．

肩甲切痕はやや深いのでマイクロコンベックス型プローブを用いるとよい．神経，動脈周囲のガングリオンなどを観察する．

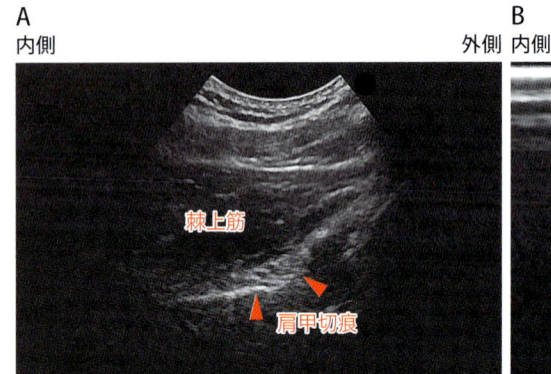

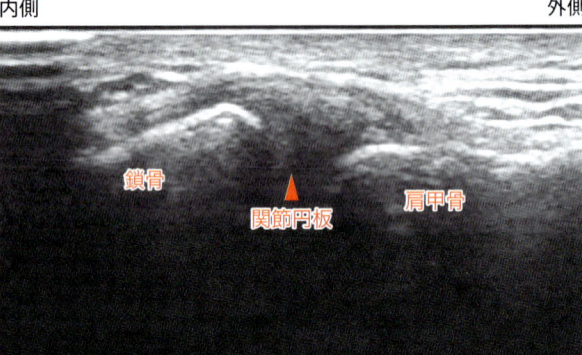

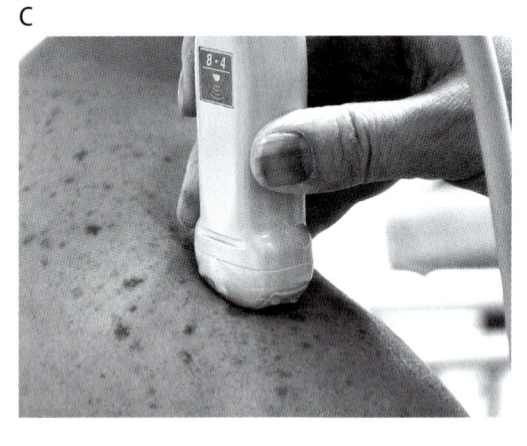

図8 外上方走査（右肩）
A）肩甲切痕．B）肩鎖関節．
肩甲棘の前よりほぼ垂直にプローブをあてると確認できる．マイクロコンベックス型プローブが使いやすい．肩甲切痕は肩甲上動脈のカラードプラをメルクマールにするとわかりやすい．肩甲切痕を通過する肩甲上神経のブロックに活用できる

3）後方走査

観察目標
- 棘下筋
- 小円筋
- 後方関節唇

後方走査は座位，不可能であれば患側上の側臥位にて行う（図2C）．

座位であれば大腿の上に手をのせる肢位をとる．肩関節裂隙を触れプローブをあてる．微調整し棘下筋，上腕骨頭，肩甲骨関節窩，後方関節唇を同一画面に描出する（図9）．

後方関節唇周囲の低エコー域は肩甲上腕関節内の関節水腫を表す．

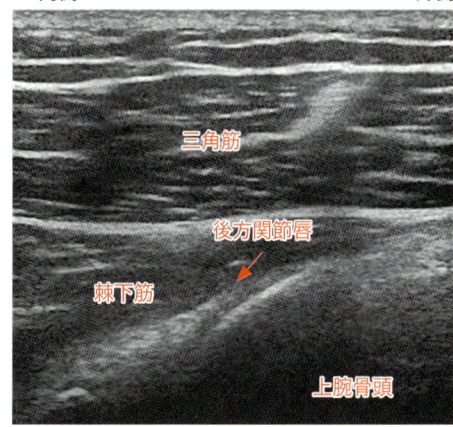

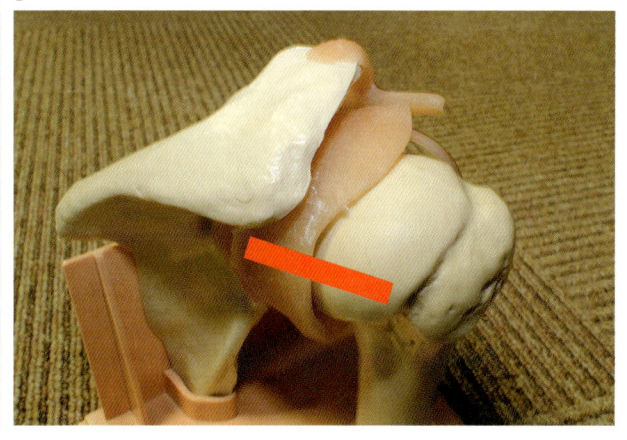

図9 後方走査
A) 右肩の後方走査. 後方関節唇はシャープな薄い三日月形である. スポーツ障害や加齢よって鈍になる. 周囲に低エコー領域が出現したら関節内液体貯留がある. Bの赤いラインはプローブの位置

3. 肩関節疾患とエコー画像所見

1 石灰沈着性腱板炎

　石灰沈着性腱板炎（石灰性腱炎）は強度の関節可動域制限を伴う急性発症の肩関節疾患である. X線で石灰化像を確認できる場合が多いが, 淡い陰影で目立たない場合もある. 特に肩甲下筋に発症した症例は見づらいことがある. 好発部位は棘上筋から棘下筋にかけての移行部である.
　エコーガイド下石灰吸引が効果的である（図10, 11）.

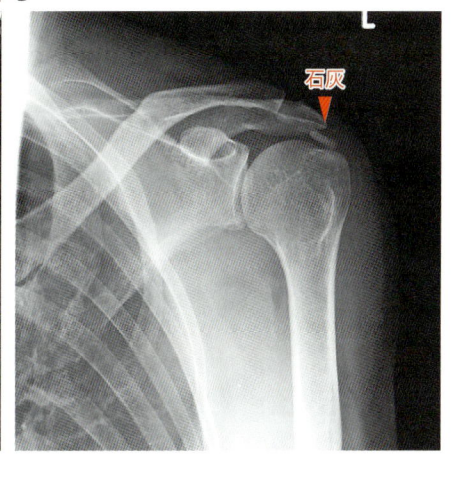

図10 棘上筋（左肩） 石灰沈着性腱板炎
A) 左肩の天井部が高エコーで音響陰影を伴う石灰（▶）の一塊が腱内にみられる. B) X線でも石灰を確認できる

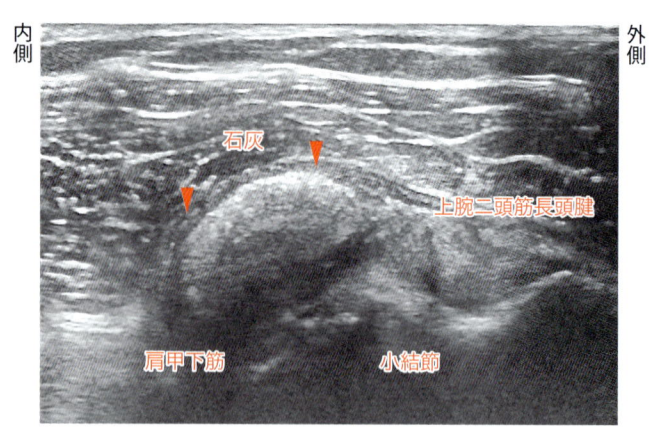

図11　左肩の肩甲下筋　石灰沈着性腱板炎

2 結晶誘発性肩関節炎

　急性肩関節痛をきたす疾患で中年から高齢者に発症する疾患として結晶誘発性肩関節炎がある．原因はピロリン酸カルシウム，尿酸ナトリウムの析出が多い．前者は「**偽痛風**」，後者は「**痛風**」と呼ばれ，症状は発熱，腫脹を伴う強い痛みと可動域制限である．細菌性の関節炎との鑑別のために関節液を穿刺して，検鏡による結晶の同定や細菌培養検査は必須である．エコーガイド下で穿刺を行えば少量の関節液でも正確に穿刺できる

　エコー検査では，上腕二頭筋長頭腱周囲，肩峰下滑液包，後方関節唇周囲に低エコー域が見られる（図12）．炎症が強くなれば点状，線状のエコー像も混在する．増殖滑膜組織が見られる場合もある．

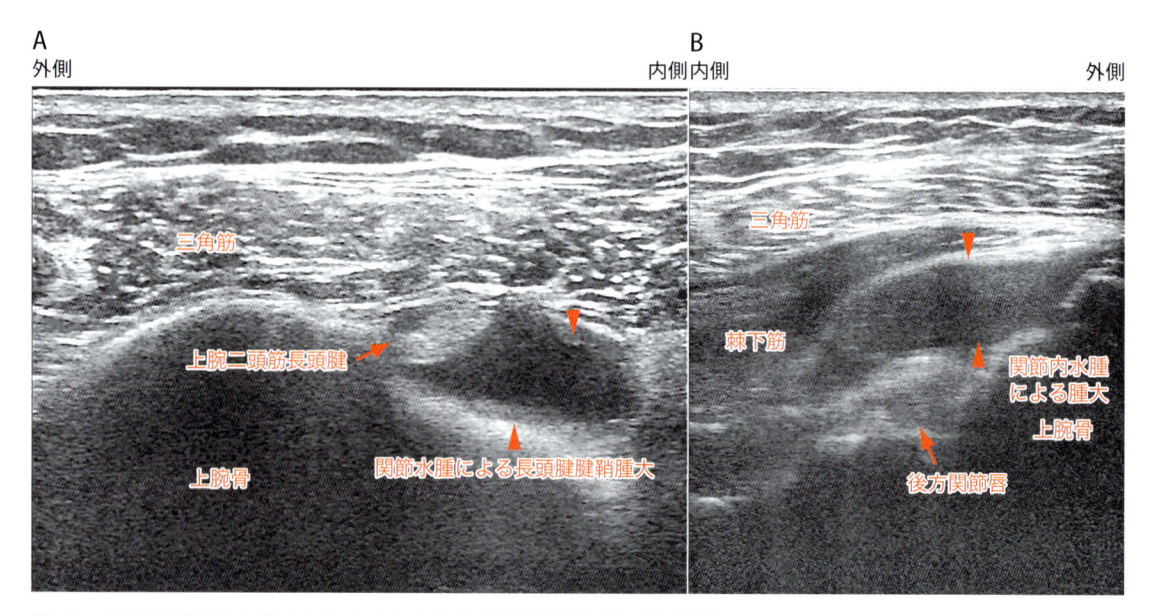

図12　右肩のピロリン酸カルシウムによる結晶誘発性関節炎（偽痛風）
　　　A）右肩の前方走査，B）右肩の後方走査

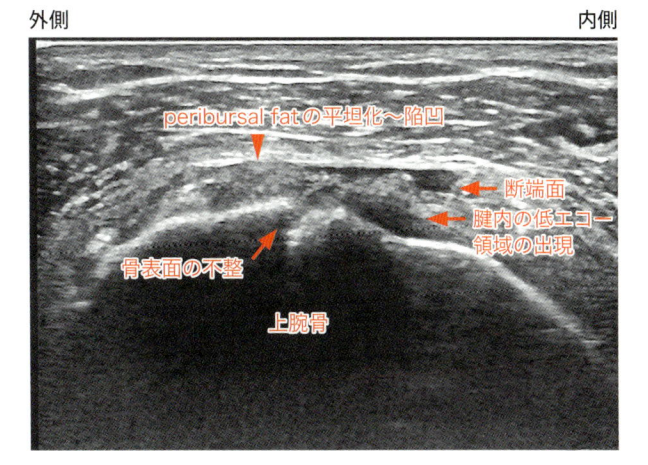

図13　右肩の腱板断裂　棘上筋
腱内の低エコー域は正常でも腱の異方性で見られることがあるので注意が必要である

3 腱板断裂

　中年以降であれば無症候例でも腱板断裂のエコー所見が見られるため，臨床所見と合わせて評価する．peribursal fatの陥凹，平坦化，大結節骨輪郭の不整，腱板内の低エコー域，肩峰下滑液包水腫などが腱板断裂の所見である（図13）．

おわりに

　脱臼，骨折を除けばX線診断よりエコー診断の方が有用なことが多い．これからはベッドサイドで簡易に行えるエコー検査は肩関節疾患の診断に必須の手技となってゆく．

もっと学びたい人のために

1)「超音波でわかる運動器疾患 診断のテクニック」（皆川洋至/著），メジカルビュー社，2010
2)「Ultrasound of the Musculoskeletal System（Medical Radiology/Diagnostic Imaging）」（Stefano B, et al），Springer, 2007

プロフィール

赤間保之（Yasuyuki Akama）
旭川ペインクリニック病院
専門　ペインクリニック
ペインクリニック領域でエコーは必須のアイテムになっています．あらゆる運動器，神経，脈管系をエコー装置で同定できるようになるのが現在の目標です．機器の発達によってそれも現実になりつつあります．
エコーは自分の体をモデルにして容易に学習できる機器です．初期研修医の皆さんが運動器エコーに興味をもっていただければうれしいです．

第5章 上肢・鼠径部～下肢・関節を見る

2. 上肢の観察

五十嵐浩太郎

Point

- 上腕からのPICCなら気胸発生ゼロで中心静脈カテーテルを入れられる！
- 橈骨動脈の蛇行・狭窄はよくある．エコーで見ておこう
- エコーガイド下穿刺は交差法が便利．ピットフォールを知って安全に
- 交差法で「血管に当たったのに…」はもったいない．点滅させよう！

はじめに

　上肢のエコー，おまけだと思ったあなた！ むしろここから読むべし．骨，関節，筋・腱，神経，血管と実は盛りだくさんだ．しかもそれだけに飽き足らないのが上肢．エコーガイド下穿刺が最も活かされる場なのだ．どんどんやろう．そして嬉しいことに，上肢の血管を究めてしまえば他の穿刺にも応用が利く，というおまけ付き．今回はぜひ見ておきたい部位を紹介し，最近流行のPICCで使える最終奥義"針先点滅法"も伝授しよう．

1. 上腕骨頭は骨髄針の穿刺部位

　蘇生ガイドラインで脚光を浴びた骨髄針．上腕骨頭はその穿刺部位の選択肢の1つである．エコーで見るとこんな感じだ（図1）．通常，穿刺部位には脛骨などの下肢が選ばれることが多いが骨折など近位の静脈損傷が疑われるなどでは上腕骨頭もありだ．その際，穿刺部に血管・神経がないことや骨の形の理解が役立つ可能性がある．近年，日本でもドリル式（EZ-IO®）が使用できるようになった．これまでの点滴の常識が覆るか！？ 気になるあなたは「EZ-IO humerus」で動画検索してみよう．

2. 腋窩腕神経叢の見かた

　腕神経叢はC5～Th1神経根から始まり，複雑に分岐・合流しながら鎖骨の下を潜って上肢に至る．この分岐・合流を文章で説明するとより混乱するのでここでは割愛．幸い腋窩では最終枝になっていて，正中・尺骨・橈骨・筋皮の4神経がある（図2）．ここで神経に局所麻酔薬を効か

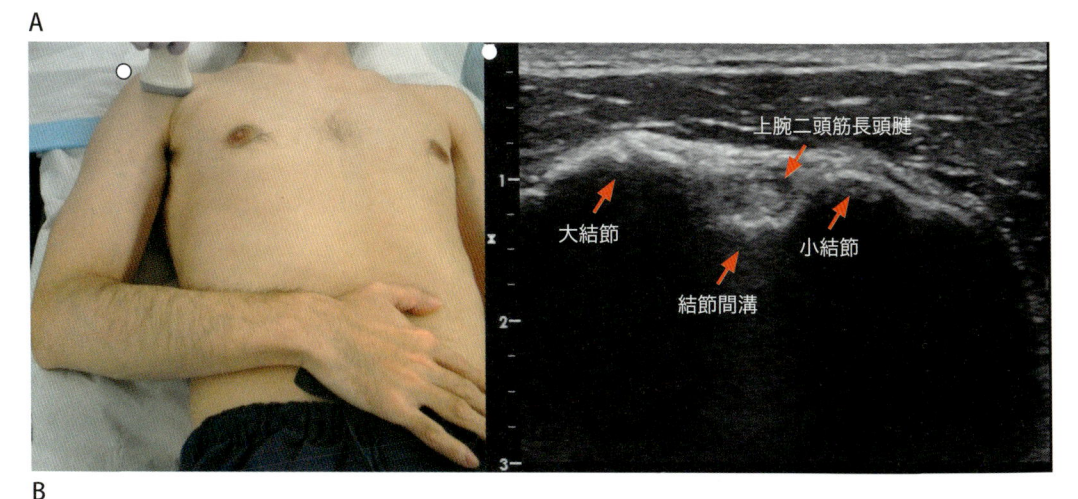

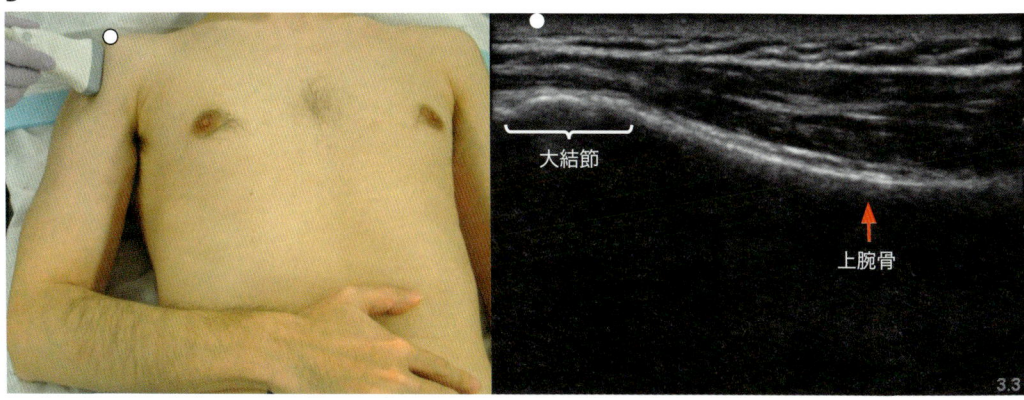

図1 上腕骨近位部

手掌を臍に置き上腕を内旋させている．肩前面の短軸走査で"M字"が描出され，外側から，大結節→結節間溝→小結節，と並ぶ（A）．結節間溝には上腕二頭筋長頭腱が走る．前外側から骨幹部に平行にあてると大結節が描出される（B）．骨髄針は大結節を狙えばいい．○はマーカーの位置を示す

せると腕神経叢ブロックになる．歴史的には腋窩動脈を触知してその周囲へ，あるいは神経刺激をして注入したが，現在の流行はエコーガイド下穿刺．4神経を同定し，各神経周囲に局所麻酔薬を注入する，麻酔科医が得意とする方法だ．しかしこの方法は神経の同定が難しかったり，同定したところで針で神経を傷つける可能性もある．そこで，「腋窩動脈の周囲に多めに撒いて3神経に効かせ，筋皮神経は別個に」という方法もいい[1]．腋窩のなるべく近位で注入し薬液をさらに近位へ拡げるのがコツ．

●ここがピットフォール

神経損傷や循環虚脱に注意！
鉄則①：神経ブロックは「神経」に注入してはならない！ 神経の周囲を狙おう．
鉄則②：神経ブロックは「血管」に注入してはならない！ 注入前に吸引し，患者の反応を見ながら注入しよう．

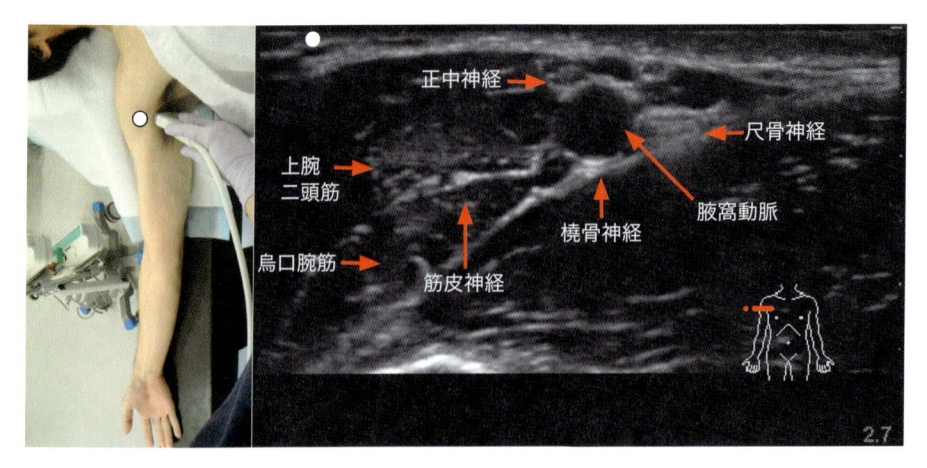

図2　腋窩腕神経叢
腕を外転・外旋させる．プローブは腋窩のなるべく中枢．まず円く拍動する腋窩動脈．その周囲に正中・尺骨・橈骨の3神経（それぞれの位置に個人差あり），腋窩より近位で腕神経叢から分かれる筋皮神経は，上腕二頭筋とその下の烏口腕筋の間にある（烏口腕筋内のことも）．「正中神経はずっと動脈と併走，他の神経は遠位ほど動脈から離れる」ことも知っておこう．○はマーカーの位置を示す

3. PICCを入れるような皮静脈を探す

　PICC（peripherally inserted central catheter：末梢挿入型中心静脈カテーテル）（図3）は「ピック」と呼ばれる．要するに腕から入れるCVC（central venous catheter：中心静脈カテーテル）だ．PICCはどの静脈からでも挿入可能．しかし肘からだと静脈炎，滴下不良，違和感が問題となるため，最近は上腕中央部が増えている．ここは静脈が見えないことが多いため，エコーで見てみよう（図4～6）．静脈がわかりにくければ駆血すると太くなる．穿刺は「浅い，太い，動脈・神経から離れている」静脈を狙おう．通常，尺側皮静脈が適しているが上腕静脈・橈側皮静脈も使用される．

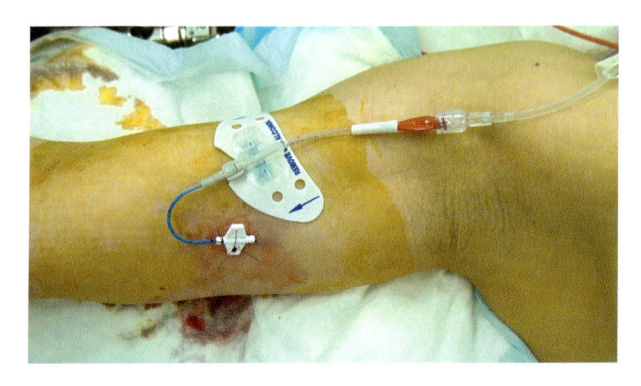

図3　PICC
右上腕中央部から挿入されたPICC

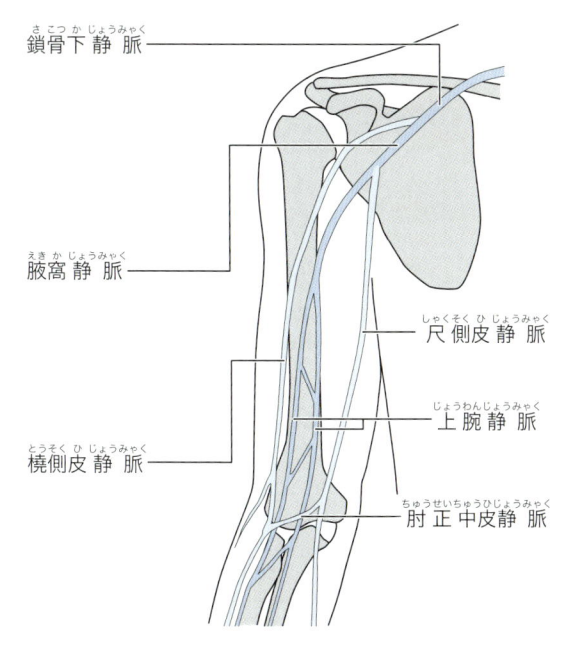

図4　上腕の静脈
上腕中央部には上腕・尺側皮・橈側皮の3静脈がある．これらは合流して鎖骨下静脈となる．
文献1より引用

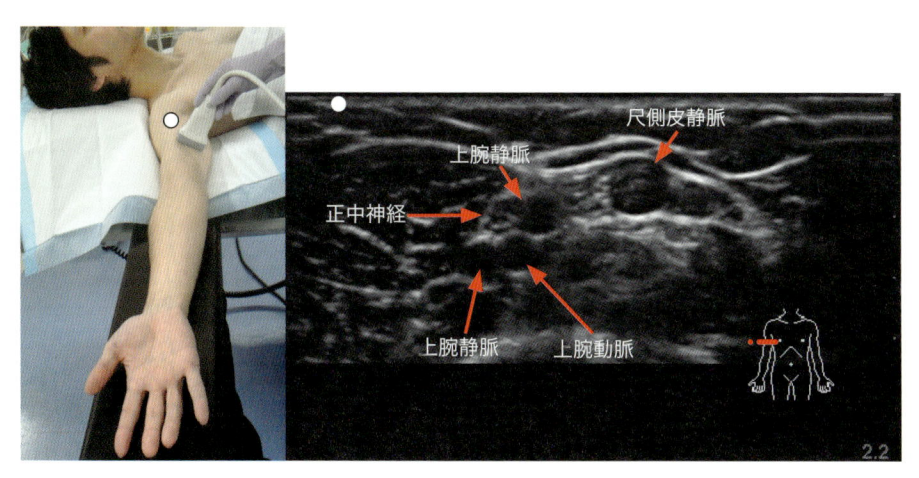

図5　上腕中央部
腕を外転・外旋させ，プローブは上腕中央部．まず円く拍動する上腕動脈．これに併走するのが上腕静脈で，動脈を挟むように2本のことが多い．正中神経もまだ併走している．これらの塊のやや尺側に尺側皮静脈．既に上腕静脈と末梢で合流していて見えないことも．肘側にスライドしてみよう．○はマーカーの位置を示す

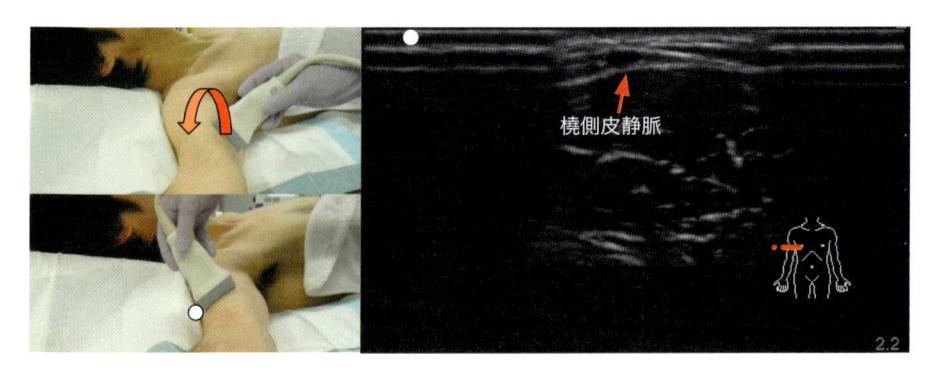

図6　橈側皮静脈
腕を軸に，尺側皮静脈を中央に見ていたプローブを約90°起こすと橈側皮静脈．浅いのでプローブはそっとあてよう（エコー図はプローブの中央付近のみ接触しているが，そのくらいそっと）．目視できることも多い

●ここがピットフォール

静脈を見るとき，プローブを押さえすぎない！　静脈は潰れやすい．逆に簡単に潰れるのが静脈．

　PICCは穿刺時の重大な合併症がほとんどないため，今後普及しうる．ほとんどのCVCはPICCでよい，とも言える．また，「入院患者の長期留置に」というイメージをもたれがちだが，初期対応の場でも適応がある．例えば点滴が難しい人，今まぐれで（嘘です）入ったとしても，近い将来，滴下トラブルの際に再穿刺で苦しむことになりかねない．そんなときはあなたがはじめからPICCを1本入れてあげればみんな幸せだ．

4. 橈骨動脈の見かた

　上腕動脈は肘で橈骨動脈と尺骨動脈に分かれる．橈骨動脈は動脈ラインの穿刺部位になる．触れながらの穿刺が基本だが，穿刺前にエコーで見てみよう（図7）．蛇行・狭窄はよくある．狭窄を見るにはゲインを上げよう．

●ここがポイント

留置針による血管穿刺では留置後のカテ先をイメージ！　その穿刺点で先端は壁当たりしない？　エコーで蛇行・狭窄を観察．

　これまでは屈筋支帯上での穿刺が脈の触知や穿刺中の動脈の固定に有利だった．ただこの部位は関節に近く，運動制限や違和感が問題となりうる．エコーガイド下穿刺なら関節から離れた部位での留置が可能となる．

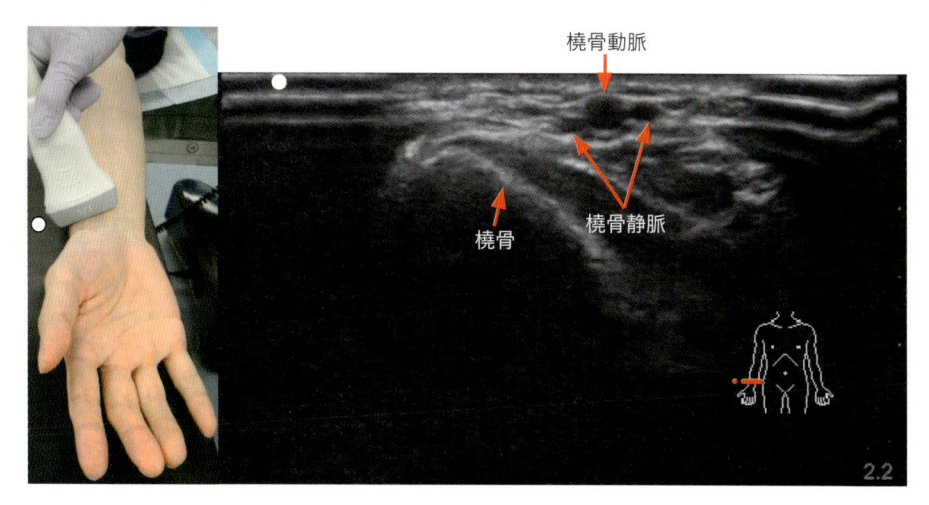

図7　橈骨動脈
手掌を上にさせ，プローブは手関節よりやや肘側．円く拍動する橈骨動脈，橈骨静脈が挟むように2本見えることが多い．プローブをスライドして動脈の走行を追ってみよう

Advanced Lecture

1. なぜPICC？

　CVCに比べたPICCの利点はすぐ思い付く．**穿刺時の合併症が圧倒的に軽い**．気胸・血胸にならないし，動脈を刺してしまっても圧迫止血可能で致命的にはならない．また刺される側になってみよう．医学の知識がなくたって，首や鎖骨あたりに針，は怖い．そして合併症で死ぬこともあると知れば，なおさら怖い．ぜひとも腕からお願いしたい．ところが日本はまだCVCが一般的だ．

　実は肘から入れるPICCはCVCより古い[3]．しかし，留置中のカテーテルが静脈・右房の穿孔，機械的静脈炎を起こすことが知られるようになり廃れた．これはカテーテルが太く硬いのが原因だったが，近年，製造技術の向上で細く軟らかくなったPICCが見直されている．また，肘のよく見える静脈からの留置がこれまで一般的だったが，静脈炎・滴下不良・違和感が問題だった．これも近年のエコー機器の発展・普及，加えてそれに伴うエコーガイド下穿刺の技術の向上・普及で上腕から留置できるようになった．上腕だと静脈炎が少なく[4]，筆者の経験上も明らかに少ない．さらにエコーはより適した静脈を探すことや，より確実な留置をも可能にした．

　留置後は？細い静脈に長いカテーテルを長期留置すれば，血栓ができやすそう．そのような報告[5]も多く，PICCを敬遠する理由になりうる．しかしこれも静脈炎の多い肘でなく，上腕からの留置で血栓が減るかもしれない！？

2. 交差法のすすめ

　エコーガイド下穿刺は交差法と平行法があるが，腕では交差法が血管・神経の輪切りとなり，

目標や周囲の解剖がわかりやすい．また腕の血管は細く，その中央を狙える交差法が適する．
　交差法はビーム面に対して交差するように針を進め，画面に白点で針の断面を出す．プローブの真ん中を通る，ビーム面に直交する面を意識しよう．この面を針の通り道とする．なので，ビーム面に直交する面に目標を置き，この面に刺入点を取り，この面に針を進めることになる．実際には針はビーム面に直交する面から多少ずれるが，画面の点をもとに針を修正すればよい．

3. 交差法による血管穿刺

　穿刺前に，①血管を見る（位置，深さ，径，蛇行・狭窄の程度），②目標が画面中央になるようプローブをあてる，③血管走行に直交するようプローブを調整する，④穿刺点・穿刺角度を決定する．穿刺は，⑤まず皮膚と血管の間を目標に点を出す，⑥血管前壁の中央を目標に点を近づける，⑦前壁のみ貫く．とりあえずこれが基本だ．
　次のピットフォールを2つ知っておこう．

1 血管走行（図8）

　図9のように走行はプローブの動きのなかで捉えられる．この動きは上述③でも必要．斜め切りになっていて穿刺点が適切でないと，上述⑤でつまずく原因になる．

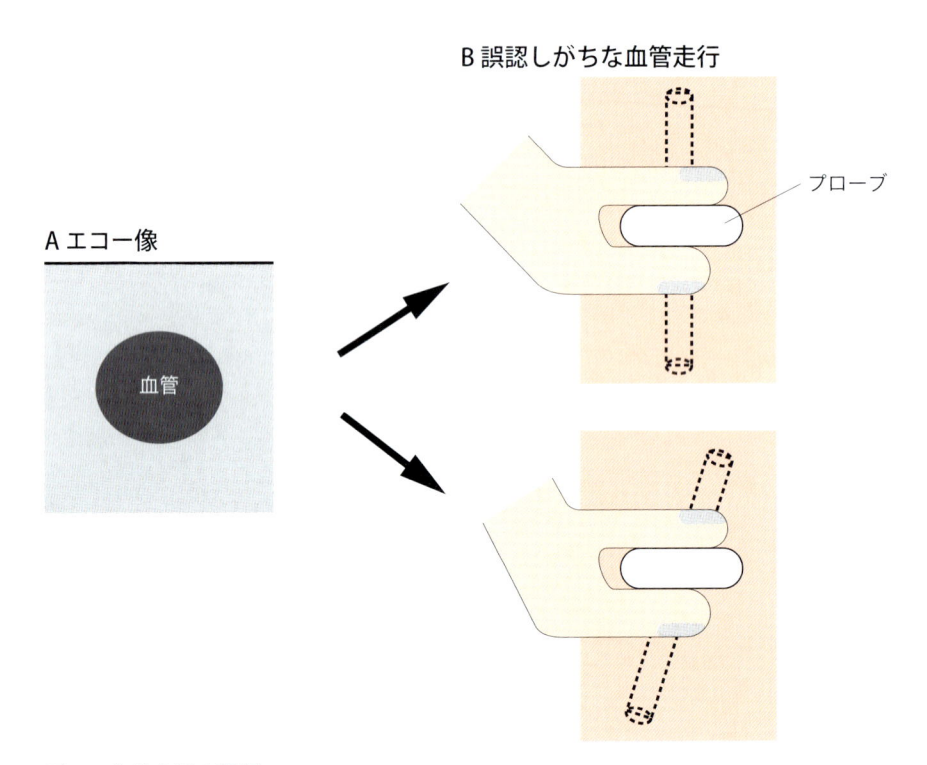

図8　血管走行の誤認
あてたプローブを真上から見ている．人はAのエコー像のとき，B上の図のような血管走行と誤認しがち．むしろB下の図のように斜め切りしている，と考えよう

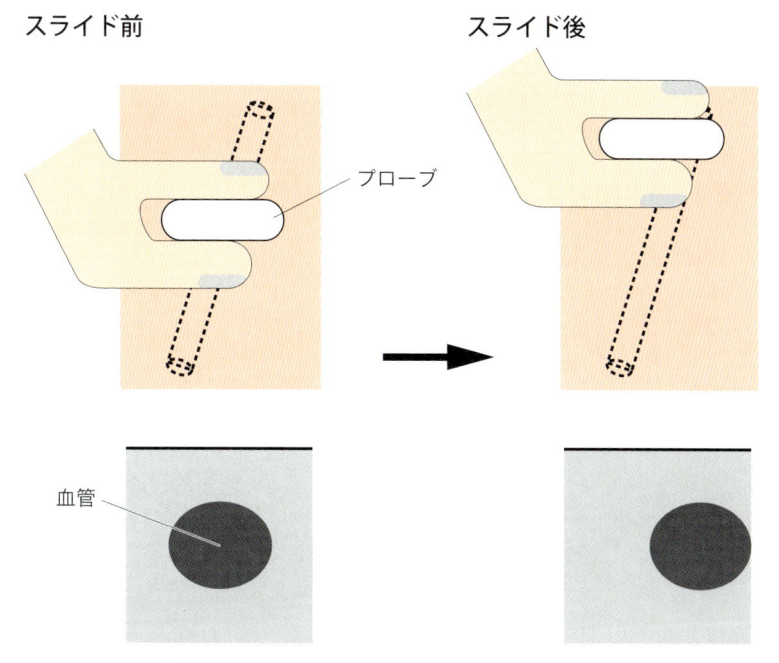

図9 血管の斜め切り
プローブのスライドで血管の●がズレることから，斜め切りが判明する．想像した血管走行に直交しているかどうかは，プローブをスライド or 傾斜させて●がズレないことで判断する

❷ 針先（図10）

　図11，12のように針先は「消→出 or 出→消」という動きのなかで捉えられる．そう，**静止画で針先は指摘できないのだ**．いくつか穿刺法がある[6, 7]が，この針先のピットフォールを逆手にとり筆者は次に示す"針先点滅法"を指導している．

4. 針先点滅法

　微細な穿刺のためには針先を常に捉える必要がある．そしてもちろん針を進める必要がある．ゆえに針先を「捉える→進める→捉える→進める→…」とやるが，動きが煩雑になる．**それならば，点滅させながら目標に運べば無駄がない**．プローブの動きで3つの方法がある（図13〜15）．プローブで針先を追うようにすると，追いつかない（危！）ことがある．プローブ（から出るビーム）を先回りさせ針を待伏せる．そこに針を進め，点．またプローブ．右手→左手→右手→左手→…．出→消→出→消→…．コツは「消」．描出に苦労した点こそ惜しげもなく「消」すべし！

5. 留置針を血管にあてた → 血液逆流 → 次は？

　「内筒−外筒のギャップを考え，さらに針をもうひと押し」は○．でもここで失敗したことはないだろうか？ 進め足りなくて外筒が血管に入ってなかったり，進め過ぎて貫通してしまったり，

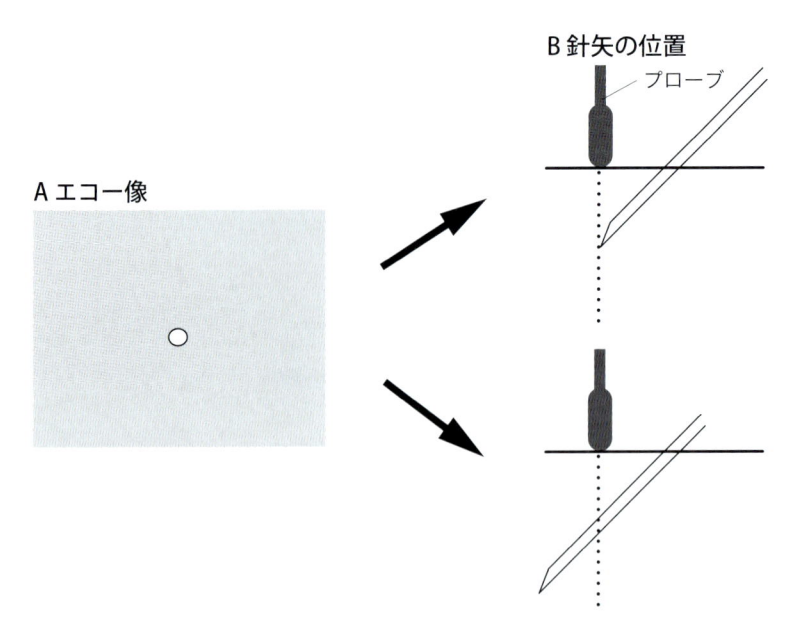

図10 針先の誤認
ビーム面を真横から見ている．人はAのエコー像のとき，B上の図のような位置関係と誤認しがち．むしろB下の図のように「針の途中」をみている，と考えよう

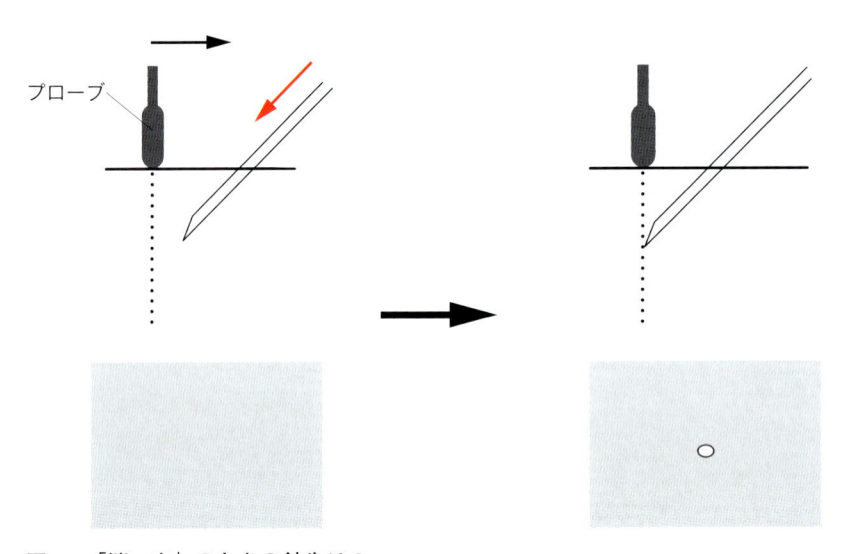

図11 「消→出」のときの針先は？
点が消えた状態から，ビーム面を針に近づくよう動かして（→），点が出た瞬間が針先．あるいは，点が消えた状態から，針をビーム面に近づくよう進めて（→），点が出た瞬間が針先

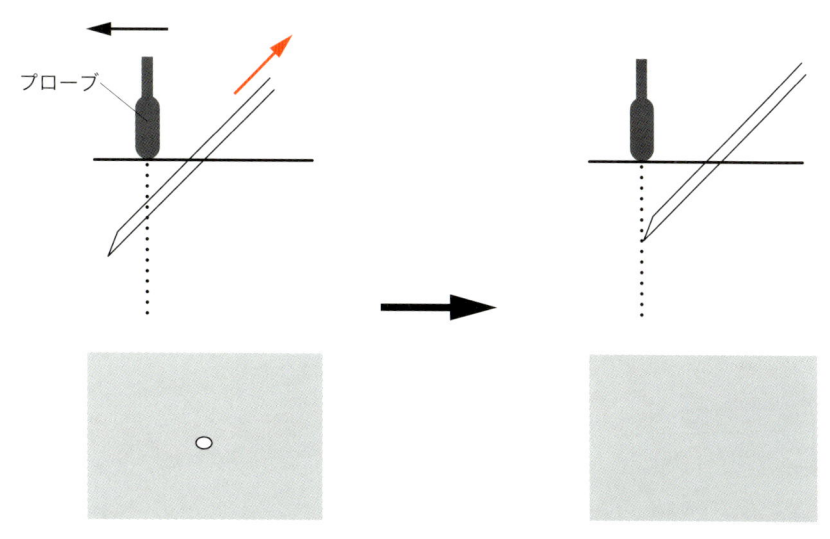

図12　「出→消」ときの針先は？
点が出た状態から，ビーム面を針から離すよう動かして（➡），点が消えた瞬間が針先．あるいは，点が出た状態から，針をビーム面から離すよう抜いて（➡），点が消えた瞬間が針先

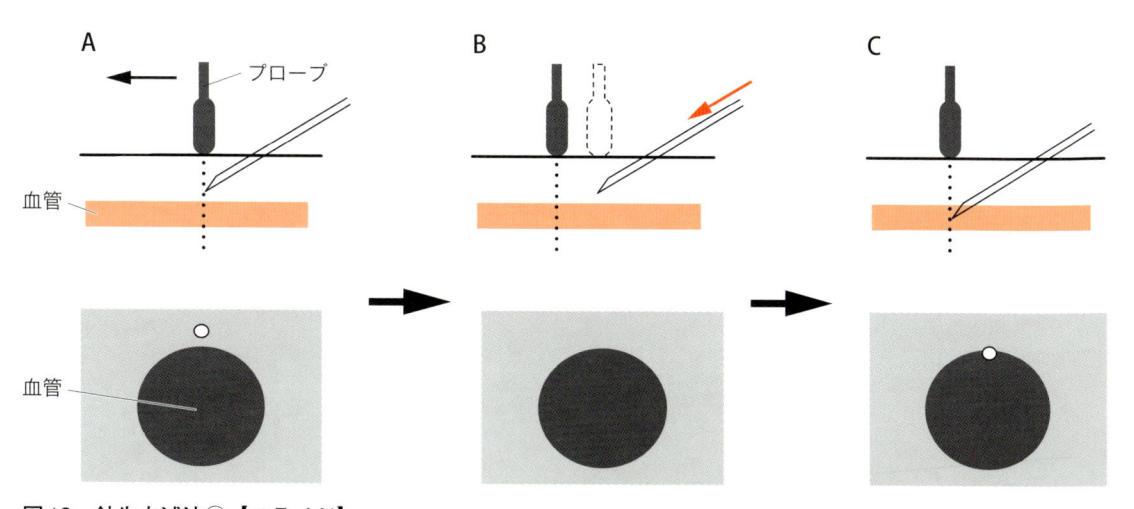

図13　針先点滅法①【スライド】
まず点を出し（A），プローブをスライドさせて点を消し（B），針を進めて点を出す（C）．繰り返して点滅させる

外筒が壁当たりしたり……．もし交差法での話ならこれはもったいない．**確実に決めよう**（図16）．"針先点滅法"は血管にあてるためだけの技であるはずがない．むしろあててからその威力を発揮する（図17，18）．難しい血管であればこそ，見事にあてた後，あなたは周りのどよめきもよそに淡々と点滅させるのだ．エコーガイド下穿刺なら，盲目的な「もうひと押し」はもう禁止！

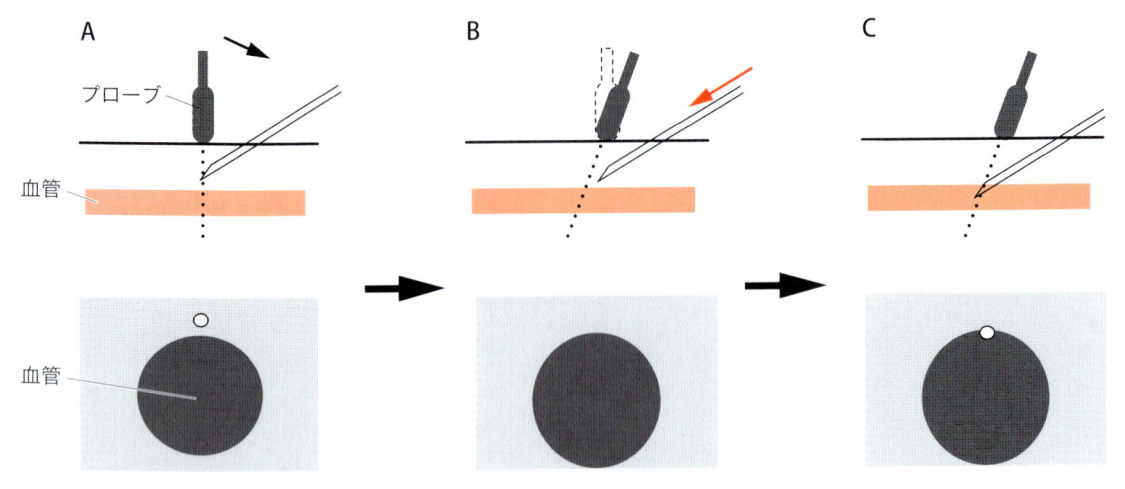

図14　針先点滅法②【傾斜】
まず点を出し（A），プローブを傾斜させて点を消し（B），針を進めて点を出す（C）．繰り返して点滅させる

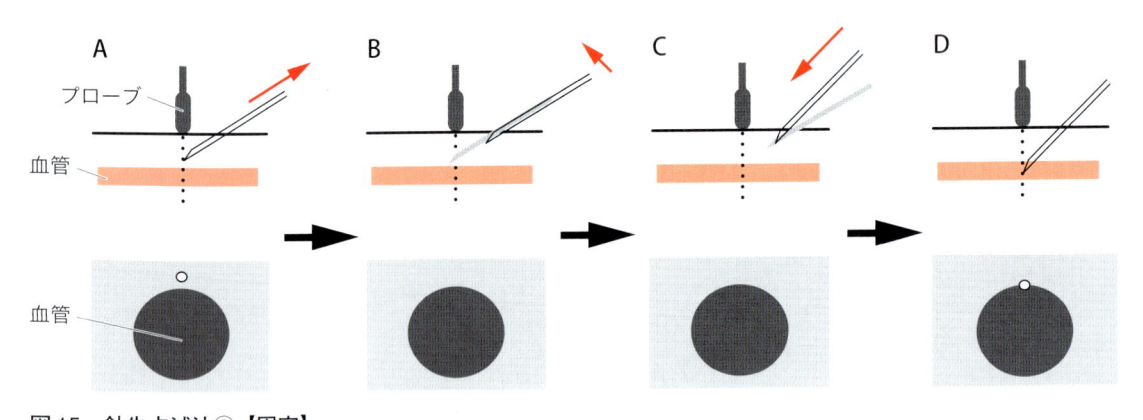

図15　針先点滅法③【固定】
まず点を出し（A），プローブを固定させて針を抜いて点を消し（B），針の角度を変えて（C），針を進めて点を出す（D）．針は完全に抜かずに角度を変えるとよい．繰り返して点滅させる

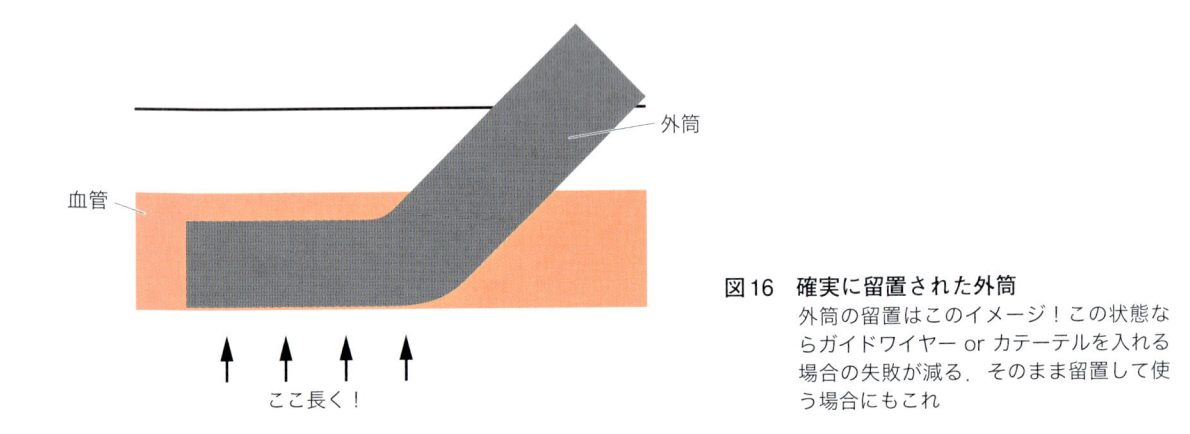

図16　確実に留置された外筒
外筒の留置はこのイメージ！この状態ならガイドワイヤー or カテーテルを入れる場合の失敗が減る．そのまま留置して使う場合にもこれ

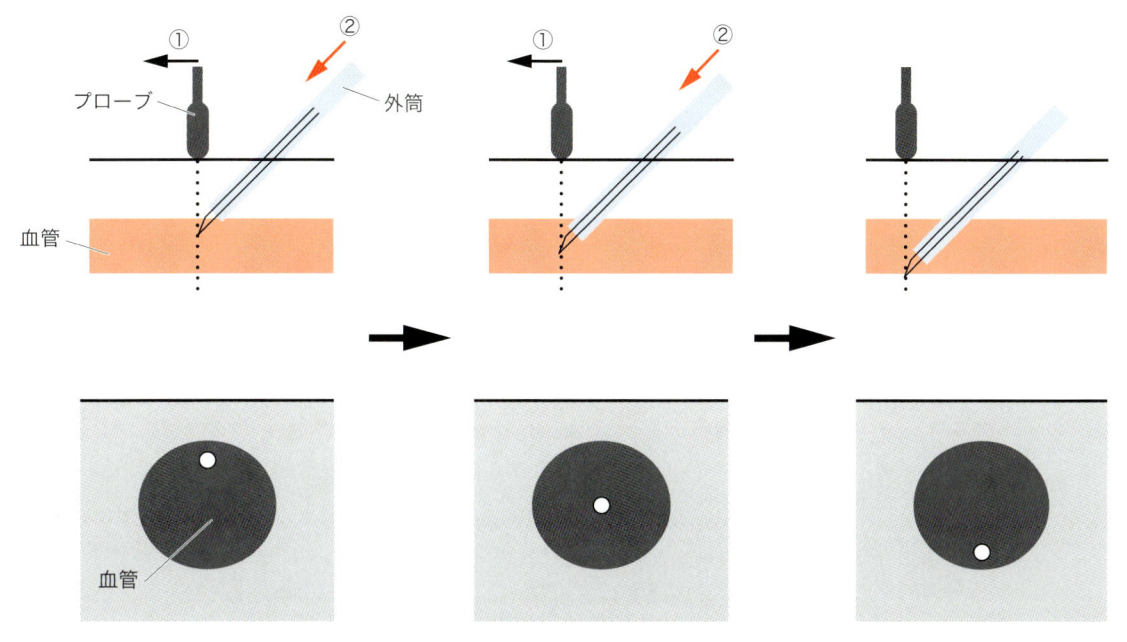

図17 血管内で【スライド】
プローブをスライドさせて血管内でも点滅．前壁だった目標を今度は後壁ギリギリに変えるだけ．いきおい外筒がより長く留置される．後壁まで来たら，針を寝かせる技，内筒の180°回転でベベルの向きを変える技，でもっといける！

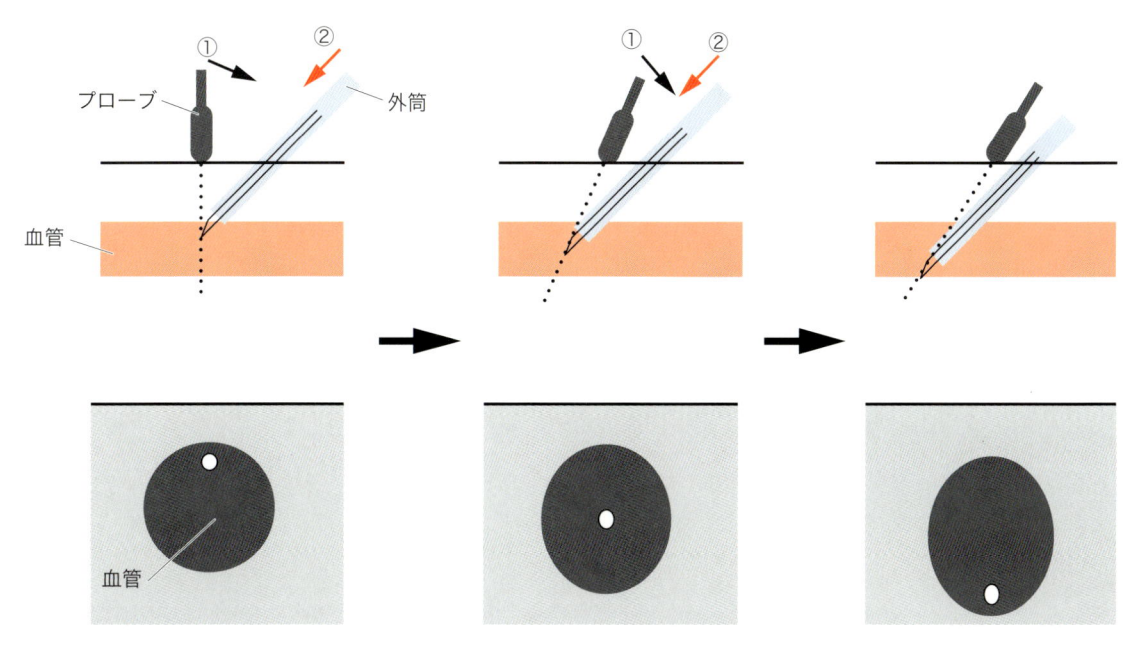

図18 血管内で【傾斜】
プローブを傾斜させて血管内でも点滅．ただし，プローブの角度に限界がある

6. 留置針，ちゃんと入ってる？

　エコーは深い血管への到達を可能にした．しかし針を留置して使う場合，血管が深いほど血管外が長く「血管内」が短くなる．特に交差法では血管に到達するまで皮下で長い距離を費やしがち．留置針は短いものが多いので，「血管内」が十分になるよう意識しよう．留置後にエコーで確認もありだ．「血管内」が短いなら抜けるリスクを背負っての使用しかできない（他人に使わせてはいけない）．

文献・参考文献

1) 「ぜんぶわかる 人体解剖図」（坂井建雄，橋本尚詞/著）成美堂出版，2010
2) Bernucci F, et al：A prospective, randomized comparison between perivascular and perineural ultrasound-guided axillary brachial plexus block. Reg Anesth Pain Med, 37：473-477, 2012
　↑「動脈の6時方向24 mL＋筋皮神経8 mL」でよく効く．
3) 諏訪邦夫：PICCの歴史-Forssmannの挑戦．Lisa, 21：100-101, 2014
　↑人類初の中心静脈カテーテルは自分で自分の肘から！
4) 「輸液・静脈栄養の管理の実際とコツ」（井上善文/著），フジメディカル出版，2012
　↑日本初PICCの井上先生．肘でなく上腕がいい．
5) Chopra V, et al：Risk of venous thromboembolism associated with peripherally inserted central catheters：a systematic review and meta-analysis. Lancet, 382：311-325, 2013
　↑CVCに比べPICCは血栓が多い．肺塞栓に差なし．
6) 「超音波ガイド下中心静脈穿刺法マニュアル」（須加原一博，徳嶺譲芳/著），総合医学社，2007
　↑「リアルタイム穿刺」を解説．末梢は「尺取り虫のように」．
7) 「らくらくマスター2超音波ガイド下中心静脈カテーテル挿入トレーニング」（桑野博行/監，浅尾高行/著），中外医学社，2011
　↑「追尾法」，「プローブ固定法」を解説．針を追尾させる．

プロフィール

五十嵐浩太郎（Kotaro Igarashi）
札幌心臓血管クリニック麻酔科
専門：心臓血管麻酔
密かにCVCの撲滅を企んでいますが，なんと麻酔科医として後輩にCV穿刺を指導しなければなりません．矛盾．まあ内頸静脈穿刺それ自体は麻酔には必要なんですが……．あと，交差法を勧めておいてなんですが，本当は平行法が普及した世界がいいってことはないですか．「目標に到達した針」の静止画の美しさったら．

| 第5章 | 上肢・鼠径部～下肢・関節を見る |

3. 鼠径～下肢の観察

矢鳴智明

> **Point**
> ・鼠径から下肢では，鼠径ヘルニア，鼠径リンパ節，大腿動静脈と大腿神経，膝窩動静脈と坐骨神経，脛骨，下腿の静脈などの描出ポイントがある
> ・末梢神経ブロックや動静脈穿刺は，エコーを活用して安全に，正確に行おう

はじめに

鼠径から下肢では，観察する場所によって下にあげるような動静脈や神経などを観察できる．
- 鼠径をみる：鼠径ヘルニアや鼠径リンパ節
- 大腿動静脈と大腿神経：大腿動静脈穿刺や大腿神経ブロックの必須画像
- 膝窩動静脈と坐骨神経：膝窩動静脈や坐骨神経ブロックの必須画像
- 脛骨：骨髄穿刺
- 下腿の静脈：深部静脈血栓症の有無

1. 鼠径をみる

鼠径部に膨隆を生じる疾患として，鼠径ヘルニア，鼠径リンパ節腫大，鼠径部の軟部腫瘍などがある．

1 鼠径ヘルニア

仰臥位でヘルニアが簡単に還納することがあるので，立位や坐位など腹圧をかけた体位で検査しよう．
膨隆部にリニア型のプローブ（探触子）をあてる．必要に応じて腹圧をかけてもらう．腹腔内から脱出する腸や大網をみることができる（図1）．

2 鼠径リンパ節

仰臥位で，膨隆部にリニア型のプローブをあてる．リンパ節は低輝度に見える（図2）．1 cm以上のリンパ節はリンパ節腫大と判断する．

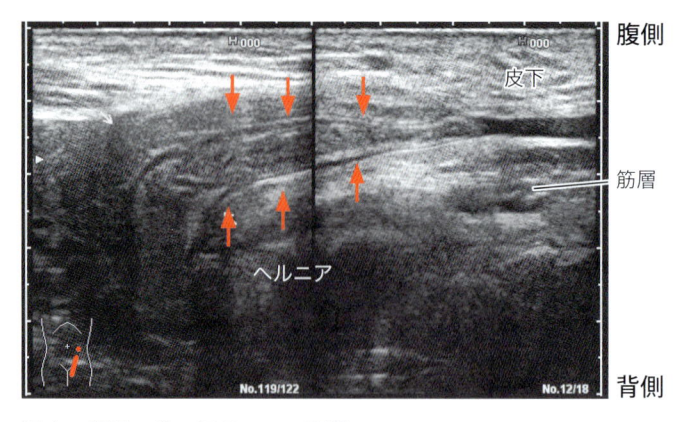

図1　鼠径ヘルニアのエコー画像
腹腔から連続して腹腔外に連続する構造物（腸，→で囲まれた領域）をみることができる

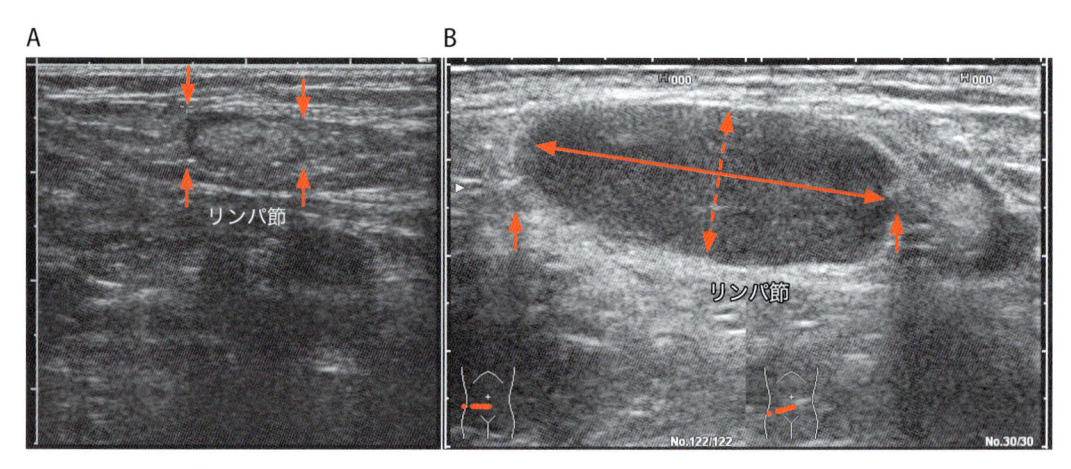

図2　鼠径リンパ節のエコー画像
A）正常のリンパ節．B）腫大したリンパ節．横径←→が1cmを超えると異常である

2. 大腿動静脈と大腿神経

鼠径溝に平行にリニア型のプローブをあてることでおおまかな解剖を理解する．
ここでは，仰臥位で大腿を屈曲したとき鼠径部にできる溝を鼠径溝と定義する（図3）．

■ 大腿動静脈をみる

鼠径溝に平行にリニア型のプローブをあて（図4A），動静脈を見つけよう．鼠径溝で，大腿動脈は深大腿動脈を分岐していることがある．その場合は，鼠径溝から頭側に平行にプローブをスライドさせる．

大腿動静脈と大腿神経は，内側から静脈・動脈・神経（VAN）の順に走行している（図4B）．

1）大腿動脈穿刺

動脈血ガス分析や血管造影を行うために大腿動脈穿刺を行う．ランドマーク法（触診法）で行

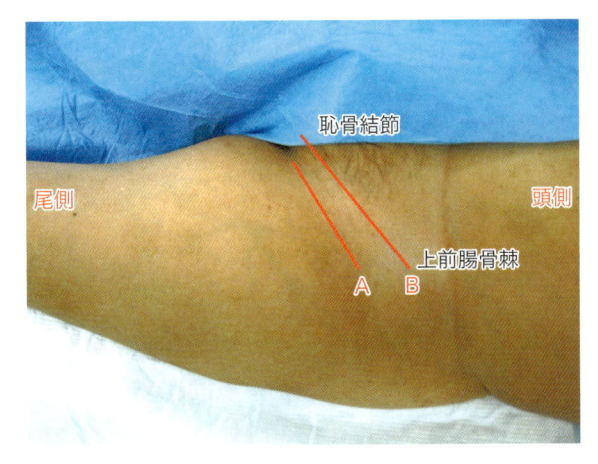

図3　鼠径溝
A）鼠径溝：大腿を屈曲したときに鼠径部にできる溝．
B）鼠径靱帯：上前腸骨棘と恥骨結節を結ぶ線を鼠径靱帯は走行する

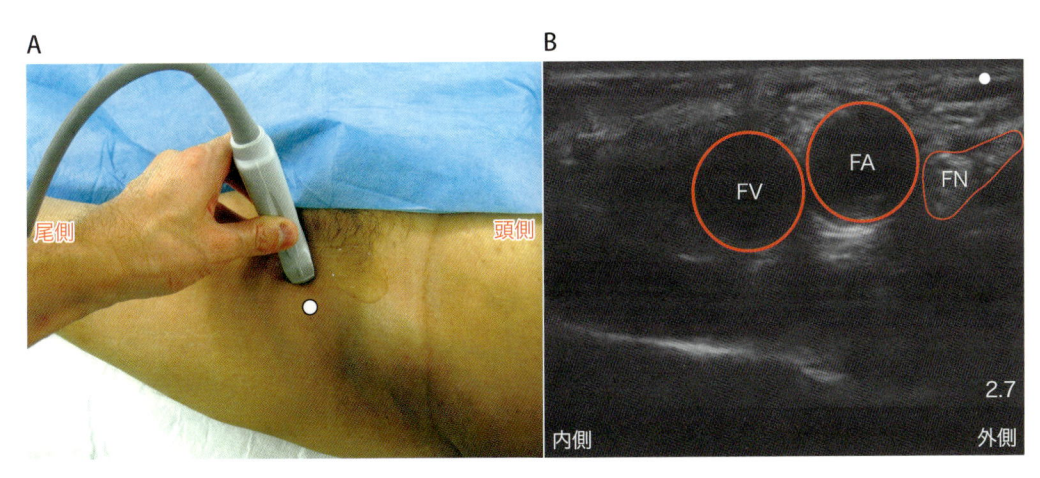

図4　大腿動静脈と大腿神経
A）鼠径溝に平行にリニア型のプローブをあてる．B）鼠径溝でのエコー解剖：内側からVAN（静脈・動脈・神経）の順に走行．FV：大腿静脈，FA：大腿動脈，FN：大腿神経

うことが多いと思うが，前述のように鼠径溝では大腿動脈から深大腿動脈が分岐していることがあるので，気をつける．

2）大腿静脈穿刺

　中心静脈カテーテルを留置するために，大腿静脈穿刺を行うことがある．ランドマーク法（触診法）で行うこともあるが，エコー装置を使えるなら積極的に利用する．短軸像（図5）で行ってもいいし，短軸像と長軸像（図6）を組合わせて行ってもいい．大腿動脈と大腿静脈を間違えないようにカラードプラを使用しよう．

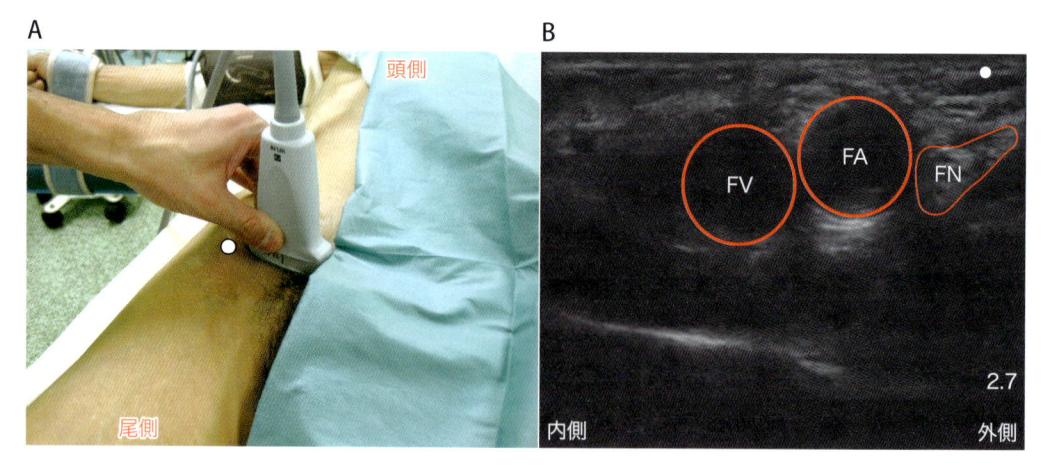

図5　大腿静脈の短軸像
A) 鼠径溝に平行にリニア型のプローブを当てる．大腿静脈穿刺を行う場合は，尾側から頭側に穿刺する．B) 大腿静脈の短軸像でのエコー解剖．FV：大腿静脈，FA：大腿動脈，FN：大腿神経

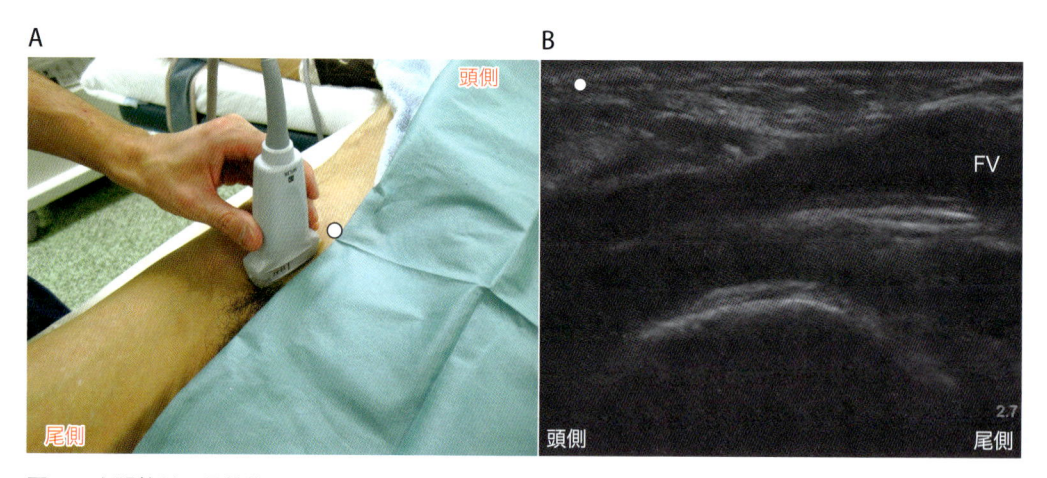

図6　大腿静脈の長軸像
A) 短軸像で大腿静脈を確認した後，プローブを90°回転（ローテーション）して，長軸像にする．B) 大腿静脈の長軸像でのエコー解剖．FV：大腿静脈

2 大腿神経をみる

　大腿動静脈を見つけたら，静脈が見えなくなるまでプローブで圧迫しよう．大腿神経を見つけやすくなる．大腿動脈の外側に高輝度な大腿神経を見つけることができる（図7）．

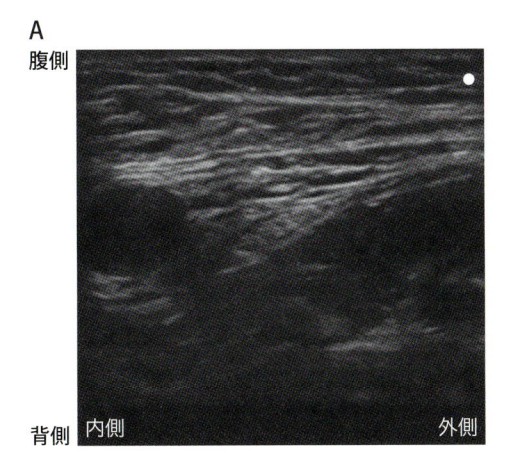

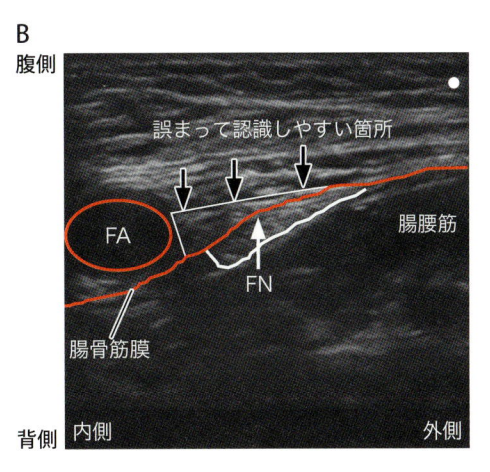

図7 大腿神経のエコー解剖
A）大腿神経のエコー画像．B）大腿神経は，大腿動脈の外側で，腸骨筋膜（━）の背側，腸腰筋の腹側にある．FN：大腿神経，FA：大腿動脈

●ここがポイント
大腿神経をしっかり同定しよう！
大腿動脈の外側に大腿神経と同じ高輝度に見えるところがある．誤ってそこを大腿神経と認識してしまうことがある．腸骨筋膜をしっかり同定して，大腿動脈の外側で，腸骨筋膜の背側，腸腰筋の腹側に大腿神経はある．大腿神経ブロックをしっかり効かせるには，腸骨筋膜を同定することがポイントである（図7）！

●大腿神経ブロック
大腿神経ブロックは，大腿前面の痛みを軽減することができる．外側からブロック針とプローブが平行になるよう（平行法）に穿刺を行う（図8）．大腿神経ブロックに自信がもてない場合は，神経刺激装置を併用して行う．

3. 膝窩動静脈と坐骨神経

膝窩溝に平行にリニア型のプローブをあててみることでおおまかな解剖を理解する．
体位は仰臥位で，患側の肢位は股関節と膝関節を屈曲し，下肢を約45°外旋すると膝窩溝を観察しやすくなる（図9）．体位がとれなければ，腹臥位や坐位，立位などで行おう．

1 膝窩動静脈をみる
膝窩溝に平行にリニア型のプローブをあてる．最初に膝窩動静脈を見つけよう（図9）．

2 坐骨神経をみる
膝窩動静脈を見つけたら，膝窩静脈が見えなくなるぐらいまでプローブを圧迫してみよう．神経を見つけやすくなる．膝窩溝では，坐骨神経は脛骨神経と総腓骨神経に分岐していることが多

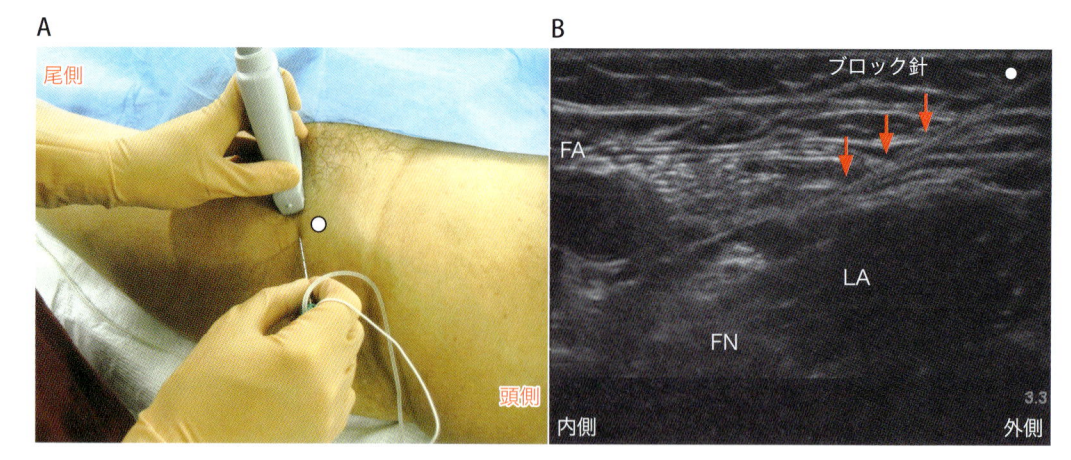

図8 大腿神経ブロック
A) 外側からブロック針とプローブが平行になるように穿刺する．B) 大腿神経ブロックのエコー画像：ブロック針と大腿神経を同一画面上に描出できるようにプローブを調整する．FN：大腿神経，FA：大腿動脈，LA：局所麻酔薬

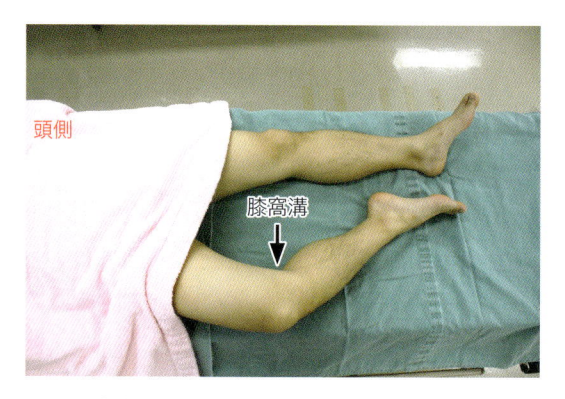

図9 膝窩溝を観察するときの体位
股関節と膝関節を屈曲し，下肢を約45°外旋する

い．そのため，まず膝窩動脈の近くに高輝度な脛骨神経を見つける（図10）．その後，脛骨神経と総腓骨神経が坐骨神経になるところまで，膝窩溝から頭側に平行にプローブをスライドさせる（図10）．

●坐骨神経ブロック

坐骨神経ブロックは下腿（内側を除く）の痛みを軽減することができる．坐骨神経ブロックのみを行う場合は，体位は仰臥位で股関節と膝関節を軽度屈曲して，膝窩溝にプローブをいれられるようにスペースをつくる（図11）．または，腹臥位で行う．外側からブロック針とプローブが平行になるよう（平行法）に穿刺を行おう（図11）．

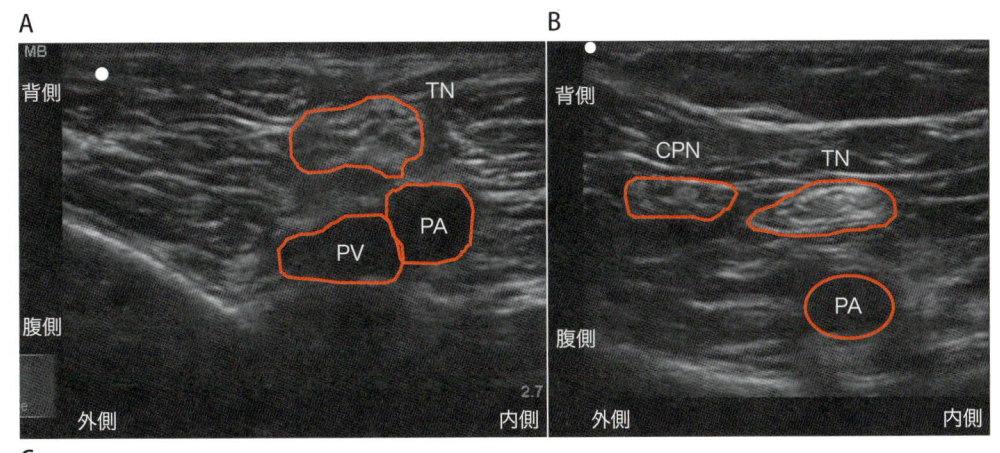

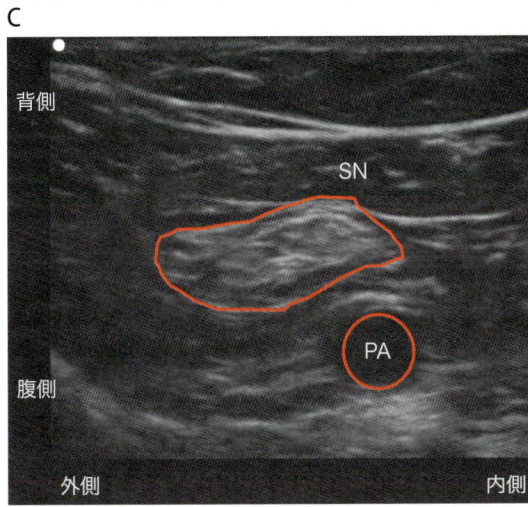

図10　膝窩動静脈と坐骨神経
　A）膝窩動静脈と脛骨神経のエコー解剖．B）脛骨神経と総腓骨神経のエコー解剖．脛骨神経を頭側に追っていく．外側に総腓骨神経がある．C）坐骨神経のエコー解剖．坐骨神経は脛骨神経と総腓骨神経が1つになった神経である．PA：膝窩動脈，PV：膝窩静脈，TN：脛骨神経，CPN：総腓骨神経，SN：坐骨神経

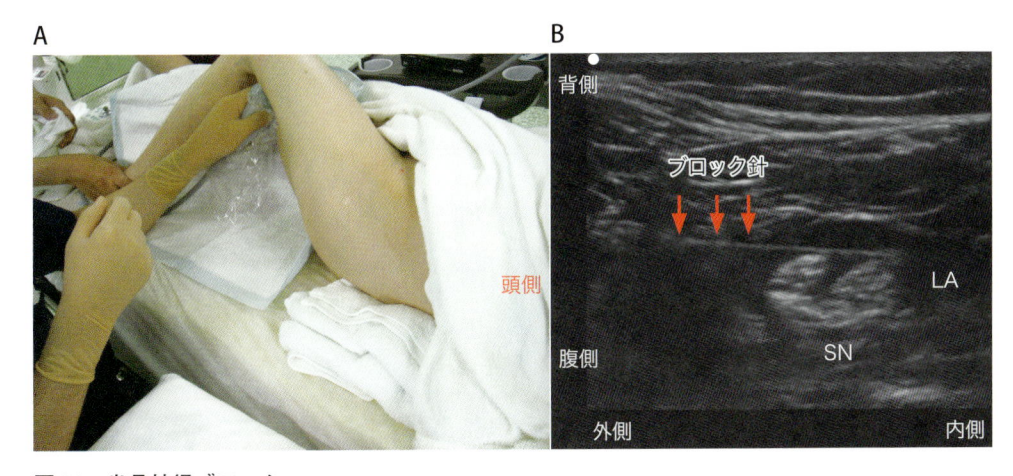

図11　坐骨神経ブロック
　A）膝窩溝にプローブをいれられるようにスペースをつくる．B）坐骨神経ブロックのエコー画像：ブロック針と坐骨神経を同一画面上に描出できるようにプローブを調整する．SN：坐骨神経，LA：局所麻酔薬

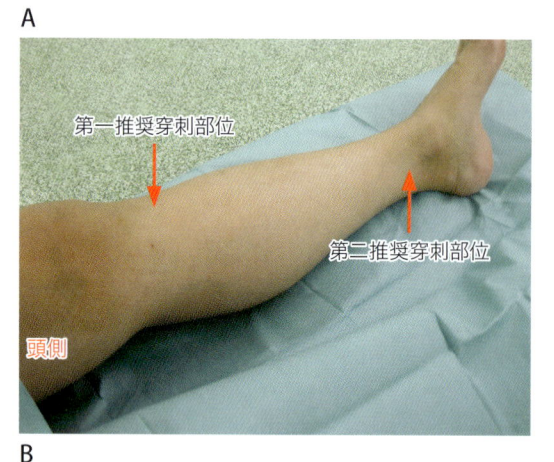

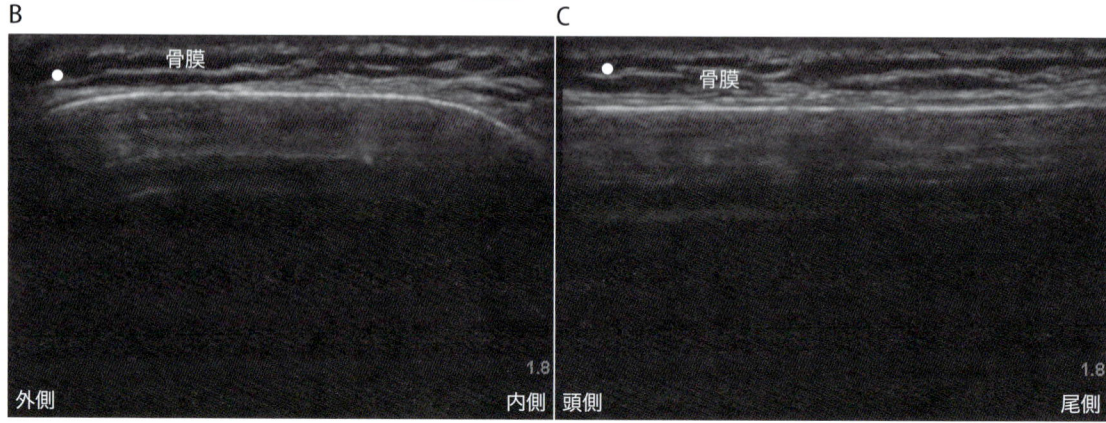

図12 脛骨骨髄穿刺
A）脛骨骨髄穿刺の推奨部位．B）脛骨のエコー解剖（短軸）．C）脛骨のエコー解剖（長軸）

4. 脛骨

　骨髄穿刺は，静脈路の代替手段として用いられる．骨髄穿刺の第一推奨穿刺部位は，脛骨近位部の脛骨粗面内，粗面より約2 cm遠位かつ内側，第二推奨穿刺部位は脛骨遠位部の内果である（図12）．

　エコーを使用できるなら，脛骨の骨髄穿刺前の脛骨や脛骨周囲の解剖を確認しておこう（図12）．

5. 下腿の静脈

　深部静脈血栓症の塞栓源の90％以上は，下肢深部静脈あるいは骨盤内由来といわれている．体位は坐位で，プローブはリニア型を使用する．

　血栓の有無の確認方法としては，静脈をプローブで圧迫した場合，正常であれば，圧迫で静脈は容易に虚脱するが，血栓がある場合は虚脱しない．カラードプラを使用すると血栓がある場合は血流のシグナルが欠損する，などがある．

　下腿の静脈もエコーでみてみよう（図13）．

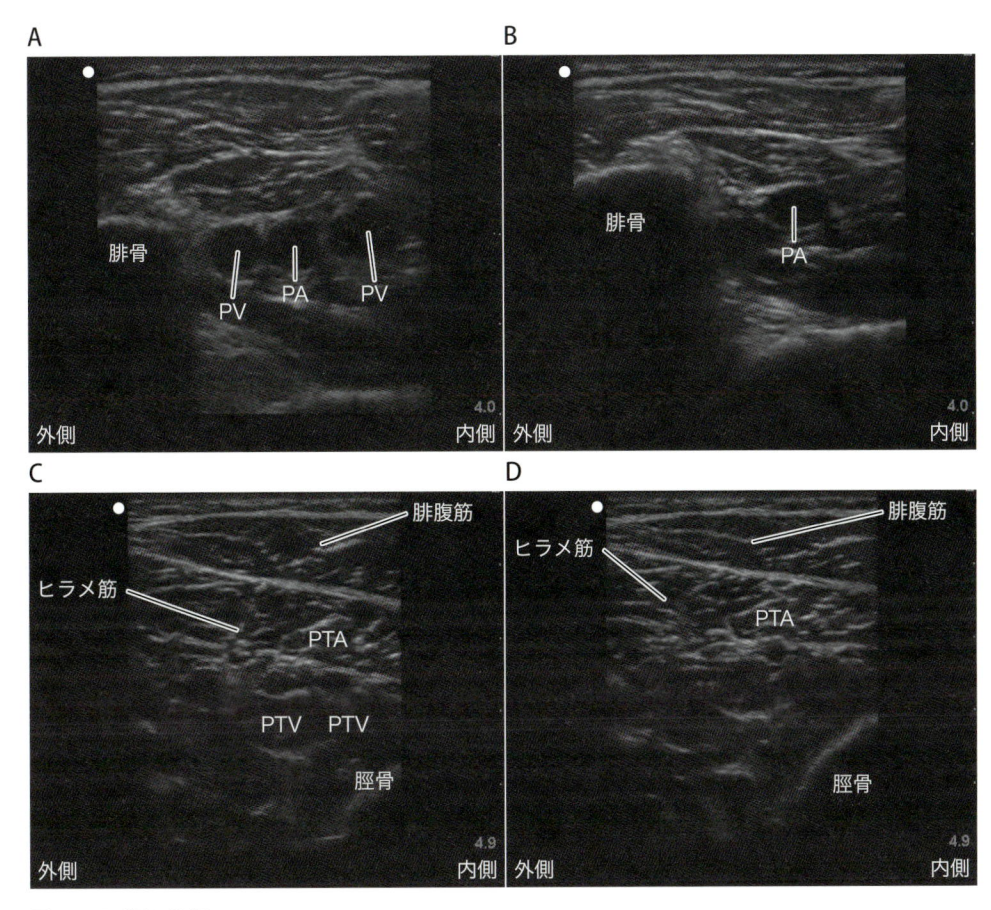

図13　下腿の静脈
A）腓骨静脈（圧迫なし）．膝窩静脈を末梢側に追っていく．下腿では静脈2本と動脈1本が併走して走行する．B）腓骨静脈（圧迫あり）．正常であれば，プローブで圧迫すると静脈が虚脱する．C）後脛骨静脈（圧迫なし）．腓骨静脈，後脛骨静脈，前脛骨静脈，ヒラメ筋静脈もみてみよう．D）後脛骨静脈（圧迫あり）．正常であれば，プローブで圧迫すると静脈が虚脱する．PV：腓骨静脈，PA：腓骨動脈，PTV：後脛骨静脈，PTA：後脛骨動脈

おわりに

　以上，鼠径から下肢のエコーでの観察について説明した．血管穿刺，末梢神経ブロック，深部静脈血栓症の有無など，エコーをどんどん活用していこう！

文献・参考文献
1)「あてて見るだけ！ 劇的！ 救急エコー塾」（鈴木昭広/編），羊土社，2014
2)「周術期超音波ガイド下神経ブロック　改訂第2版」（佐倉伸一/編），真興交易（株）医書出版部，2014

プロフィール
矢鳴智明（Tomoaki Yanaru）
福岡大学病院麻酔科
手術場での末梢神経ブロックや血管穿刺で，エコーをよく使っています．今興味ある分野は，肺や気道・胃と心臓（経胸壁・経食道）のエコーです．ペインクリニックのブロックや集中治療分野でのエコーにも興味があります．まだまだエコーとは切っても切れない仲のようです．

エコー下穿刺の手技がわかる！骨折・軟部組織まで見える！

あてて見るだけ！劇的！
救急エコー塾

ABCDの評価から骨折、軟部組織まで、
ちょこっとあてるだけで役立つ手技のコツ

編集／鈴木昭広

- 定価（本体 3,600円＋税）　□ A5判　□ 189頁
- ISBN978-4-7581-1747-0

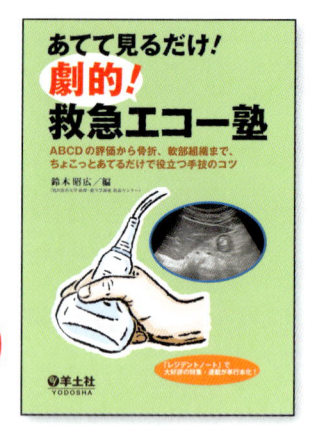

好評発売中

- 知っていると絶対役立つ，エコーの新しい使い方をわかりやすく解説
- 「ちょこっと」あててみたくなる方，続出！「劇的」に売れています！

本書の内容

●初級編

- Lesson 1　必ず守ろう！画像描出時の基本ルール
- Lesson 2　すべての基本！入門に最適！
  FASTを必ずマスターしよう
- Lesson 3　内頸静脈からの中心静脈穿刺
  ガクガクブルブルの体表ランドマーク法
- Lesson 4　鎖骨下…じゃないよ！腋窩静脈からの中心静脈穿刺
  エコーを使うなら鎖骨尾側の腋窩静脈を選択！
- Lesson 5　気胸の有無は肺エコーで診断！
  刺す前，刺した後には必ず見よう！
- Lesson 6　ざっくり心エコーのススメ
- Lesson 7　上腹部痛！？胆嚢くらいは自分で見たい！
- Lesson 8　たかがアッペ，されどアッペ…これが見えたら虫垂炎！
- Lesson 9　血液ガスがなかなかとれない…
  大腿をブスブス刺さずにエコーで見よう
- Lesson 10　尿路感染？石と水腎症はとりあえずエコーでチェックしておこう！
- Lesson 11　肥満患者の髄膜炎！？
  棘間が触れないときの腰椎穿刺
- Lesson 12　その患者，おなかいっぱい？
  プローブを　あてたついでに　胃のエコー

- Lesson 13　気道即生道（気ノ道，即チ，生キル道）
  知る人ぞ知る，使って便利な気道エコー
- Lesson 14　骨折って，エコーでわかるの？
  好奇心が育てる骨折エコー
- Lesson 15　エコノミークラスだけ…じゃない！
  ビジネスクラスでも起こる下肢静脈血栓症
- Lesson 16　灯台もと暗し！？
  軟部組織も超音波で見よう

●アドバンス編

- Lesson 17　知ると知らないでは大違い！
  超音波ノボロジーとアーチファクト
- Lesson 18　FASTアドバンス
  extended FAST＋αを覚えよう！
- Lesson 19　ざっくり心エコーのススメ アドバンス
  ードプラを使ってみようー
- Lesson 20　肺エコーアドバンス
- Lesson 21　エコーテクニックのさらなる応用！
  ～でも過信は禁物

●付録　エコーお役立ちサイト情報

発行　羊土社 YODOSHA
〒101-0052　東京都千代田区神田小川町2-5-1　TEL 03(5282)1211　FAX 03(5282)1212
E-mail：eigyo@yodosha.co.jp
URL：http://www.yodosha.co.jp/

ご注文は最寄りの書店，または小社営業部まで

応用編

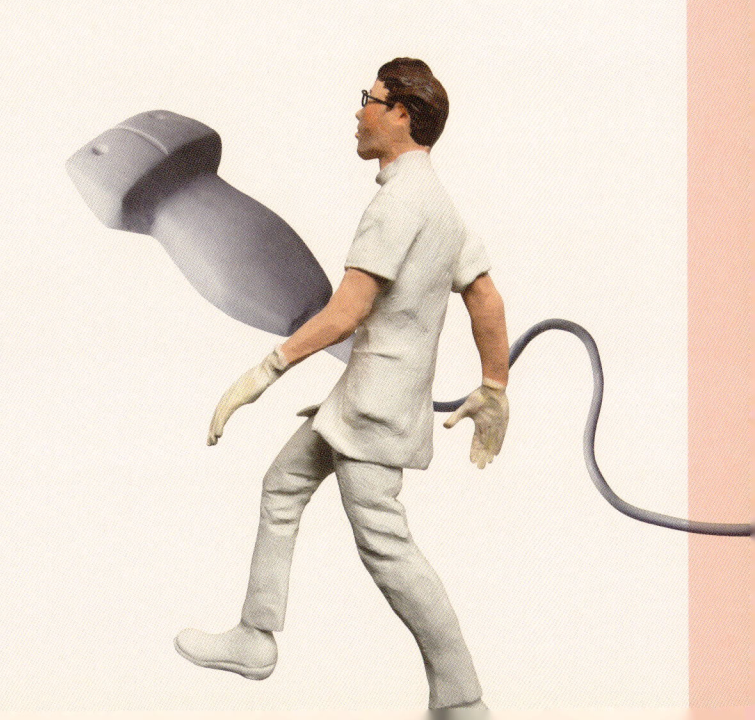

第6章　症候別：こんなとき，エコーはどう使う？

もっと活かす！救急エコー診断・評価パーフェクト
～応用編について

松坂　俊

　ここでは救急ではもちろんだが，今すぐ，簡単に普段の診療に役立つと思われるいくつかの項目について，病歴聴取，身体所見，採血結果を踏まえた診療のしかたと，そのときにエコーをどうやって診療に組込んでみるかについての提案を解説したいと思う．疾患についてはページの都合上エコーが関連する疾患を中心に解説し，すべての鑑別には触れていない．また，各臓器の見方の詳細については基礎編を参考されたい．

　医師になって皆気づくことだが，1つの検査，所見だけを信じてしまうと大きな間違いを起こすことがある．それはまず，pretest probability（検査前確率）とそれぞれの感度，特異度を間違えてそれらの結果を判断するからと思われる．診断により近づくためには特異度の高い病歴，身体所見，検査所見を重ね，除外診断をするには感度の高いものを重ねることが必要であるが，特に身体所見の所見は医師によって違い，一致しづらいことが示されており（表1）[1]，この精度を向上させるには身体所見が正しかったかどうかの確認が必須である．例として熟練した外科医の判断は虫垂炎，急性腹症に関してCT，US（エコー）に劣らないという論文や記載もあり（表2）[2,3]，これは外科医が実際に手術をして腹腔内の所見を確認でき，虫垂を病理に出して確定診断ができるため，どうしてその所見がでたかの答え合わせができるからだと考える．

　今回はエコーを診断に使用するというだけでなく，身体所見での診断技術を向上させるための利用法の提案についても記載したいと思う．

　エコーは簡易に施行でき，患者に負担の少ない検査であるが，比較的新しい分野であり，熟練が必要な検査でもあるためこれだけを信じて診療を行うのはむしろ危険である可能性もある．これから記載するアプローチを参考していただき，ぜひ診断に，そして診察技術の向上に有効に利用していただければと思う．

表1　身体所見の一致率

所見	一致率
呼吸音の減弱	0.16〜0.47
Wheezingの聴取	0.43〜0.93
IV音の聴取	0.15〜0.52
腹水の予測	0.63〜0.75
反跳痛	0.25
筋性防御	0.36

一致率とは意見が一致する確率であり0.25であればある所見に4人に1人しか賛成しないという意味である
文献1を参考に作成（これ以外にも多数あるが，ごく一部のみ抜粋）

表2　虫垂炎における外科医の診断と画像所見の感度と特異度

	感度	特異度
外科医の診断	99.0%	76.1%
CT	96.4%	95.4%
エコー	99.1%	91.7%

外科医の診断の感度はCT，エコーに匹敵する（外科医が虫垂炎らしくないと言えば虫垂炎でない可能性が高い）
文献2を参考に作成

なお掲載された多くの写真は渓仁会円山クリニック健診部業務支援室の診療放射線技師，遊佐享先生と手稲渓仁会病院循環器内科，村上弘則先生にご協力いただきました．この場でお礼を申し上げたいと思います．

文献・参考文献

1) 第三章　身体所見の信頼度．「マクギーの身体診断学 エビデンスにもとづくグローバル・スタンダード」(Steven McGee/著，柴田寿彦/監訳)，pp.20-31，エルゼビア・ジャパン，2004
2) Park JS, et al：Accuracies of diagnostic methods for acute appendicitis. Am Surg, 79：101-106, 2013
3) 「ドクターズルール425―医師の心得集」(Clifton KM/原著，福井次矢/翻訳)，南江堂，1994

プロフィール

松坂　俊（Suguru Matsuzaka）
手稲渓仁会病院総合内科/感染症科，旭川医科大学救急科 非常勤講師（元 同救急科/外科学講座消化器病態外科学分野）

第6章　症候別：こんなとき，エコーはどう使う？

1. volume status の判断
～IVC評価の真実を理解する

松坂　俊

● Point ●

- 絶対的なものがないため，病歴聴取，経過がまず大切，身体所見は病歴と一致してこそ意味がある
- IVC（下大静脈）径は絶対ではない，IVC index，呼吸性変動も確認しよう
- 血管内volumeがちょうどよい＝euvolemicの判断は非常に難しいことを知る
- 脱水気味と溢水気味，どちらが患者にとってよいか考えよう

症例

夕回診でのプレゼンテーション．「肺炎で入院中の心不全の既往のある70代の男性，入院2日目．6時から16時までの尿量が150 mLと少なめだったが（体重60 kg），血圧120/80 mmHg，心拍数60回/分台と落ち着いており，身体所見上も口腔内粘膜の乾燥などの脱水を示唆する所見がなく，IVC径が18 mmあることから心不全も考えられます．うっ血傾向で血管内volumeは足りていると思いますのでフロセミドを使用します」と研修医がプレゼンテーションした．さて，このプレゼンテーションに何が足りないだろうか？　身体所見，IVC径の絶対値で血管内volumeが足りているかを判断してよいであろうか？

はじめに

血管内volumeが不足すると，組織還流は悪くなり，結果として尿量減少や，採血結果の悪化となって現れる．尿量減少時の対応全般については第6章-8で記載するが，尿量低下の患者に対して補液をするのか，利尿薬を用いるかの判断は全く反対方向の加療となるため，どうすればよいか頭を悩ませることが多いことと思う．この稿では血管内volumeの評価に関して，病歴，身体所見，検査所見をどう読みとるか，どこでエコーを使うべきかについて述べたいと思う．なお，集中医療領域では動脈圧波形などからの動的パラメーターがCVP（central venous pressure）などより有効であるとされているが，今回は病棟でも簡易に使える1つの考え方を記載した．

1. まずは病歴，経過で患者が脱水傾向か，溢水傾向かの予測をする！

　検査結果を眺める前に，まずは病歴や経過が重要である．感冒などで食欲低下があり，普段の体重より減少があれば基本的に脱水である．これは当然でしょ，というかもしれないが，逆に数日前からの下痢を主訴とした患者が来院し，口腔内が湿っていて，IVCが張っていたら脱水はないといいきれるだろうか？　答えはNoで，やはり脱水を考えるべきであり，このような症例は存在する．実は後述するように身体所見での脱水の評価は難しく，IVCにも呼吸性変動の低下をきたす病態があり，万能ではないのである．まずはその患者が脱水傾向をきたす病態なのか，溢水傾向をきたす病態なのかを考える必要がある．例えば敗血症など**炎症をきたす病態で血管透過性が亢進している場合は体重が増加していても血管内volumeが低下している**ことがあり，このときに利尿薬を使用すればさらに病態は悪化する．逆に加療に反応し，炎症が治まってきているときには**体重が減少していても血管透過性が改善し血管内volumeは増加している**ことがあり，通常は利尿期となり勝手に改善するはずではあるが，**時に心負荷となり心不全となり，利尿薬が必要なときがある**．

2. バイタルも身体所見も血管内volumeを把握するにはあてにならない！？

　血圧，心拍数については非常に興味深い研究がある．健常人が失血した場合に仰臥位での頻脈，血圧低下は中等度の失血（450〜630 mL），高度の失血（630〜1,150 mL）ともにほとんど起こらないということであり，**頻脈がなくとも600 mL以上の出血が否定できないのである**．起立性の変化は多少起こりやすいが中等度の出血での感度はそれでも7〜57％と低く，高度になれば感度も98％と高くなる（表1）[1]．つまり，バイタルの変化は血管内volumeがかなり低下してか

表1　バイタルサインと急性失血※

身体所見#	中等度の失血 感度（％）	大量の失血 感度（％）	特異度（％）
体位変換による脈拍の増加≧30/分，あるいは強い立ちくらみ	7-57	98	99
体位変換による低血圧（＞20 mmHgの収縮期血圧の低下）	9	—	90-98
仰臥位での頻脈（脈拍＞100/分）	0	10	98
仰臥位での低血圧（収縮期血圧＜95 mmHg）	13	31	98

※おおむね若くて健康な568人の"中等度の"失血（450〜630 mLの瀉血），あるいは"大量の"失血（630〜1,150 mLの瀉血）後に得られたデータである．特異度は失血前の正常な体液状態の同一人物からのものである．結果は全体の平均値，あるいは統計的に不均一であれば，値の範囲で示した．
#所見の定義：体位による変化とは，仰臥位の測定値から立位の測定値を差し引いた値．体位変換による低血圧（収縮期血圧で20 mmHg以上の低下）は，強いたちくらみがなく立位を保持できる患者のみの所見である．文献1より引用
出血に感度のよい所見はないが，所見があった場合は強く出血を示唆する（感度は低いが特異度が高い）

表2　血管内volume減少時の各指標の感度，特異度と尤度比

所見	感度	特異度	陽性尤度比	陰性尤度比
腋窩乾燥	50%	82%	2.8	0.6
口腔粘膜乾燥	85%	58%	2	0.3
舌乾燥	59%	73%	2.1	0.6
眼球陥没	62%	82%	3.4	0.5
言語不明瞭	56%	82%	3.1	0.5
毛細血管再充満時間の延長	34%	95%	6.9	0.7

感度特異度ともに十分に高い所見は存在しない
文献2を参考に作成

らやっと現れるということになり，さらには頻脈にはならないことすらあるということである（特にβ遮断薬使用者，高齢者など）．

身体所見はというと，表2の通り，やはり感度，特異度ともに非常によいものはない．感度は口腔内乾燥がない場合の感度，腋窩乾燥，眼球陥没，言語不明瞭があった場合の特異度が比較的よいと報告されている[2]．つまり，**病歴上脱水はなさそうであり口腔内が湿潤していればおそらく脱水はないだろうという判断であり，病歴上脱水が疑わしく，腋窩乾燥，眼球陥没，言語不明瞭の所見があればおそらく脱水であると予測されることとなる**．毛細血管再充満時間については中指の爪を5秒押して赤みが戻るまでの時間であり，小児，成人男性で2秒，成人女性で3秒，老人で4秒が正常とされているが，成人では意味がないともいわれている[2]．よって病歴と身体所見だけでは実際には血管内volumeがどうなっているのか判断しづらいことが多いのが現実である．

3. 採血でのvolumeの状態の判定は前回に比べて改善しているかどうかがポイント！

採血で脱水をみるにはどうするか？　まず浮かぶのがHb，蛋白などの濃さ，薄まり具合での判定だろう．これについては炎症が高度のときには消耗性に下がる傾向にあるため判断が難しいが，胃腸炎のときなどではもともとのHbからどれくらいの補液を入れればよいかが予測がつくこともある（Column参照）．

BUN，CreはというとBUN/Cre比20以上が有名であるが，低栄養状態や筋力低下，ステロイド投与中ではわからないこともある．Creが上昇している場合はFENa，FEBUNを計算し，腎前性か腎性かを判断するが（第6章-8参照），溢水の場合でも腎前性のパターンをとってしまうため，採血での判断は難しい．**ただし，BUN，Creが改善している場合は補液または利尿による治療の効果があったと考えてよいと思われる**．

4. エコーでのIVC径，IVC indexの評価には注意が必要だが，CVPとの相関がある

やっとエコーでの評価が出てきた．これまでのところで迷ったときには簡単にエコーで心臓の

表3 IVC index と CVP の関係

IVC index	CVP
25％未満	＞12 mmHg
26〜50％	7〜12 mmHg
＞51％	＜7 mmHg

文献3を参考に作成

動き（ejection fraction：左室駆出率）を確認し，明らかに動きが悪くなければ，IVCの径をぜひ評価してほしい．まずエビデンスについて記載すると呼気時と吸気時のIVCの差の比を計算したものをIVC index〔（IVC呼気時の径−IVC吸気時の径）／（IVC −呼気時の径）×100（％）〕というが，CVPとの関係性が認められている（表3）[3]．

IVCの評価は肺疾患で右心肥大がある場合，その他AR，MRなどや，人工呼吸器管理でのPEEP負荷中にも正確な判定ができなくなることに注意が必要で，IVC径のみでの判断は個人差も多く有用でないという報告もある[4]ため，**IVC indexを筆者はメインで利用している**．

5. CVPは血管内volume評価に役に立たない！？

CVPは中心静脈カテーテルが入っているときに測ることができ，教科書には5〜12 mmHgが正常と記載されているが，**CVPの値と血管内volumeの関係，CVPの値と追加補液が心拍出量改善に与える関係はなかったという報告もある**[5, 6]．

6. volume絞り気味？ 溢水気味？ どちらが患者によい？

CVPはIVC indexと相関するが，結局のところ血管内volumeとは直接関係がない．よって，**血管内volumeの評価は病歴，経過で脱水傾向，溢水傾向どちらの可能性が高いかを予測しつつ，血圧，脈拍，尿量，CVP/JVP，酸塩基平衡，乳酸，BUN/Cre，IVC indexを組合わせて総合的に判断し，適宜volume challengeを施行する必要がある**（図1）．volume絞り気味は肺，心臓に

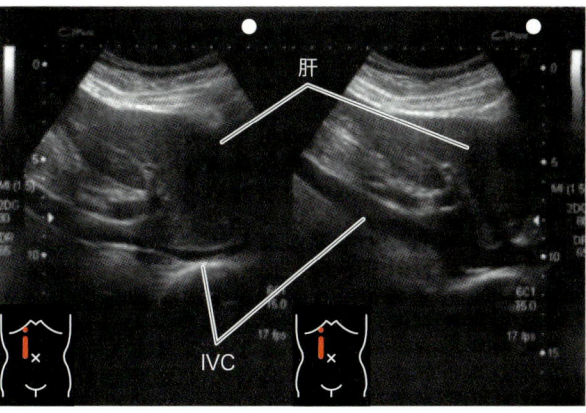

図1 自分のIVCを見てみよう
筆者の当直明けのIVC．もちろんラシックス®はうたないでください．IVC indexは60％くらい

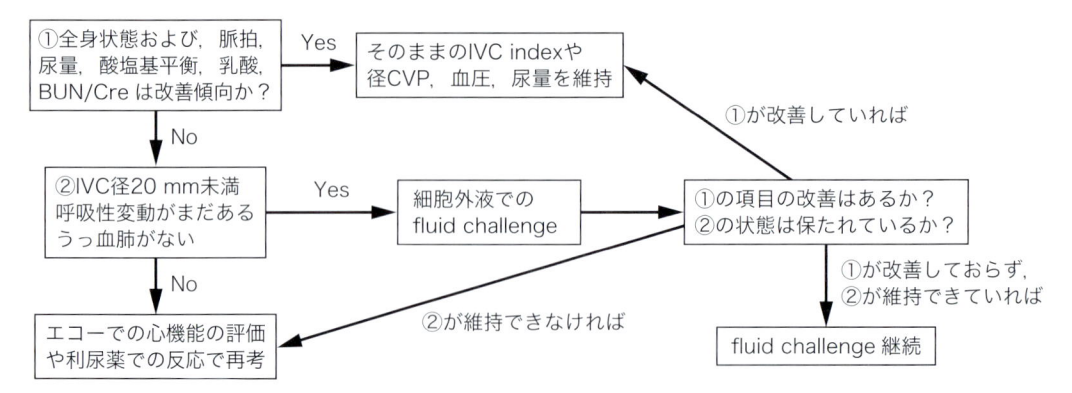

図2 エコーを使用したvolume controlの例
患者の状態で腎保護をメインに考えるのであれば十分なvolumeが必要なため溢水気味に，心臓，呼吸状態がギリギリであれば脱水気味に少し維持するようにイメージをする
※現疾患が改善傾向と仮定した場合のフローチャート
※血圧が低ければ適宜カテコラミンも考慮
※尿量が一般的には0.5 mL/kg/時を維持するが，パラメーターが改善していれば少なくてもよいと考える．ラシックス®を使用すると最低必要尿量が不明瞭になる

よいが溢水気味は腎臓によい，どちらが今の患者で有利か考えよう．

　心機能やもともとの腎機能などにより必要な尿量は個人差があるため，尿量が多少少なくても，バイタル，酸塩基平衡，乳酸，BUN/Creが改善しているのであれば**体重やCVP，エコー所見があまり変わらない状態のvolumeを維持し，基本的には自然な利尿を待つのがよいと考える**（図2）．迷ったときにはvolume challengeをするが，安全に施行するためにエコーが有用と考える．イギリスの術後補液管理のガイドラインには細胞外液200 mLの投与によるcardiac output/stroke volumeの変化，代用として血圧，脈拍，capillary refill（個人的には尿量，乳酸の改善もみている）の15分後の改善をこれらが改善しなくなるまでするという方法が述べられている（エビデンスレベルgrade 1，補液量はgrade 5）[7]．ある報告ではIVC indexを約15％をcut off値とすると，感度90％，特異度100％でvolume負荷に反応したとの報告されており[4]※1，**呼吸性変動がIVCにまだあり，補液をしても溢水にならない印象であれば積極的に入れてその反応を見る．呼吸性変動がなくなった場合は利尿をかける，または血圧が低い場合はカテコラミンを使いながら循環を保ち，反応を見てみるというアプローチが有効**だと筆者は考える．

※1　論文ではIVC indexとは違う計算方法であり，IVC indexに換算した値を記載．

7. JVPとCVPの関係，エコーでの身体所見の取り方の練習を！

　JVP（jugular venous pressure）とCVPには関係性があるという報告がある．よって身体所見での代用ができる可能性がある（胸骨角からの垂直距離が3 cm以上→CVP＞8 cmH$_2$O 感度42〜92％，特異度93〜96％，陽性LR 9.0）[1]．JVPの取り方は図3の通りであるが，実際この拍動を見るのは難しいこともある．このときに**エコーを当ててみると静脈の拍動がなくなる部位がわかるので，答え合わせに非常に有用**であり，筆者はよく回診で研修医と見ている（図4）．

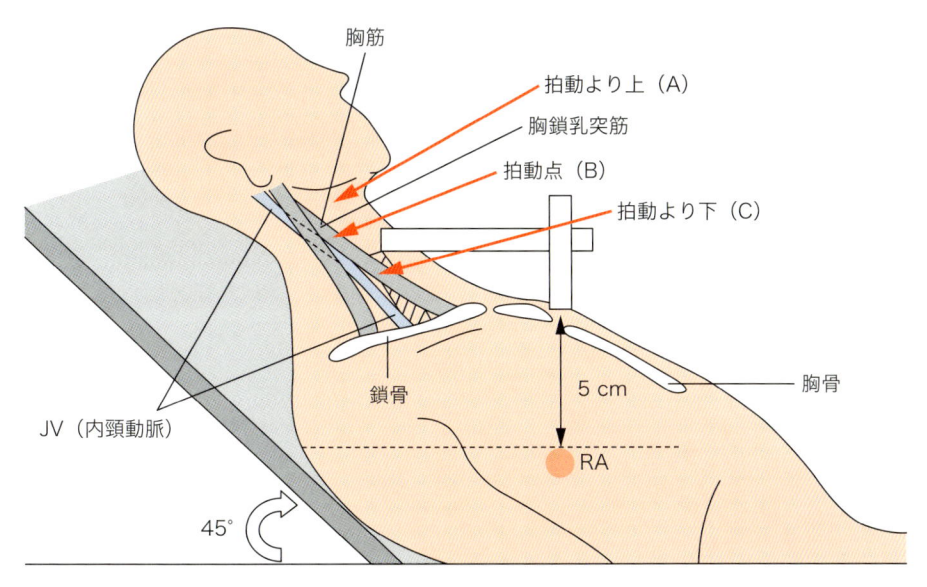

図3　JVPの取り方とCVPの予測
鎖骨上の胸鎖乳突筋の間にある内頸静脈の拍動（B）をみつける．ライトをあてると拍動に伴いへこむところがある．胸骨柄からの距離＋5 cm〔右房（RA）からの予測距離〕がCVPの予測値になる．拍動がなくなるところで頸静脈径が小さくなる．
文献8より改変して転載

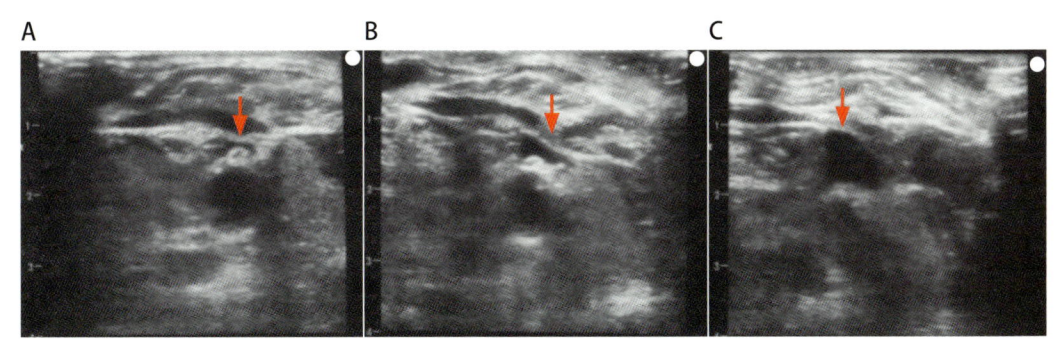

図4　JVPを見てみよう
Aから順にJVPの拍動のない部位，拍動がある部位，その下の部位のエコー．Bのように内径静脈が潰れかかっているところ（➡）がほぼJVPとなる

症例の続き

　研修医のプレゼンには経過についての内容が不十分だった．患者は解熱はしているものの，まだ酸素1 L必要な状態で，食欲はあまりなく，半分程度の食事摂取であった．確かに身体所見上明らかな脱水を示す所見はなかったが，エコー上IVC indexが30％程度あったため心不全に注意しながら外液を追加したところ，尿量は増加した．翌日のBUN/Creも改善していたため，血管内脱水があったと判断し，利尿薬の使用は不要であった．

おわりに

euvolemicは判断が難しく，確かな指標がないため，病歴をもとに補液または利尿にて反応をみて，その結果を身体所見や採血結果，検査所見などで判断することが必要であるということを述べた．IVC径も確実な指標ではないが極端にIVC indexが高い，低い場合は溢水，脱水傾向の1つの指標となり，IVC径，IVC indexの変動も状況の変化の把握に役立つ．これはエコーで簡易に評価できるため，特性を理解したうえで普段の診療に取り入れてみてはいかがだろうか．ただし，今後簡易に測れるデバイスが出現し，動的パラメーター（心拍出量など）が主流になっていく可能性はある．

Column

Hbが上昇しているときの補液量の計算方法

炎症を起こす疾患でHbは低下することはあるが，濃縮していない限り上昇はありえないため，濃縮の程度を普段のHbがわかれば比較的正確に判断できる．普段のHbが12 g/dLの男性が胃腸炎で下痢をくり返し，16 g/dLで来院したとしよう．体格は普通で血管内のvolumeが普段4Lと仮定すると（体重×70 mLという計算方法もある）

Hbの総量は変わらないため，通常の血管内volume 4 L×通常のHb12 g/dL＝今の血管内volume X L×今のHb16 g/dL が成り立つ．

X＝3 L，つまり1 Lのlossとなり，外液で負荷すると血管内に残る量が1/3〜1/4といわれているため，1Lの3〜4倍必要であり，不感蒸泄などを考えればこれにさらに維持液が必要となる．

よって1日で脱水を改善するのであれば，維持液2L＋（不足分外液1L×4）＝6Lもの輸液が必要となる．一見多いように思えるが，実際は問題ない．むしろ脱水で腎機能が悪化しているときに不十分な補液がなされ，さらには熱が出てNSAIDsや抗菌薬が投与されたり，造影CTを施行されたりと医原性に腎不全をきたしている例を散見するのでぜひ注意していただきたい．

文献・参考文献

1) 「マクギーの身体診断学 エビデンスにもとづくグローバル・スタンダード」(Steven McGee/著，柴田寿彦/監訳)，エルゼビア・ジャパン，2014
2) McGee S, et al：The rational clinical examination. Is this patient hypovolemic? JAMA, 281：1022-1029, 1999
3) Marcelino P, et al：Non invasive evaluation of central venous pressure using echocardiography in the intensive care--specific features of patients with right ventricular enlargement and chronic exacerbated pulmonary disease. Rev Port Pneumol, 12：637-658, 2006
4) Levitov A & Marik PE：Echocardiographic assessment of preload responsiveness in critically ill patients. Cardiol Res Pract, 2012：819696. doi：10.1155/2012/819696, 2012
5) Shippy CR, et al：Reliability of clinical monitoring to assess blood volume in critically ill patients. Crit Care Med, 12：107-112, 1984
6) Marik PE, et al：Does central venous pressure predict fluid responsiveness? A systematic review of the literature and the tale of seven mares. Chest, 134：172-178, 2008
7) Soni N：British Consensus Guidelines on Intravenous Fluid Therapy for Adult Surgical Patients (GIFTASUP)：Cassandra's view. Anaesthesia, 64：235-238, 2009
8) 入江聰五郎：頸部のフィジカル診断．「疾患を絞り込む・見抜く！身体所見からの臨床診断」(宮城征四郎，徳田安春/編)，pp.58-68, 羊土社，2009

プロフィール

松坂　俊（Suguru Matsuzaka）

手稲渓仁会病院総合内科/感染症科，旭川医科大学救急科 非常勤講師（元 同救急科/外科学講座消化器病態外科学分野）

総合内科で研修後，旭川医大で消化器外科を研修し，救急科にも所属，救急医療～総合診療～外科～終末期医療とプライマリケアに必要と思われる分野を経験し，旭川医大で研修医教育などをやりつつ，今年からまた専門医などの関係で渓仁会に戻ることになりました．究極のプライマリケアを模索中です．

第6章　症候別：こんなとき，エコーはどう使う？

2. 咽頭，頸部痛に出会ったときに
～一般的なアプローチとエコーを用いた評価について

井上顕治，芹沢良幹

● Point ●

- 咽頭頸部痛をきたす疾患について習熟し，red flagを意識した診療を心がける
- 甲状腺機能亢進症をきたす疾患について鑑別する
- 内頸静脈に挿入することの多い中心静脈カテーテル関連血流感染症では，化膿性血栓症静脈炎，周囲膿瘍の確認が重要である

はじめに

　咽頭痛/頸部痛は外来にてしばしば遭遇する主訴である．頸部は脊髄，脊椎，頸動脈，気管，食道，甲状腺など重要な臓器が密集した部位であり，慎重な診療を心がけたい．特に喉頭～気管に関しては，その機能に障害をきたすと急激に窒息に至り，若年者でも致命的な転機を辿る可能性もあるため，特別な注意が必要である．咽頭痛，頸部痛をきたす疾患には，一般感冒との見分けが困難なものもあるが，系統だったアプローチを行うことで診療の質を高めたい．また，甲状腺疾患，頸部リンパ節腫脹をきたす疾患についても学習を行う．

症例1

　45歳男性．39℃台の発熱と強い咽頭痛を主訴に救急外来受診．
　声はややこもったような感じで，咽頭の観察では特別な所見が見当たらない．風邪でここまで喉が痛くなったことはないという．どのような対応（検査，診療）を行うか？

症例2

　37歳女性　頸部前面の自発痛/圧痛と発熱，動悸を主訴に救急外来受診．採血ではTSH 0.01 μU/mL，FT4 2.78 ng/dL，FT3 6.24pg/mLと甲状腺ホルモン亢進状態にあった．
　甲状腺機能亢進状態であることは間違いないが，今後の鑑別/治療の流れはどのようなものだろうか？

> **症例3**
> 閉塞性尿路感染症/敗血症性ショックのため入院中の76歳女性．全身状態は改善に向かっていたが，入院10日目に突然39℃台の発熱と頻脈，頻呼吸が出現．すでに中心静脈カテーテルは抜去後だが，右頸部のカテーテル抜去部に軽度圧痛を認めた．中心静脈抜去部の評価についてベットサイドですぐに行える対応は？

1. 咽頭痛，頸部痛のred flagを覚えよう

　救急外来に受診される咽頭痛，頸部痛の多くは何らかのウイルス感染，いわゆる『風邪』であることが多い．しかし，一見軽症にみえても致命的な疾患が潜んでいることもあり，十分に注意を払う．特に注意が必要なものが，急性喉頭蓋炎，扁桃周囲膿瘍，咽後膿瘍，Ludwig's angina，Lemierre's syndromeなどの「killer sore throat」と称される疾患群である．これらの疾患の特徴を表したred flag（表1）についてまず確認を行う．開口障害は扁桃周囲膿瘍や頸部膿瘍，咽後膿瘍において認められる．咽頭の外側にある傍咽頭間隙に炎症をきたし，咀嚼筋群に影響をきたすため出現する．傍咽頭間隙は縦隔まで続く椎体前間隙に繋がっており，これらは感染に脆弱な組織であるため，急激に進行し縦隔炎に至る可能性がある．嗄声やこもったような声があった場合，急性喉頭蓋炎などにより感染部位が喉頭/声帯付近に及んでいることを示しており，気道緊急をきたすリスクを示唆する．また，咽頭痛，頸部痛を主訴として来院した患者で，咽頭に所見がない場合も注意が必要である．急性喉頭蓋炎では，炎症の首座は咽頭ではないため，患者は「風邪でここまで喉が痛くなったことはない」というほどに咽頭痛を認めるが，咽頭にはほぼ所見は現れない．それから，頸部での圧痛点の有無も重要である．咽頭に所見や圧痛点を認めない場合，心筋梗塞の関連痛である可能性や，脊椎や椎骨動脈解離などの血管系の異常である可能性を考慮する必要があるためである．逆に明確な圧痛点を認めた場合は，その部位にエコー検査を行うことで，痛みの解剖学的な原因〔膿瘍，唾液腺，リンパ節（Column参照），甲状腺，血管など〕を探ることができる．

　これらの致死的な疾患を除外した後，A群β溶連菌による細菌性咽頭炎の可能性をCentor criteria（表2）にて評価する．これで1点以下は検査/治療は不要，2～3点では溶連菌迅速検査を行い陽性であれば治療，4点以上であれば溶連菌感染の可能性が40%以上の確率となるため抗菌薬加療を検討する．筆者は細菌性咽頭炎を疑うが迅速検査陰性例には咽頭培養をとり，外来フォローのうえ，培養陽性となった際に抗菌薬治療を行うこととしている．ここで重要な点は，EBウイルスが咽頭炎の原因となっていることがあり，そこに不用意に抗菌薬を投与すると高率に薬疹をきたすという点である．溶連菌による咽頭炎であったとしても，培養結果が確定するまでの24～48時間程度は，加療が遅れたとしてもリウマチ熱などの発症リスクは変わらないとされており，細菌感染であることが証明できてから加療するよう心がけたい．

表1　咽頭痛のred flag

- 開口障害
- 嗄声，こもった声
- 強い前頸部痛
- 唾も飲み込めない程の嚥下時痛
- 強く喉を痛がる割に咽頭に所見を認めない

表2　Centor criteria

- 38℃以上の発熱
- 咳がない
- 白苔を伴う扁桃腫大，発赤
- 圧痛を伴う前頸部リンパ節腫脹

1項目1点

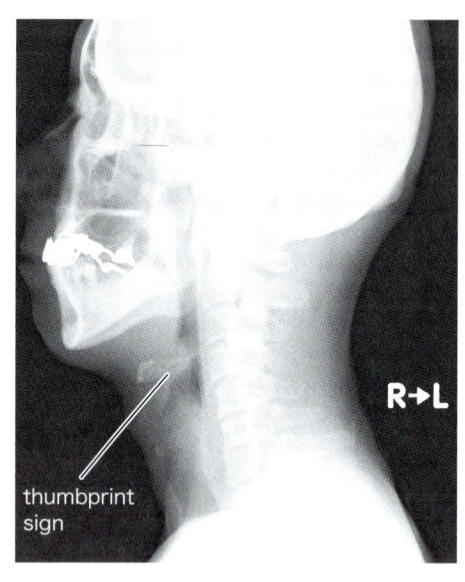

図1　急性喉頭蓋炎
頸部X線写真

> **症例1解説**
> 　これは筆者が経験した急性喉頭蓋炎の症例である．咽頭には全く所見がなかったが，患者が前頸部をとても痛がっていたことをよく覚えている．X線写真にて**thumbprint sign**（図1）〈喉頭蓋が浮腫をきたし親指のように見えるもの〉を確認し診断した．いつ気道緊急に陥っても対処できるよう，必ず側を離れずこの疾患を疑う患者に遭遇した際は虚勢を張らずに応援を集めることが重要である．

2. 痛い部位は甲状腺！？ 甲状腺疾患はエコー評価が重要！

　症例2では頸部前面の痛みと患者は表現したが，のどが痛いと患者が表現することもあり診察すると甲状腺疾患のことがある．

　甲状腺機能亢進状態をきたす疾患としては，**Basedow病，無痛性甲状腺炎，亜急性甲状腺炎，機能性結節性甲状腺腫，妊娠性甲状腺機能亢進症**などであるが，それぞれ治療方針が全く異なるため，**甲状腺クリーゼ**（甲状腺クリーゼ評価のためのスコアリング，表3）でなければ，確実な診断をつけるよう心がける．これを評価するための検査としては，甲状腺自己抗体（TRAb，TSAb），甲状腺エコー検査，甲状腺シンチグラフィーがある（甲状腺機能亢進状態の評価フローチャート，図2）．特にエコー検査は，**甲状腺のサイズの測定，腺腫の有無，血流の評価，低エコー領域の有無，悪性腫瘍の合併**などの評価が可能で，非常に重要な検査である．一般的にBasedow病では，甲状腺は全体的に腫大し，血流増加を認める．一方で亜急性甲状腺炎では，圧痛部位に一致した低エコー領域を認め，病変部では血流が低下する（図3）．甲状腺の評価のエコーは専門的であるので，外来ではまず疼痛部位がエコーで甲状腺であることを見極め，その後専門的にエコーをオーダーする．

表3 甲状腺クリーゼスコアリング

体温
37.2〜37.7℃ 5点, 37.8〜38.2℃ 10点, 38.3〜38.8℃ 15点, 38.9〜39.4℃ 20点, 39.5〜39.9℃ 25点, 40℃以上 30点
中枢神経障害
軽度(興奮のみ)10点, 中等度(せん妄, 精神異常, 無気力)20点, 重度(昏睡, 痙攣)30点
消化管, 肝機能
軽度(嘔気, 嘔吐, 下痢, 腹痛)10点, 重度(原因不明の黄疸)20点
脈拍
99〜109回/分 5点, 110〜119回/分 10点, 120〜129回/分 15点, 130〜139回/分 20点, 140回/分以上 25点, 心房細動あり 10点
心不全
軽度(下腿浮腫)5点, 中等度(肺底部クラックル)10点, 重度(肺水腫)15点
誘発因子(妊娠, 感染, 造影剤, 服薬中止など)
あり 10点
45点以上で甲状腺クリーゼの診断

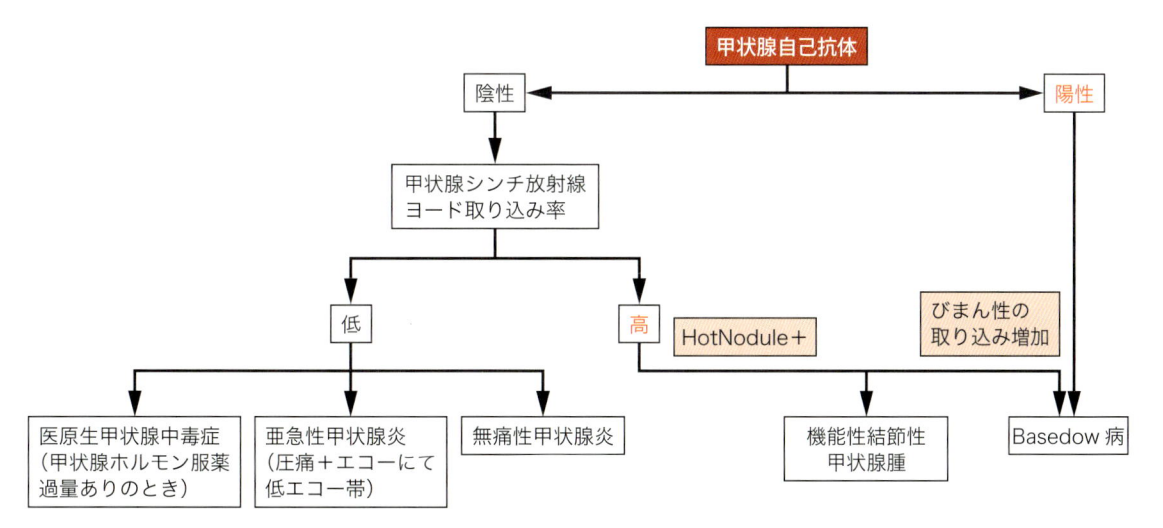

図2 甲状腺機能亢進におけるフローチャート
注:自己抗体陽性のみでBasedow病と診断すると,破壊性甲状腺炎を見逃している可能性があるため注意

症例2解説

本症例は,甲状腺の圧痛,炎症反応(CRP,赤沈上昇)を伴う甲状腺機能亢進症であり,甲状腺自己抗体陰性,甲状腺シンチグラフィーで取り込み率の低下,甲状腺エコーにて圧痛部位に一致した低エコー領域を認め,亜急性甲状腺炎と診断した.β遮断薬,NSAIDs内服を行い,症状/甲状腺機能は軽快した.

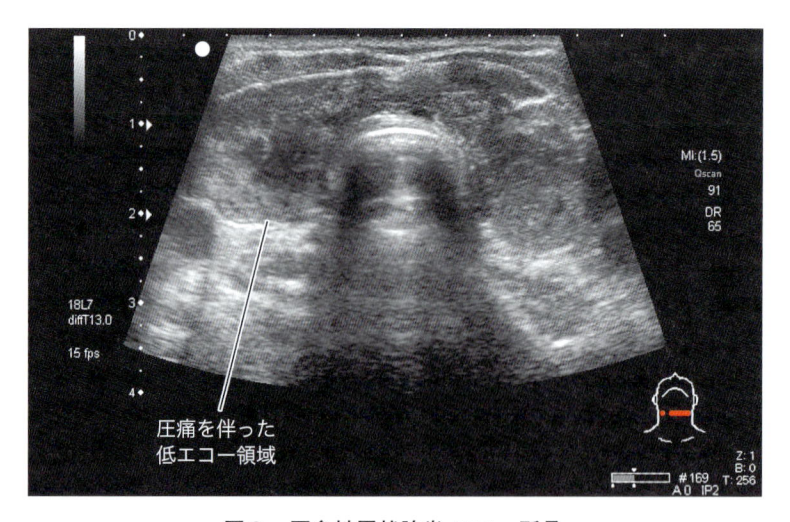

図3　亜急性甲状腺炎 エコー所見

圧痛を伴った低エコー領域

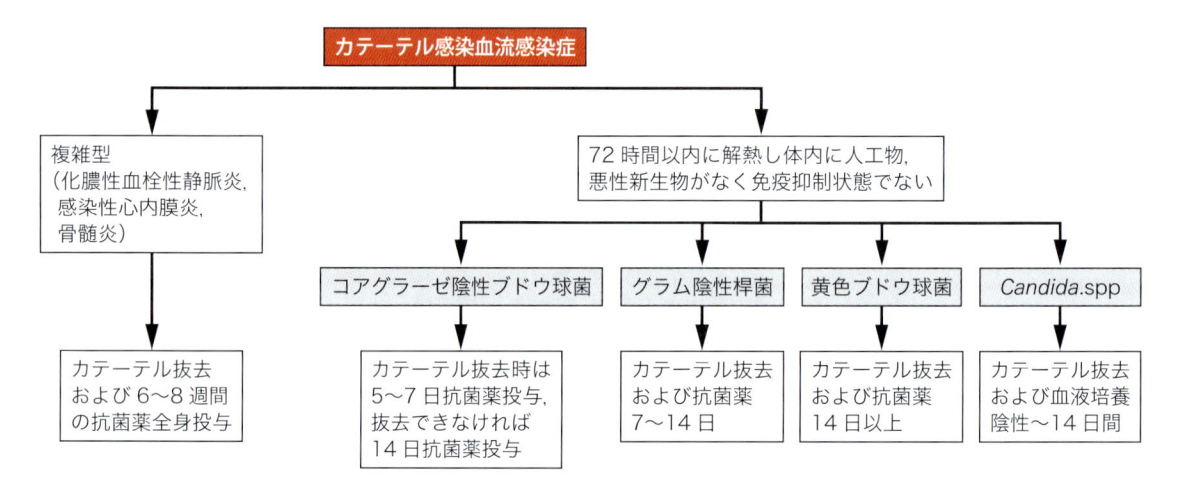

図4　カテーテル関連血流感染症の治療戦略

カテーテル感染血流感染症

- 複雑型（化膿性血栓性静脈炎，感染性心内膜炎，骨髄炎）
  - カテーテル抜去および6〜8週間の抗菌薬全身投与

- 72時間以内に解熱し体内に人工物，悪性新生物がなく免疫抑制状態でない
  - コアグラーゼ陰性ブドウ球菌
    - カテーテル抜去時は5〜7日抗菌薬投与，抜去できなければ14日抗菌薬投与
  - グラム陰性桿菌
    - カテーテル抜去および抗菌薬7〜14日
  - 黄色ブドウ球菌
    - カテーテル抜去および抗菌薬14日以上
  - *Candida*.spp
    - カテーテル抜去および血液培養陰性〜14日間

3. 中心静脈カテーテル感染を疑ったら血栓，周囲膿瘍を確認しよう！

　中心静脈カテーテル留置は，刺入部の皮膚バリアの破綻，カテーテルへのバイオフィルムの形成などから頻繁にまた時として重篤な感染症を引き起こす．カテーテル感染を予防する最大の対策は，不要な患者に挿入しない，挿入後の患者でも不要となればすみやかに抜去することであるが，重篤な患者ではやむなく長期留置となることもあり，カテーテル感染をきたした際の対応についても習熟する必要がある（図4）．カテーテル感染を疑う患者では，まずは血液培養2セット採取（1セットはカテーテル逆血にて採取）し，カテーテル抜去（抜去を行わなくてよいのはコアグラーゼ陰性ブドウ球菌によるもののみである）のうえ，抗菌薬投与（基本的にはMRSAをターゲットに，重篤であれば，緑膿菌のカバーを行う）を行う．また，化膿性血栓性静脈炎（図5，6），中心静脈刺入部皮下膿瘍（図7），感染性心内膜炎合併の有無も抗菌薬投与期間を決定するうえで重要である〔参考資料　IDSA CRBSIの治療戦略：http://www.idsociety.org/Other_Guidelinesの Management of Catheter-related infections（2015年4月閲覧）〕ため評価を行

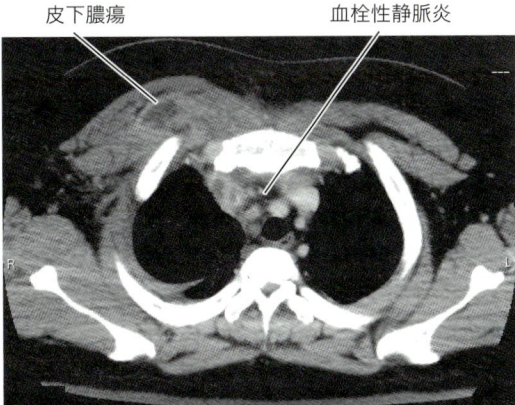

図5 鎖骨下静脈への中心静脈カテーテル留置後の皮下膿瘍, 化膿性血栓性静脈炎
ともにエコーでも確認可能

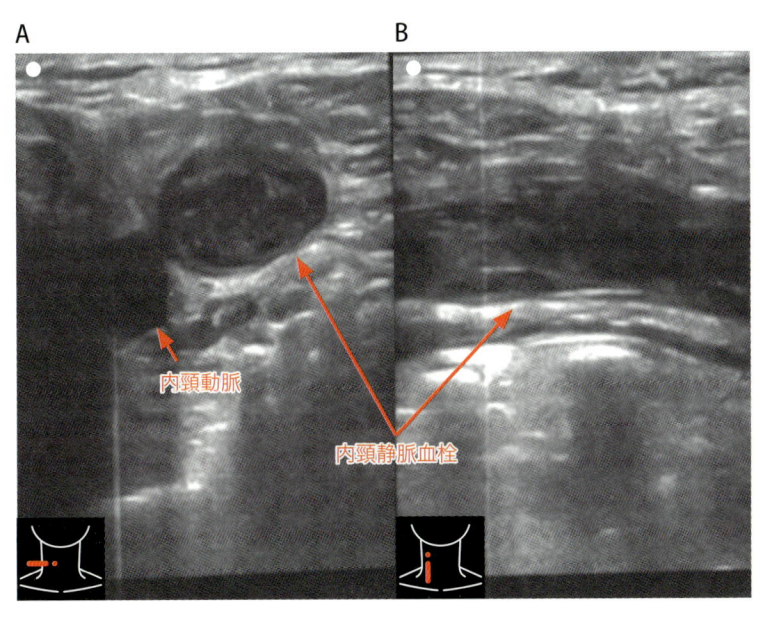

図6 化膿性血栓性静脈炎のエコー
A) 短軸像, B) 長軸像

う. 血栓性静脈炎, 中心静脈刺入部の膿瘍形成についてはエコーにて比較的容易に観察できる. これらがあれば抗菌薬を投与開始してもしばらく解熱しないであろうし, 血栓溶解の必要があるかもしれず, 経過をみるうえで診断は重要である. 重症患者では腎臓機能不全を伴っていることがあり, 造影CTでの評価が困難であることも多いため, エコーでの観察が有用であることも多い.

症例3解説

本症例は, 右内頸静脈の化膿性血栓性静脈炎を合併した中心静脈カテーテル関連血流感染症で, 血液培養2セット中2セットから緑膿菌が検出された. 4週間の抗菌薬静脈投与および外来にて4週間ニューキノロン内服を継続し治療した.

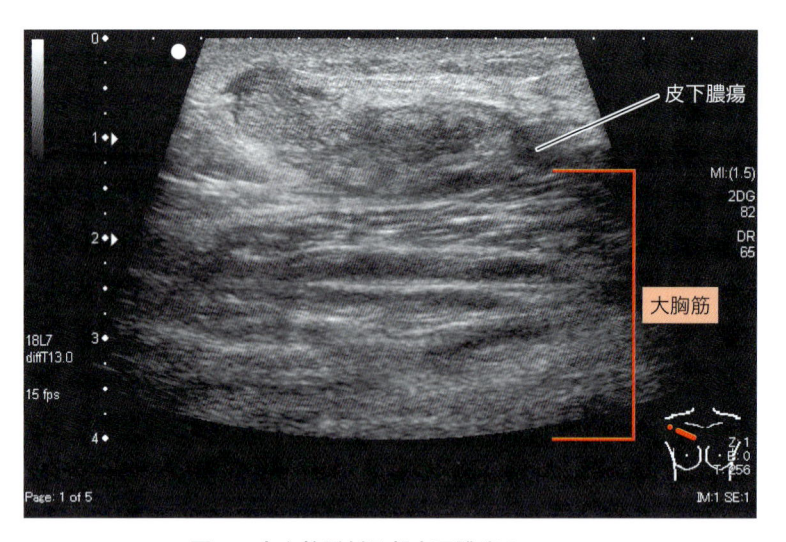

図7　中心静脈刺入部皮下膿瘍のエコー

Column

頸部リンパ節腫大の確認とその評価はエコーで簡易にしよう！

　リンパ節が触れて痛がっているような気がするが，本当にそうなのかは実際はわからないこともあると思う．そのときにエコーをすれば腫大しているかどうかがわかり，答え合わせができる．

　頸部リンパ節腫脹の原因疾患は，感染性疾患，腫瘍性疾患など多岐にわたる（表4）．これらのうち，腫瘍性疾患と結核によるものでは生検を行わなければ診断をつけることができない．そのためリンパ節腫脹を認めたとき，常に生検すべきか検討しつつ診察を行うことが重要である．特に頸部リンパ節では，菊池病／伝染性単核球症など生検が不要なものから，**悪性リンパ腫／悪性腫瘍転移／結核**など迅速な生検が必要なものまで原因は多岐にわたる．身体所見，年齢，検査データなどから生検すべきリンパ節か評価を行うZ Score（表5）があるため，生検を施行すべきかの判断材料とする．またエコー検査では，リンパ節の構築の乱れや，サイズ，血流，辺縁の形状を評価することができ，非常に重要である（図8～10）．

表4　頸部リンパ節腫脹の鑑別

感染症	①ウイルス性	EBウイルスによる伝染性単核症	風疹麻疹
		流行性耳下腺炎	水痘
	②細菌性	ブドウ球菌感染による	
	③その他	結核，梅毒，トキソプラズマ	
感染以外による反応性	①自己免疫疾患	SLE，RA，SjS	
	②その他	サルコイドーシス，菊池病	
腫瘍性	①リンパ節原発	悪性リンパ腫	
	②リンパ節転移	頭頸部癌，食道癌の転移	

表5 Z score

①年齢	40歳以上	5点
②圧痛あり		5点減点
③最大リンパ節の大きさ	<1.0 cm²	0点
	1.0〜3.99 cm²	4点
	4.0〜8.99 cm²	8点
	≧9.0 cm²	12点
④全身瘙痒感		4点
⑤鎖骨上リンパ節腫脹		3点
⑥硬さ		2点

7点以上はリンパ節生検を施行

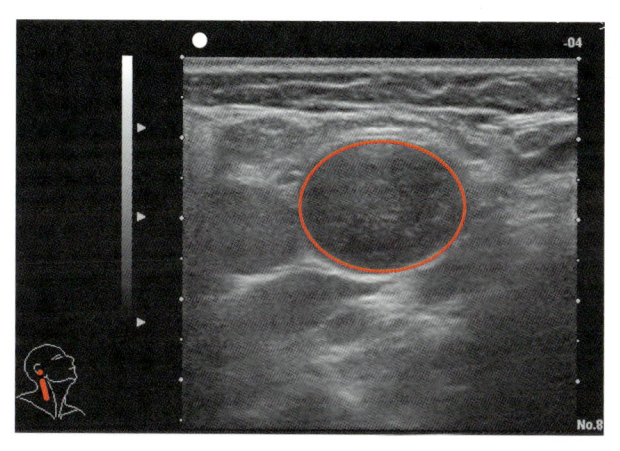

図8 悪性リンパ腫のエコー画像
腫大し形状は類円形や馬蹄状（○），不整像は認めず，内部エコーは胸鎖乳突筋と比して著明に低く極低エコーを示し，リンパ門も消失している

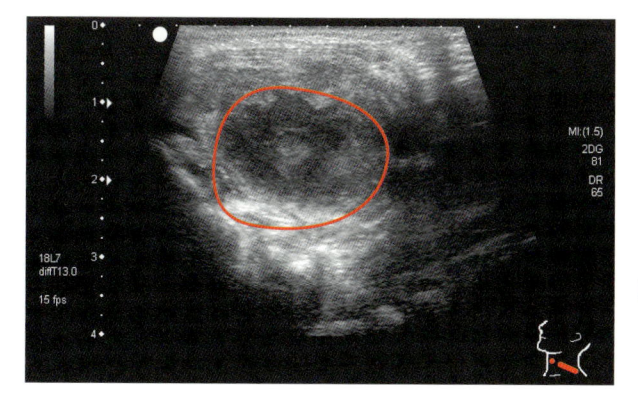

図9 ブドウ球菌菌血症患者における化膿性リンパ節炎
リンパ節内に膿瘍状の低エコー領域（○）を認める

おわりに

　咽頭痛，頸部痛を主訴とする患者さんへの一般的なアプローチと，それらの患者さんに対するエコー検査での評価について述べた．エコーはベットサイドで使用できるものであり，圧痛や腫脹など所見がある部位にまずはあててみることで，診断に役立つことがある．救急外来で診察した患者さんを，翌日エコーの技師さんに正式に走査していただき，答え合わせを行うとより診療技術の向上に繋がる．

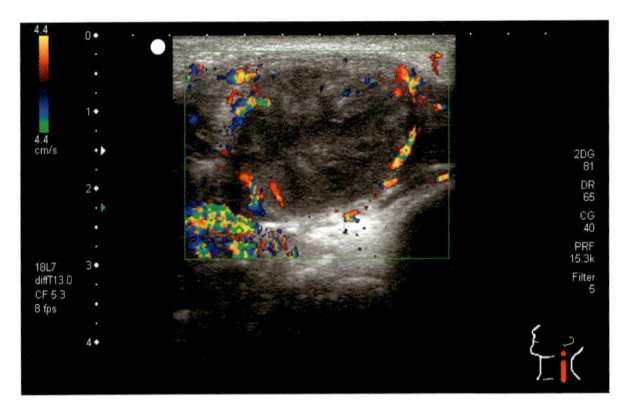

図10 ブドウ球菌菌血症患者の化膿性リンパ節炎
リンパ節周囲には血流を認めるが，内部の壊死部分には血流を認めない

文献・参考文献

1) Mermel LA, et al：Clinical practice guidelines for the diagnosis and management of intravascular catheter-related infection：2009 Update by the Infectious Diseases Society of America. Clin Infect Dis, 49：1-45, 2009
   ↑カテーテル関連血流感染症に関するまとめです

2) 「甲状腺疾患診療パーフェクトガイド」(浜田 昇/著, 岡本泰之/編集協力, 吉村 弘/執筆協力), 診断と治療社, 2011年
   ↑甲状腺疾患についてまとめられた良書です

3) Vassilakopoulos TP & Pangalis GA：Application of a prediction rule to select which patients presenting with lymphadenopathy should undergo a lymph node biopsy. Medicine (Baltimore), 79：338-347, 2000
   ↑リンパ節腫脹の生検の適応について書かれています

4) Gerber MA, et al：Prevention of rheumatic fever and diagnosis and treatment of acute Streptococcal pharyngitis：a scientific statement from the American Heart Association Rheumatic Fever, Endocarditis, and Kawasaki Disease Committee of the Council on Cardiovascular Disease in the Young, the Interdisciplinary Council on Functional Genomics and Translational Biology, and the Interdisciplinary Council on Quality of Care and Outcomes Research：endorsed by the American Academy of Pediatrics. Circulation, 119：1541-1551, 2009
   ↑溶連菌による咽頭炎の加療と, 合併の関係などについてについて書かれています．

プロフィール

井上顕治（Kenji Inoue）
石巻赤十字病院呼吸器内科
石巻赤十字病院での初期研修後，内科の勉強のために札幌の手稲渓仁会病院で後期研修をし，石巻赤十字病院に再び戻ってきました．救急対応の得意な内科医になるか，内科の嗜みがある救急医になることが目標です．

芹沢良幹（Yoshimoto Serizawa）
手稲渓仁会病院総合内科/感染症科

第6章　症候別：こんなとき，エコーはどう使う？

3. 胸痛患者に出会ったときに

佐藤宏行，村上弘則

Point

- 緊急時こそ，心エコーの基本を守ったうえで評価しよう！
- 4 killer chest pain（急性冠症候群，肺塞栓症，急性大動脈解離，気胸）を鑑別するためのエコーの技術を有用性と限界を意識して身につけよう！

はじめに

ERでは短時間で確実な診断が求められる．ここでは，現場で使える胸痛患者のエコー検査にポイントを絞って述べる．

症例

40代男性，1週間前ごろより労作時に前胸部の圧迫感がときどき出現していた．翌日午前中に同様の症状があり，近医を受診して心電図，X線，血液検査を行ったが異常所見認めず，ニトログリセリン舌下を処方されて帰宅．来院日夕食後の21時ごろから違和感を自覚するも放置，23時にシャワーを浴びているときに強さ10/10の胸部圧迫感を感じた．ニトログリセリンを舌下投与したが症状は改善なし，寝ようとしたが圧迫感が続いたため，午前1時に当院救急外来を受診した．急性冠症候群を疑い，採血，心電図をオーダーしつつ，あなたはエコーを手にとった．どんなことに注意してエコーをあてるのがよいか？ また，救急外来で胸痛をきたす注意すべき疾患ではエコーをどう役立ててればよいだろうか？

1. 心エコーは難しい？ まず心エコーの基本を守ることが重要！

1 まずは体位から〜心臓を描出する体位の基本は？

仰臥位のままエコーをあてる研修医をみかけるが，たいてい画質が悪く，画像描出に時間がかかり，誤診に繋がる．状態が許すなら，必ず**左側臥位**にする．体位が成否を分ける．

2 複数断面を描出しよう

傍胸骨長軸像や短軸像に加え，**心尖部**三腔像，四腔像，二腔像も描出し，複数断面で総合的に評価することが重要である（第3章-2参照）．

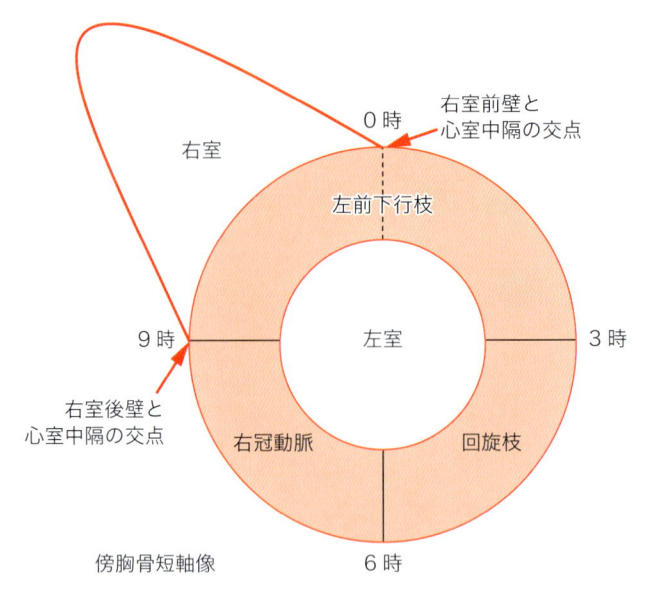

図1　簡便な壁運動異常の評価

3 記録は必ず残そう

　以前のエコー所見があってはじめて診断できる場合が少なくない．断層像での計測の静止画はもちろん，壁運動異常，弁膜症，心嚢液貯留など，動画で閲覧，保存できる環境を準備しておきたい．

2. 4 killer chest painをエコーで見つけるポイントとは？

　胸痛の緊急疾患と言ったら4 killer chest pain（急性冠症候群，肺塞栓症，急性大動脈解離，気胸）．これらをエコーで見つけるためのポイントとは？

1 急性冠症候群（acute coronary syndrome：ACS）

　米国心エコー図学会推奨の**左室17分画モデル**[1]での**局所壁運動異常**（wall motion abnormality：WMA）の評価は煩雑で難しいのでより簡便な方法を紹介する．

　WMAは「**収縮期の壁運動低下**」，「**収縮期壁厚増加がない**」，「**虚血と正常の境界部のhinge point**」の3点に注目する．まず，右室前壁と心室中隔の交点を0時，右室後壁と心室中隔の交点を9時として，左室を時計のように考える（図1）．おおまかに，左前下行枝が9時〜3時，回旋枝が3時〜6時，右冠動脈が6時〜9時を支配していると考え，関心領域以外を手や紙で覆い隠し，WMAの特徴がないか評価すると，初心者でも意外に簡単に見分けられる．

　次に①僧帽弁逆流，②心室中隔穿孔（図2），③心破裂を確認する．僧帽弁逆流では腱索や乳頭筋の断裂を見逃さない．心室中隔穿孔による左室‐右室短絡血流の確認には心尖部四腔像が適している．急性期の心嚢液貯留は心破裂（特に**oozing type**）の前兆かもしれない．これらを認めたら早急に心臓外科にコンサルトする．

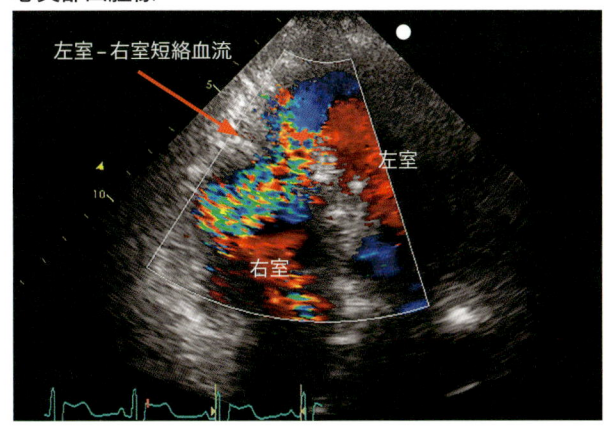

図2 急性心筋梗塞後の心室中隔穿孔

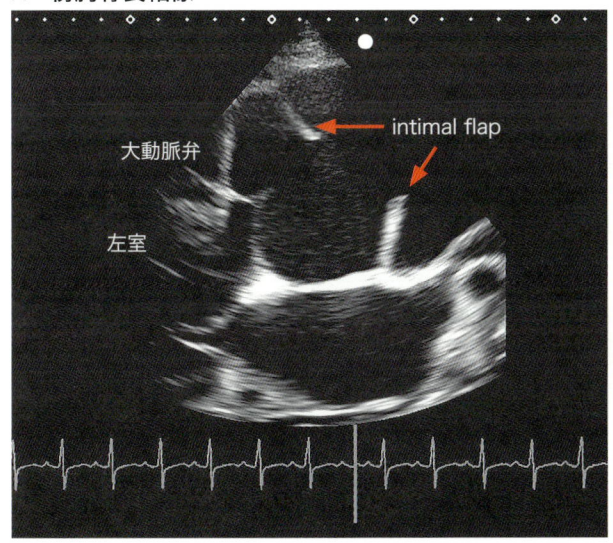

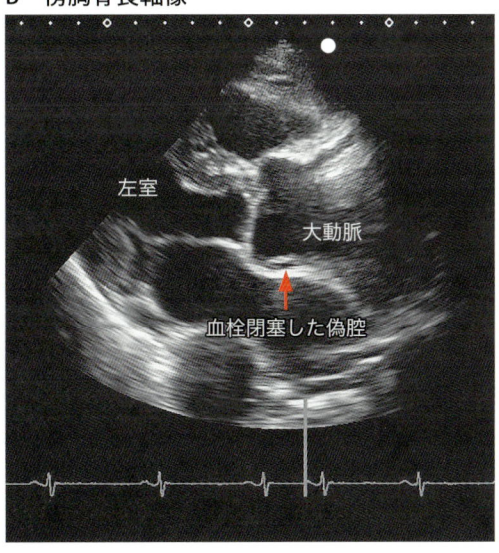

図3 大動脈解離によるintimal flap（A）と血栓閉塞による大動脈壁厚増加（B）

2 急性大動脈解離（acute aortic dissection：AAD）

　AADにおけるエコーの有用性は「AADが心嚢内に及んでいるかの評価」に尽きる．AADの死因の多くは心嚢内穿破による心タンポナーデである．他に，冠動脈閉塞や大動脈弁閉鎖不全が重要だが，いずれもAADが心嚢内大動脈に及んだための二次的病態である．intimal flapがあれば即診断できるが（図3A），血栓閉塞型AADでは，やや低エコーの大動脈壁肥厚として捉えられる（図3B）．もしACSの背景にAADがあれば，ヘパリンや抗血小板薬を使用する経皮的冠動脈インターベンション（percutaneous coronary intervention：PCI）はAADの周術期リスクを格段に増加させる．必ずPCI前にAADの有無は確認したい．胸部下行大動脈のAADでも右側臥位でプローブを傍脊柱左側肋間に沿わせ評価できる．同法は感度が低いが特異度は高く，簡単なのでCTに行く前に試みる価値はある．ただし，エコーだけで確定診断はつかないことも多いため，

A　傍胸骨短軸像　　　B　心尖部四腔像

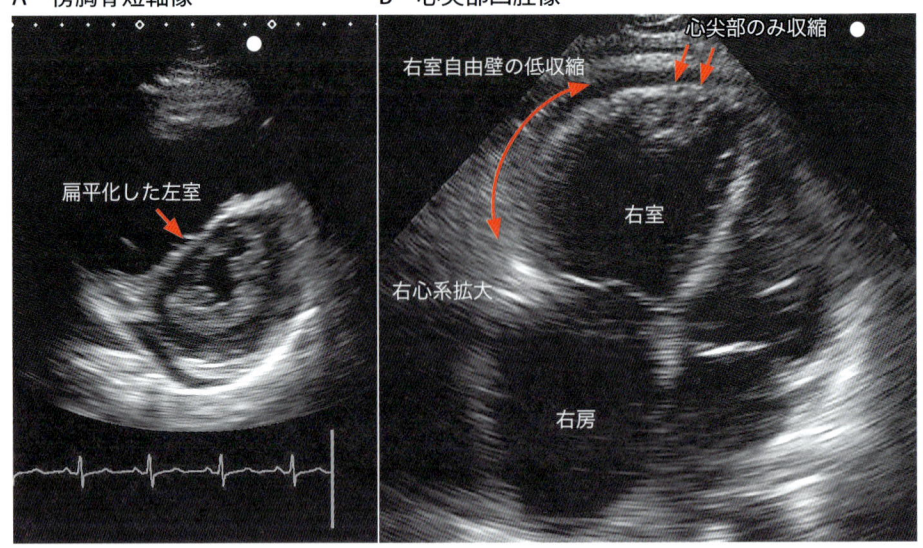

図4　急性右心負荷によりD型に扁平化した左室（A）とMcConnell sign（B）

強く疑った時点で造影CTを早急にオーダーし，怪しい所見があれば心臓外科にコンサルトする．

3 肺塞栓症（pulmonary embolism：PE）

　PEでは「急性の右室圧負荷所見：①右心系拡大と心室中隔扁平化，②McConnell sign（右室心尖部以外の右室低収縮），③三尖弁逆流」を確認するが，これは他の肺疾患でもみられ，疾患特異性は低い．右室の容量負荷では楕円形左室，急性圧負荷で心室中隔が扁平化しD型を呈する（図4 A）．McConnell signは特異度の高い所見なのでぜひ覚えてほしい（図4 B）．確定診断は造影CTになるが，エコーで右室圧負荷があるかどうかで**重症度判定**や**治療方針**（抗凝固療法，血栓溶解療法，外科的血栓摘出術など）が変わるため，必ずエコーをあてよう（詳細は成書参照）．

4 気胸・緊張性気胸

　外傷や**気管挿管後**の胸痛を伴うショックでは緊張性気胸を疑う．気胸診断では，臥位で前胸部鎖骨中線上に縦方向にリニア型プローブをあてる．Bモードでは壁側胸膜と臓側胸膜が呼吸でスムーズに横に動く所見（**lung sliding sign**）が消失する．Mモードでは，正常でみられる**seashore sign（砂嵐サイン）**が消失し，バーコードのような縞模様（**バーコードサイン**）が得られると気胸と診断される（図5）[2]（第3章-1参照）．

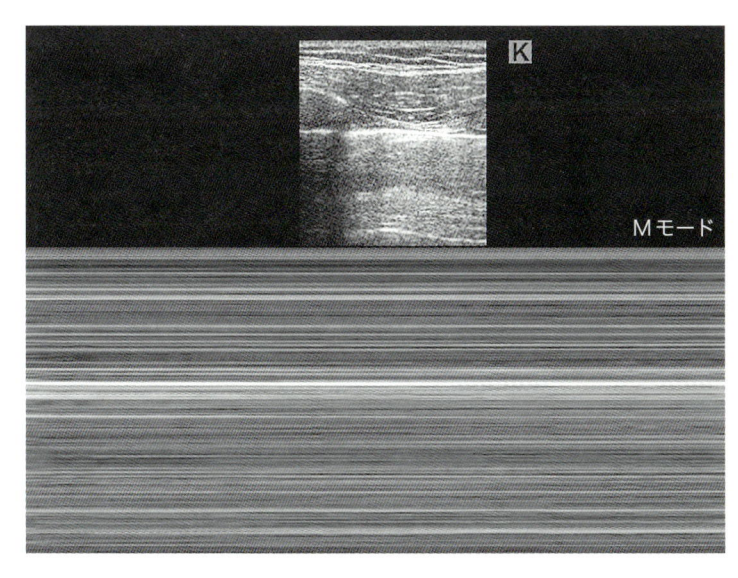

図5 気胸によるバーコードサイン
旭川医科大学病院麻酔科蘇生科 鈴木昭広先生のご厚意による

Advanced Lecture

■ 知っておくと役立つ胸痛の心エコー

1 たこつぼ型心筋症

　精神的ストレス，感染，手術，外傷，薬剤などを契機に発症する急性の左室収縮不全で，胸痛を伴う．WMAが冠動脈支配と異なり，「たこつぼ型」に見えることでこの名がついた（図6）．多くは可逆性だが，極期に重症不整脈やショック，心不全での死亡が報告されている．エコーで**左室心尖部の拡大と無収縮，心基部過収縮**，時に**左室流出路狭窄**を認める．左前下行枝閉塞で類似した所見を認めることがあるため，**冠動脈造影による除外は必須である**．

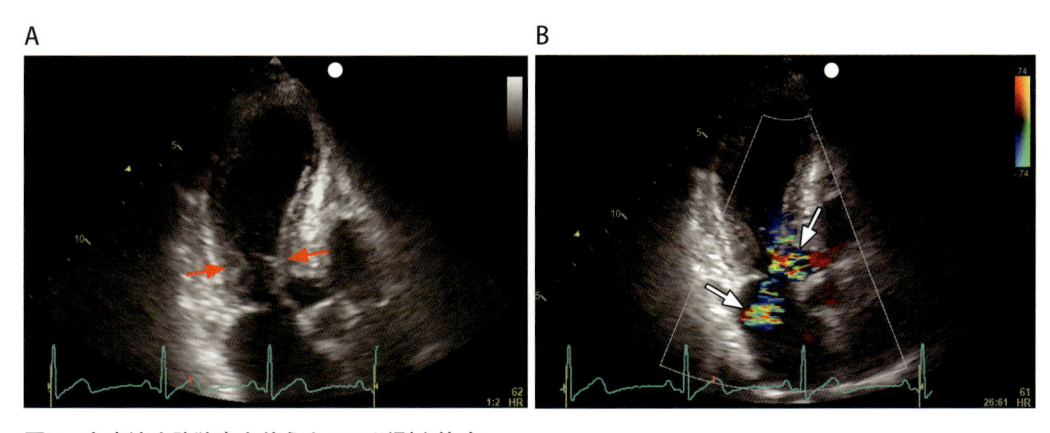

図6 左室流出路狭窄を伴うたこつぼ型心筋症
　心尖三腔像にて心基部の過収縮（Aの→）と，それに伴う左室流出路狭窄，僧帽弁前尖の収縮期前方運動（systolic anterior motion：SAM）と僧帽弁逆流（Bの⇒）を認める

2 左室内狭窄

　左室内狭窄による胸痛は意外に多い．①**閉塞性肥大型心筋症**と②**機能的左室内狭窄**があり，**左室流出路**や**左室中部**が狭窄する．脱水，出血，頻脈，立位，入浴，飲酒，ニトログリセリンなどを原因とする．左室容量の低下が誘発され，カラードプラで狭窄部の縮流を認める．機能的狭窄は普段異常がないので診断が難しい．立位やニトログリセリン服用後にエコーを撮ると鑑別に繋がることがある．

おわりに

　胸痛をきたす疾患について，4 killer chest painを中心に述べた．エコーは胸痛の鑑別にきわめて有用であり，有用性と限界を理解したうえで，ERで積極的に活用すべきである．

文献・参考文献

1) Cerqueira MD, et al：Standardized myocardial segmentation and nomenclature for tomographic imaging of the heart. A statement for healthcare professionals from the Cardiac Imaging Committee of the Council on Clinical Cardiology of the American Heart Association. Circulation, 105：539-542, 2002
2) Zhang M, et al：Rapid detection of pneumothorax by ultrasonography in patients with multiple trauma. Crit Care, 10：R112, 2006

プロフィール

佐藤宏行（Hiroyuki Sato）
手稲渓仁会病院心臓血管センター循環器内科
2011年東北大学卒．武蔵野赤十字病院にて初期研修．'14年より循環器内科後期研修開始．
当センターはERでの初期診療と高度医療の両立をめざして，心臓血管外科と密に協力して診療を行っています．昨年度よりTAVI（経カテーテル的大動脈弁置換術）も始まり，軌道に乗っています．当院はER，総合内科・家庭医療から集中治療まで幅広い症例を経験できる道央地区の急性期の砦です．やる気あふれる研修医・医学生の皆さん，ぜひ一緒に働いてみませんか！

村上弘則（Hironori Murakami）
手稲渓仁会病院心臓血管センター循環器内科

第6章 症候別：こんなとき，エコーはどう使う？

4. 呼吸苦（呼吸困難）を訴える患者に出会ったときに

松坂　俊

Point

- 呼吸苦は大きく呼吸困難感（感じているだけ）と酸素化の問題に分かれる
- まずはSpO_2の低下があれば肺での酸素化の問題を考える
- 突然発症の呼吸苦ではまずエコーを手にとろう
- SpO_2が下がっておらず，気道に問題なくても呼吸苦がある病態がある

はじめに

　呼吸苦を訴える患者は外来でよくみかけるが，エコーを手にとることはあまりないかもしれない．実際にCTを施行すれば必要ないこともあるが，ちょっと手を伸ばして診療の幅を広げる使い方について実際の呼吸苦患者に対するアプローチ例とともに提案させていただく．また，まだスタンダードではないので紹介にとどめるが，最新の肺エコーについても少し触れる．

症例

　40代男性　1週間くらい前から徐々に悪化する呼吸苦で外来を受診した．もともと20代のときに悪性リンパ腫があり，化学療法を施行し，それについては完治していたが，右股関節痛があり，精査したところ化学療法による骨肉腫が出現し，すでに肺転移などもあり，治療困難で経過観察となっていた．
　来院時バイタル血圧123/75 mmHg，心拍数86回/分，SpO_2 97％（室内気），呼吸数22〜24回/分，肺野聴診では明らかな異常を認めないが，下肢には右足優位に浮腫が認められる．
　あなたならどうアプローチするだろうか？

1. 呼吸苦と呼吸不全は違う！　まず呼吸苦をきたす病態を理解しよう

　呼吸苦（呼吸困難）の定義は「**呼吸時の不快な感覚を表す自覚症状**」とされ，呼吸不全は「呼吸機能障害のため，動脈血液ガスにてPaO_2，$PaCO_2$が異常値を示し，正常な機能を営むことができない状態」と定義されている．つまり，酸素化の悪化や二酸化炭素の貯留がなくとも，「呼吸が苦しい」と自覚するかどうかである．呼吸苦を訴える機序は図1にあるように，実際には酸素，

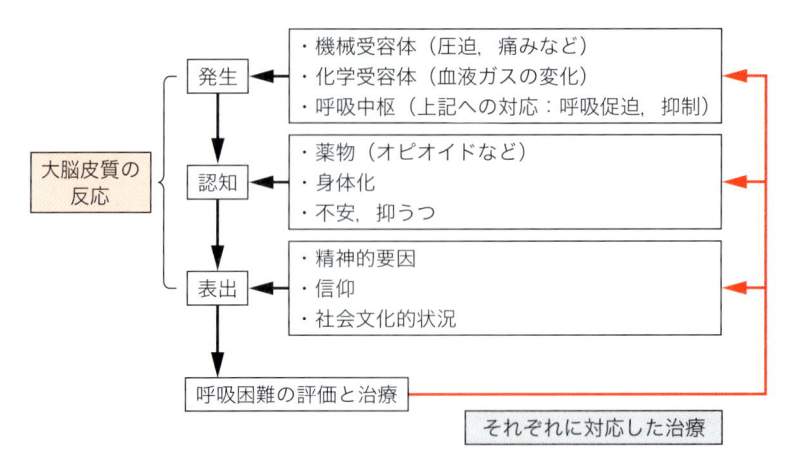

図1　呼吸困難をきたす機序
酸素化が悪い以外にも呼吸苦をきたす因子がたくさんある
文献1, 2を参考に作成

　二酸化炭素の化学受容器だけでなく，胸膜，肺，筋肉などの機械受容器，さらにはそれを呼吸苦と感じるかどうかを最終的に判断する大脳の関与があり，複雑に相互関係をもっている．ときどき「呼吸が促迫していて息が苦しそうだが苦しいと訴えない」患者がいるが，これはアシドーシスの生理的な代償であったり，COPD患者で苦しさを感じる閾値が高くなっており大脳で感じないからである．

2. 酸素化が悪かったらすぐに初期対応をしてから聴診と胸部X線写真が基本だが，エコーも考慮しよう

　筆者が実践する初期診察の流れの例を図2に示す．まず酸素化については，SpO_2で十分信頼性が高いといわれるが，酸素投与をされている場合はガス交換能の評価が難しいこともある．末梢血管がしまっていると正確に測定できないこともあるので，特にSpO_2が低下している場合は動脈血液ガスを採取してP/F ratio[※1]および，$PaCO_2$を確認しよう．このときのFiO_2の参考値としては表1を使用する．P/F ratioが悪い場合はガス交換が悪いことになるため，主に肺疾患，心疾患，肺塞栓を疑い，画像検索をする．

> ※1　P/F ratioとはPaO_2/FiO_2 酸素の濃度がどれくらいで投与されていて，どれくらいの血中濃度があるかの指標であり，正常は400以上，300以下でARDSの1つの診断基準を満たすようになる．200以下で一般的には挿管を考慮する[2]．

　このときにまずエコーで見ていただきたいのが心不全と肺塞栓のスクリーニングである．心不全については，心臓の動きを簡易的にみて，全般的な収縮力低下がないかを確認する．溢水が高度の場合であれば心臓の代償機能がなくなり，収縮力が低下している所見が認められる．うっ血の状態は頸静脈または下大静脈を参考にする（第6章-1参照）．肺梗塞については右心系の圧が上がり，左室が圧迫されている像が認められる（図3）．その他大きな血栓は大腿静脈と膝窩静脈

```
                    酸素化，呼吸不全の確認
                    SpO2, PaO2, PaCO2（血液ガス）
```

悪化あり / 悪化なし

- SpO2 90％以上になるように酸素投与開始
- 病歴などで鑑別診断しつつ検査
- 突然発症ならエコー，X線写真で急いで気胸，肺梗塞の確認
- 急ぎでなければエコーで肺野をみてから胸部X線写真，CTへ

- 物理的な因子の確認
- 胸部聴診で気管支狭窄の鑑別
- エコーで心不全，胸水，腹水などの確認

所見あり / 所見なし

- 原疾患加療による症状改善の確認

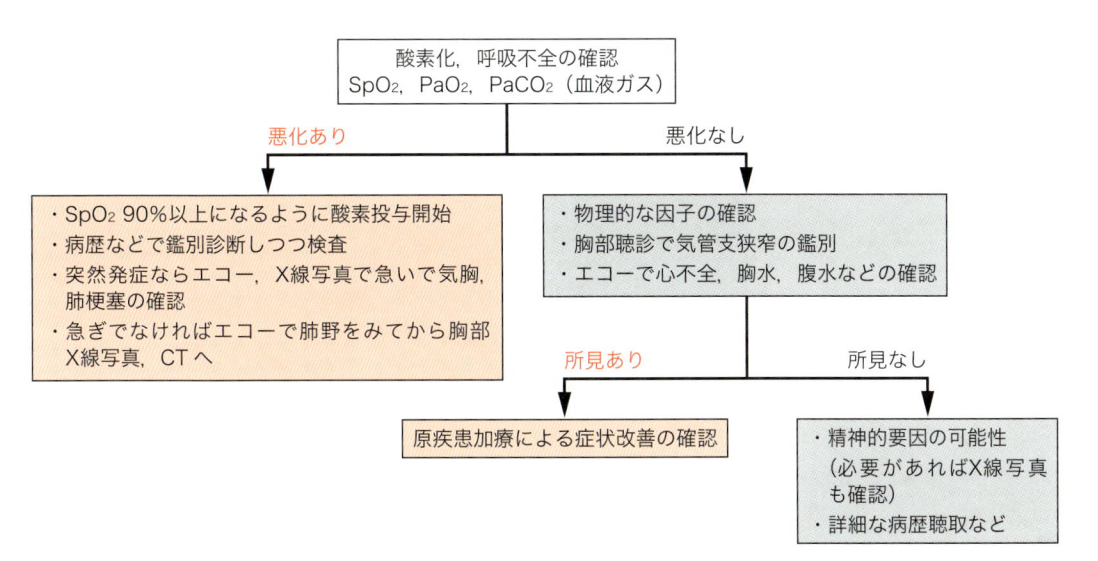

- 精神的要因の可能性（必要があればX線写真も確認）
- 詳細な病歴聴取など

図2　呼吸苦患者診察の流れの例
病歴にもよるが，大きく酸素化の悪化の有無に分ける

表1　酸素投与濃度とFiO2の関係

投与器具	酸素流量（L/分）	FiO2	投与器具	酸素流量（L/分）	FiO2
鼻カニューレ	1	0.24	リザーバ付き酸素マスク	6	0.6
	2	0.28		7	0.7
	3	0.32		8	0.8
	4	0.36		9	0.9
	5	0.4		10	0.99
	6	0.44			
酸素マスク	5〜6	0.4			
	6〜7	0.5			
	7〜8	0.6			

を見ればよいとされている[3]．実際は同時に胸部X線写真がオーダーされ，必要ならば造影CTを施行し，原因疾患を特定する．

これらがなければ通常はX線写真をまず確認すると思うが，エコーでも状況がわかることもある．詳細は第3章-1を参照していただきたい．

3. 酸素化が悪くない場合はまずは気管の評価を，その後圧迫による呼吸苦も考慮する

酸素化が悪くない場合はいわゆる「呼吸苦を感じている」病態である．**最初に考えるべきは気道狭窄である**．吸気メインに喘鳴が聞こえる場合，中枢部の狭窄（アナフィラキシーや気管内異物）が疑われ，緊急事態であり，CT，気管支鏡を考慮する．明らかな呼吸音の異常がなければ深

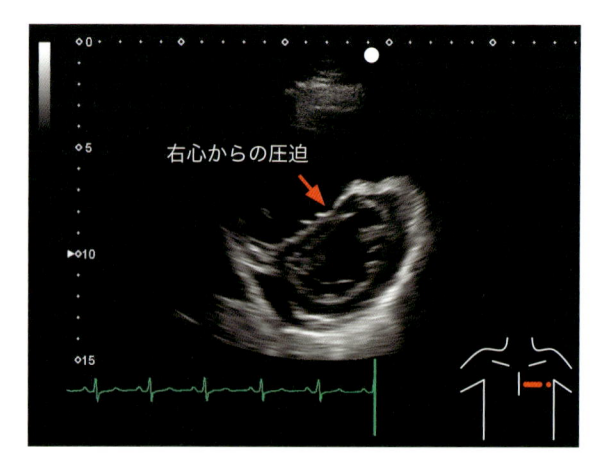

図3 肺梗塞により右心圧が上がり，左室が圧迫されている像
手稲渓仁会病院 村上弘則先生のご厚意による

呼吸をさせ，最大呼気でwheezingがないかを確認し，喘息やCOPDを鑑別する．wheezingが聞こえるようであれば気道狭窄の可能性があり，これらの加療を考える．問題なければ物理的な圧迫による症状を考える．具体的には胸水や腹水および腹部腫瘤によるものであり，可能性がある場合は画像検索をする．胸水はエコーで見れば比較的簡単に確認できる．腹部はまず身体所見で張っているかどうかはわかると思うので，あとはその原因がエコーで腹水なのか腫瘤性病変なのかが判断できる．

4. 何もなければ呼吸困難感＝精神的要因？

ここで何もなければいわゆる精神疾患も考慮する．忙しい救急外来では無理かもしれないが詳細な病歴聴取をし，原因を探る．解釈モデル（患者自身の呼吸困難がなぜ起きているかという考え）を聞くと「風邪をこじらせたのではないかと，肺炎が心配で」などと患者がいうこともある．納得させるためにX線写真を取らざるを得ないことも実臨床ではあり，撮影することで納得して安心して帰宅させられることも多い．

5. これからは肺うっ血，ARDSもエコーで？
最近のエコー肺診断の紹介

臨床上では肺うっ血とARDSの鑑別は非常に難しく，肺うっ血であれば積極的に除水，利尿すればよいが，ARDSの状態では呼吸状態が悪いといって除水，利尿すると脱水になり，腎臓を含みほかの臓器不全を助長してしまうことになる．これまで左房圧の測定や肺動脈楔入圧の測定などが研究されているが，簡易ではなく，判別が難しい．

ARDSでは胸膜異常として，スライディングサインの減弱や消失，胸膜コンソリデーションなどが認められることが報告されている[4]（第3章-1の図11, 12を参照）．また，PEEP管理での

加療経過もエコーで判断できるかもしれないとの報告もあり[7]，いつでも簡易にできるエコーの今後の発展が望まれる．興味がある人は勉強してみてほしい．

> **症例の続き**
> 　酸素化はあまり悪くなく，呼吸音は正常，鑑別として軽度の肺炎，肉腫の肺転移による胸水，便秘，がん性腹膜炎，腹水による圧迫を考えた．熱発，咳嗽，喀痰もなく，肺炎を疑う所見などはなかった．腹部は軽度膨満しておりエコーを施行した．腹部には明らかな異常は認められず，胸部で右胸水が認められ（図4），穿刺したところ血性胸水であり，骨肉腫転移によるものと診断，胸水除去すると一過性には呼吸苦が改善したため，物理的圧迫によるものと診断された．その後何回か除去したが，徐々に細胞成分，フィブリン塊などが増え除去困難となり，モルヒネで症状コントロールをしていたが，徐々に増悪し，最終的に原疾患で死亡した．

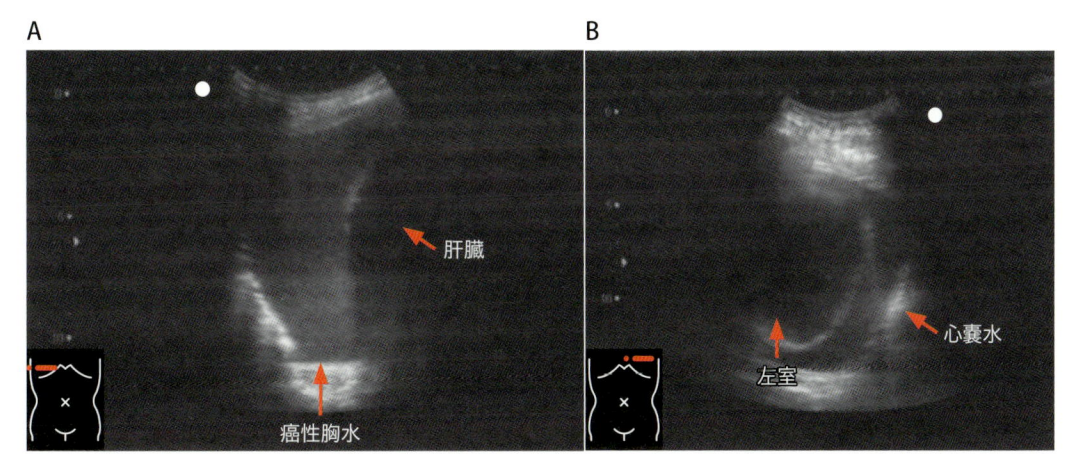

図4　癌性胸水の例
通常の胸水よりエコーレベルの高い液体貯留が認められる．心嚢水も貯留していた

おわりに

　エコーをとり入れた呼吸苦患者へのアプローチの一例を紹介させていただいた．誰でもできるアプローチをまず提示し，少し修練が必要な肺エコーも紹介した．細かい診断，加療などについては基本編および成書に譲りたいと思うが，普段の診療の参考になればと思う．

Column

打診の精度をエコーで高めよう！

X線写真では胸水はどこのレベルまでかはしっかりわからない．昔はエコーなんてなかったので，胸水穿刺は打診でしていた時代があった．

現代はエコーがあるので安全に少ない胸水でも穿刺が可能であり，打診のみでやる必要は全くないが，ぜひ打診して濁音を感じ，胸水が溜まっているレベルを予測し，その後にエコーをしてみて答え合わせをしていただきたい．なお，胸水があるかのスクリーニングでは手の中指～薬指の三本の指で叩き，濁音があるかないかをおおまかに把握する方法もある．胸水がある方とない方を比べていただきその「感触」を覚えてほしい．

文献・参考文献

1) Bruera E, et al：Management of dyspnea.「Principles and Practice of Palliative Care and Supportive Oncology, 2nd ed」(Berger AM, et al eds), Lippincott Williams & Wilkins, 2002
2) 「がん患者の呼吸器症状の緩和に関するガイドライン（2011年版）」(特定非営利活動法人 日本緩和医療学会 緩和医療ガイドライン作成委員会/編)，2011，金原出版
3) Perera P, et al：The RUSH exam：Rapid Ultrasound in SHock in the evaluation of the critically Ill. Emerg Med Clin North Am, 28：29-56, vii, 2010
4) Copetti R, et al：Chest sonography：a useful tool to differentiate acute cardiogenic pulmonary edema from acute respiratory distress syndrome. Cardiovasc Ultrasound, 6：16, 2008
5) Ranieri VM, et al：Acute respiratory distress syndrome：the Berlin Definition. JAMA, 307：2526-2533, 2012
6) Koenig SJ, et al：Thoracic ultrasonography for the pulmonary specialist. Chest, 140：1332-1341, 2011
7) Stefanidis K, et al：Lung sonography and recruitment in patients with early acute respiratory distress syndrome：a pilot study. Crit Care, 15：R185, 2011

プロフィール

松坂　俊（Suguru Matsuzaka）

手稲渓仁会病院総合内科/感染症科，旭川医科大学救急科 非常勤講師（元 同救急科/外科学講座 消化器病態外科学分野）
詳細は第6章-1参照．

第6章　症候別：こんなとき，エコーはどう使う？

5. これって胃腸炎？ と思ったときに
～嘔気，嘔吐を主訴とする疾患とエコー検査での評価について

井上顕治，芹沢良幹

●Point●

- 嘔気，嘔吐は胃腸炎とは限らない
- 胃腸炎と診断するためには水様下痢，嘔吐，腹痛が必要
- 腸閉塞の患者では，腹部エコー検査でkeybord signを確認する

はじめに

　救急外来には嘔気/嘔吐を主訴として来院する患者も多い．同じ嘔気，嘔吐でも，ウイルス性胃腸炎のように自然軽快が期待できる軽症なものから，頭蓋内出血など致死的疾患まで鑑別すべき疾患は多岐にわたり，的確な診断/マネージメントを行う必要がある．**嘔気，嘔吐＝胃腸炎という安直な発想を避け，ただの胃腸炎にしてはおかしいのではないか？ という視点をもって，しっかりと鑑別疾患を考えながら診療を行う．**

症例1
　糖尿病の既往があり，喫煙中の56歳男性．3時間程前から徐々に増悪する嘔気，嘔吐が主訴であり，みてほしいと連絡があった．あなたは何を想定し，どんなことに注意するか？

症例2
　40歳男性．来院3日前から悪寒と37～38℃程度の微熱が出現．来院2日前から水様下痢と嘔気嘔吐が出現し，右側腹部に間欠痛をきたすようになった．来院1日前からは39℃台までの熱が上昇，下痢・嘔吐もきたすようになったため救急外来受診した．どんな病歴聴取をし，何を考えるか？

症例3
　大腸癌に対しS状結腸切除術施行後の78歳男性．来院1日前からの頻回の嘔吐，来院当日から腹痛を認めたため救急外来受診．初療を行った研修医Iは腸閉塞を疑って腹部X線写真（図1）を撮影したが，ニボーは確認できるものの，腸管ガスがはっきりせず，診断に自信がなかった．次の一手は何を考えるか？

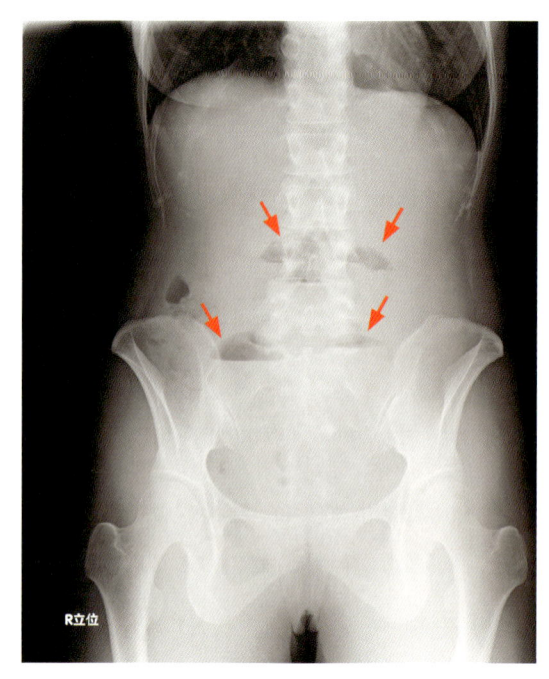

図1　症例3の腹部X線写真
ニボー（→）は確認できるが腸管ガスははっきり見ることができない．文献1より転載

1. 嘔気・嘔吐を主訴とする疾患の一般論

　嘔気，嘔吐は腹部疾患が原因とは限らない．胃腸炎と確定診断するには嘔気，嘔吐，下痢，腹痛（間欠的腹痛）が必要である．まずは胃腸炎と診断する前の注意点について重点的に述べたいと思う．

　嘔気/嘔吐は①消化管 ②脳幹，大脳皮質 ③前庭神経 ④延髄のchemoreceptor trigger zoneなどからの刺激が延髄の嘔吐中枢に伝わることで生じる．NAVSEA（N：neuro, CNS/ A：abdominal/ V：vestibular/ S：sympathetic, somatopsychiatric/ E：electrolytes, endocrine/ A：addiction）という語呂合わせが嘔気/嘔吐をきたす疾患の鑑別に使用される（表1）．これらのうち最も頻度の高いものはやはりウイルス性腸炎によるものではあるが，鑑別疾患をしっかりとあげることで重要な疾患の漏れを減らすよう努力すべきである．もちろん救急外来に嘔気/嘔吐のため受診される患者さんすべてに上記鑑別ができる検査を行う必要はなく，それぞれ現病歴，嘔気/嘔吐以外の症状，既往，内服薬，などから検査前確率の高い疾患を重点的に確認していく．**若年女性の嘔気，嘔吐をみたらまずは妊娠を疑う**．意識障害や片麻痺，温痛覚障害などの神経障害を伴っている場合は中枢神経系の異常を確認する必要があり，**糖尿病の既往は脳梗塞，脳出血，心筋梗塞などの検査前確率を高める**．原因不明の頻呼吸やはっきりとした圧痛点を認めない腹痛を伴っていた場合は**糖尿病性ケトアシドーシス/高血糖高浸透圧症候群/敗血症**を想起すべきである．経過が慢性的なものであれば悪性腫瘍，電解質/内分泌系の異常，内服薬の中毒症状の可能性を考慮する．

表1　NAVSEA

	刺激の原因	考えられる疾患
N（neuro, CNS）	中枢神経系	SAH, 小脳出血梗塞, 髄膜炎
A（abdominal）	腹部	胃腸炎, 胆道系疾患, 膵炎
V（vestibular）	前庭障害	BPPV, 前庭神経炎
S（somatopsychiatric, sympathetic）	自己誘発性, 交感神経による	心因性多飲, 緊張など
E（electrolytes, endocrine）	電解質, 内分泌	副腎機能障害
A（addiction）	中毒, 薬物	特にジギタリス, ネオフィリン, リチウムなど

SAH：subarachnoid hemorrhage（くも膜下出血）, BPPV：benign paroxysmal positional vertigo（良性発作性頭位眩暈症）

症例1 解説

　症例1は嘔気嘔吐が主訴として来院した心筋梗塞患者自験例である．**糖尿病既往があり，喫煙者であること，冷や汗や放散痛を疑わせる症状を確認できた**ため，直ちに十二誘導心電図検査を行い診断に繋げることができた．右冠動脈領域の心筋梗塞では，迷走神経の過緊張が起こり，徐脈／低血圧などの循環系の異常とともに，嘔気／嘔吐／下痢／腹痛などの消化器疾患を疑われる症状をきたすことがある．これは **Bezold-Jarish reflex** として知られている．

2. 小腸型，大腸型の腸炎の原因／診断／治療について，エコーで確認できる腸炎もある

　急性胃腸炎と判断した場合は，**小腸型か大腸型か，また細菌性かウイルス性かを判断する必要がある**．小腸型は微生物やその毒素が小腸粘膜を刺激し，小腸からの分泌物が増加する．腸管粘膜の組織破壊はほぼないため，血便は認めることが少なく，発熱／腹痛はあったしても軽度とされている．一方大腸型は微生物やその毒素により粘膜の破壊が強く起こるため，**血便，渋り腹／離急後重（tenesmus），強い腹痛をきたし，38〜39℃台の発熱**を認めることが多い．小腸型の原因はウイルス感染や黄色ブドウ球菌の毒素であることが多く，基本的には抗菌薬は不要である．大腸型の原因としては，**サルモネラ，赤痢菌，カンピロバクター，病原性大腸菌（O-157など）** が多く，確定診断のために**便培養（特殊な培地が必要な場合があるため，疑い菌名を細菌室に伝える必要がある）** を提出し，重症度や疑われる細菌名に基づいて抗菌薬を投与すべきか検討する．症状出現前の食物摂取歴も原因微生物の推定に重要である（表2）．

表2　感染性腸炎の原因微生物

微生物	原因食物	潜伏期間
腸炎ビブリオ	魚介類の刺身, すし類	10〜24時間
サルモネラ	卵, 洋菓子, 加熱不十分の食肉	5〜72時間
病原性大腸菌	加熱不十分の食肉	12〜72時間
カンピロバクター	鶏肉, 牛生レバー	2〜5日
ノロウイルス	生カキなど	1〜2日

大腸型の腸炎は腹部エコー検査によって確認できることも多く，非常に有用である．粘膜下層から粘膜面での強い浮腫性肥厚が，細菌性腸炎の好発部位である上行結腸〜横行結腸近位部で確認することができれば診断に寄与する（図2）ため，ぜひ確認したい．

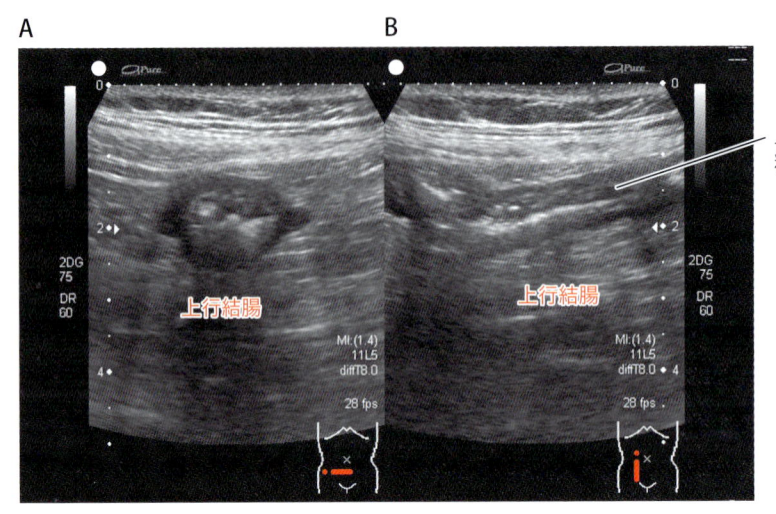

図2 細菌性腸炎における粘膜下層の浮腫
上行結腸のA）短軸像，B）長軸像

細菌性腸炎のなかでも，*Salmonella typhi*，*Salmonella paratyphi*，赤痢菌は全例抗菌薬治療の適応がある．一方，カンピロバクター，*Non-Typhoidal Salmonella*（治療を行うことで逆に保菌状態を長期化させる可能性を指摘されている）による細菌性腸炎では抗菌薬の使用は限定的（重症例，高齢者，幼児，HIV感染，移植後，悪性腫瘍，腎不全，人工物体内留置など）であり，***E.Coli* O-157による腸炎では抗菌薬投与により溶血性尿毒症症候群のリスクを上昇する可能性があり原則として抗菌薬を投与しない**．カンピロバクターはその特徴的な細菌形態から便のグラム染色で診断できることもある（図3）が，どの菌種が原因微生物かは培養検査の結果を待つ必要があり，この点が非常に悩ましい点である．そのため①血便が主な症状であり，腹痛の訴えが強い割に発熱がないか軽度な症例で，*E.Coli* O-157が原因微生物であると思われる症例では抗菌薬の使用を避ける，②悪寒戦慄や高熱を認め，脱水状態が強い症例では入院のうえエンピリックな抗菌薬投与（セフトリアキソン1g/日など：*Salmonella typhi*，*Salmonella paratyphi*，赤痢菌をターゲットとして）を行い，便培養，血液培養の結果に基づき調整を行う，③入院は必要ないが，摂取した食物や便のグラム染色などからカンピロバクター腸炎が疑われ，かつ症状が重度，小児，高齢者，免疫不全状態の患者では内服抗菌薬投与（エリスロマイシン400 mg/日など）を行う，などの対応が現実的ではないかと考えている．

症例2解説

比較的症状が強かったため，内服抗菌薬を処方し外来フォローとした．後日*Campylobacter jejuni*が検出され，症状も抗菌薬内服後数日で改善した．

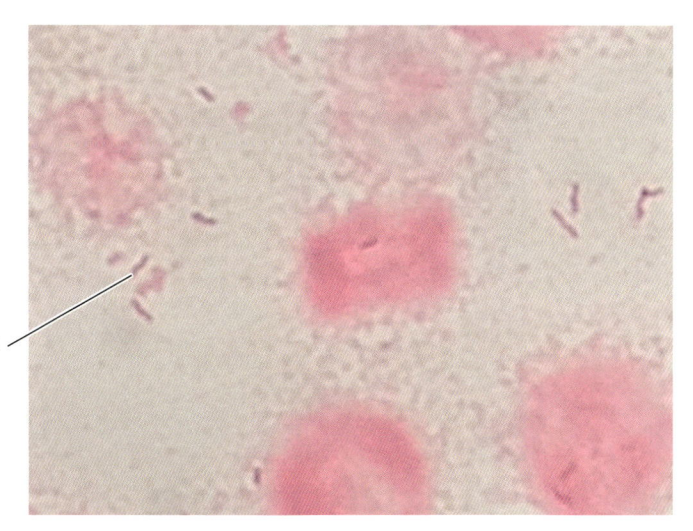

螺旋型にねじれた
特徴的な形態の
グラム陰性桿菌

図3　カンピロバクターグラム染色
血液培養陽性例での培地からのグラム染色．カンピロバクターは
細胞形態が特徴的なので便のグラム染色で診断できることがある

3. 小腸拡張は腹部エコーで確認できる！

症例3解説

上級医Mにコンサルテーションとしたところ，上級医Mは写真を一瞥するなり，徐にエコーを起動し，エコーにて小腸の拡張を確認した．

　腸閉塞も救急外来を嘔吐のため受診する疾患で頻度の高いものである．腹部X線写真にて診断を行うが，一般的に立位X線写真ではニボーの存在を，臥位X線写真で拡張している腸管が小腸か否かを確認しやすいとされている．一方で，**症例3のように腸液貯留量が多いgaslessの症例では，腹部エコー検査を使用することで腹腔内の状態を容易に観察できる**．小腸の拡張，内容物の停滞（to and fro sign），拡張した小腸壁内に明瞭化した小腸襞（Kerckring's hold）を確認することで（図4），腸閉塞の診断をつけることができる．腸閉塞の診断を行った後，絞扼性イレウス※に至っているかの判断が重要だが，絞扼に至っている症例では腹水を伴っていることも多く，また腹水の穿刺を行った結果淡血性であればさらに絞扼性イレウスを疑うこととなるため，これらも腹部エコーを使用しつつ確認したい．腹部CTも非常に有用な検査であり，多くの症例で撮影されている．CTでは閉鎖孔ヘルニアなど手術を行うこと以外では解除できない病態や，closed loop，腸管の造影効果の有無など絞扼性イレウスを示唆する所見を確認することが重要である．

※イレウスという言葉は，日本では原因によらずすべての腸閉塞に対して使用される．しかし国際的には，癒着・捻転・腫瘍など何らかの閉塞機転を認めるものはintestinal obstructionと定義され，それ以外の原因で腸閉塞に至るものがileusと分類されている．学会などでの発表では正しい定義を理解し発表を行う必要がある．

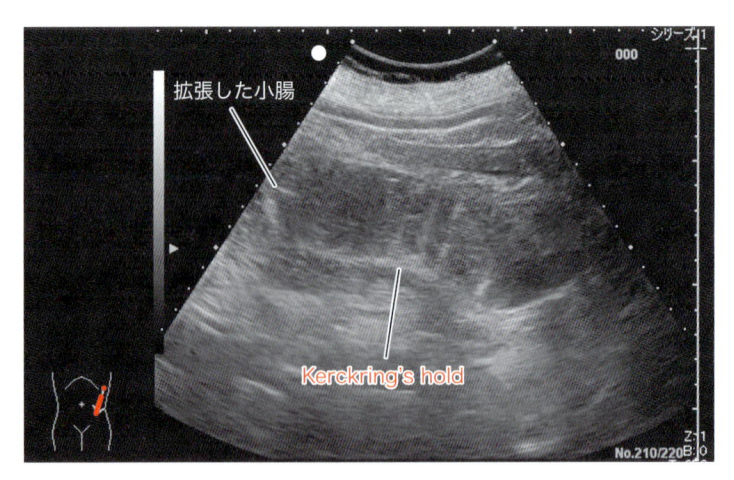

図4 keybord sign

おわりに

　嘔気嘔吐をきたす疾患についての一般論と，そのなかで腹部エコーが有用な疾患について述べた．日本はCT大国であるため，CT撮影の閾値は低く，また腹部エコーと比較し術者の力量によって検査結果が変わらない点も非常に優れている点である．しかし，腹部エコーにはリアルタイムに病変を観察できること，また低侵襲性であるためくり返しの検査が可能であるなどの利点がある．エコー検査を上手に使いこなすことで，診療の質は向上しまた診療自体も楽しいものとなるはずである．

文献・参考文献

1) 横江正道：第3章5．イレウス～入院させてからは？～．「主治医として診る救急からの入院治療 入院判断から退院まで」（岩田充永/編），pp.122-128，羊土社，2010
2) 「レジデントのための感染症診療マニュアル 第2版」（青木眞/著），医学書院，2008
　↑言わずと知れた感染症診療のバイブル．
3) 「救急研修マニュアルERの哲人－医学部では教えない救外の知恵」（山中克郎，他/著），シービーアール，2006
　↑とても読みやすく実践的な本です．

プロフィール

井上顕治（Kenji Inoue）
石巻赤十字病院呼吸器内科
詳細は第6章-2参照．

芹沢良幹（Yoshimoto Serizawa）
手稲渓仁会病院総合内科/感染症科

第6章　症候別：こんなとき，エコーはどう使う？

6. 腹痛患者に出会ったときの注意点（上腹部痛編）
～胆嚢炎を中心に

松坂　俊，遊佐　亨

●Point●

- とりあえず突然発症の腹痛にはよくよく注意が必要！
- 致死的疾患である血管性の疾患（大動脈瘤，解離，腸間虚血）を忘れない
- エコーを使いながら診察するとどの臓器が痛いのかがわかるかもしれない
- 胆嚢炎の診断はエコーが非常に重要である

はじめに

　腹痛にはすぐに手術が必要な緊急疾患がいくつかあり，それを考えるうえでのエコーを活用したポイントを本稿と第6章-7で述べる．特に，上腹部痛を主訴に来院する患者は多く，外来で診断がつかないことが多いが，本稿ではエコーを活用した身体所見の取り方および重要なポイントについて記載する．

> **症例1**
> 　50代男性　やや肥満の男性が朝からはじまった臍より上の痛みを主訴に来院した．バイタルは問題なく，圧痛が心窩部メインにある．Murphy徴候は触診で陰性であった．採血上はWBCが9,000/μL台と軽度上昇しているが，CRPは陰性，肝胆道系酵素の異常もなかった．研修医は「Murphy徴候も陰性であり，胃炎を一番に考え，対症療法で帰宅とします」と言っているがどうだろうか．

1. 突然発症は，詰まった！破れた！はまった（石）！をまず考える

　エコーを抜きにして，まず腹痛で大切なのは病歴である．その**瞬間を特定できるような突然発症**の痛み（テレビを見ていたとき，そのシーンも思い出せるくらいクリアな瞬間など）を訴えた場合には**血管が詰まった，破れた**をまず考える．つまり大動脈瘤破裂，大動脈解離，急性腸管虚血（上腸間膜動脈血栓症，非閉塞性腸管梗塞など）＋心筋梗塞であり，心房細動や動脈硬化のリスクがあれば腹部所見の強弱にとらわれず画像診断を優先する．上腸間膜動脈血栓症では**腹膜刺激徴候に乏しく，採血上でも腸管壊死で上昇すると思われがちなCKやLDHの上昇がみられないことがある**（が，国家試験では上昇している！）ので要注意である．乳酸は上昇することが多い

ため，ガス測定は有効かもしれないが，いまだに早期診断は難しく，試験開腹をせざるを得ないことも多い[1]．緊急疾患ではないが，突然発症では胆石や尿路結石なども鑑別にはあがる（図1）．

なお，緊急疾患を示すもう1つ注意するところとして腹膜刺激徴候の有無があるが，これは第6章-7で述べる．

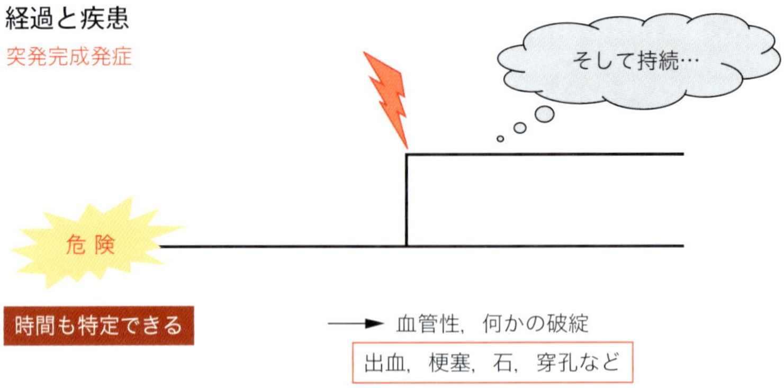

経過と疾患
突発完成発症

危険

時間も特定できる

→ 血管性，何かの破綻
出血，梗塞，石，穿孔など

そして持続…

図1　突然発症は危険!!

2. どこが痛いのかエコーで見てみよう！

まず当然ながら，本人が痛い部分に手をあててみて，痛い部位を想定する（図2）．1つ注意することとしては，**心窩部痛であり，この部位の痛みがあり，圧痛がないときは関連痛すなわち心虚血および，虫垂炎（下腹部の憩室炎）の初期の可能性**を考える．

痛い部位と臓器が想定できたら，その部位にエコーをあててみる．エコーでメインとして見る部位としてはやはりなんといっても胆嚢であり，これについては詳細を後述する．「胃が痛い」と言って来院した患者の胃がエコーで著名に拡張していたり，結腸のガス像が著名で実は便秘で腸管拡張での疼痛であったり，少し圧痛の部位が低い印象であったため，エコーをあてると膵臓の周囲がメインであり，膵炎であったりしたことを筆者は経験しており（図3，図4），エビデンスはまだないが，腹痛の原因臓器を想定するのにエコーは比較的有用である．その他腹痛で来院することは少ないが，腎盂腎炎，尿路結石の際に**腎臓の圧痛を双手診などをするとき，エコーを見ながら疼痛の部位を確認するとより確実に診察ができ**，研修医の双手診を指導するときに筆者は利用している．

3. 胆嚢炎を疑ったらまずエコーがbest，胆管も見れればbetter！

胆嚢炎の病歴，身体所見で胆嚢炎を除外する所見はなく，Murphy徴候は比較的特異度（表1）が高いが，ないからといって除外には使えない[2]．そしてよく勘違いされているが，胆嚢炎単独や胆道疾患の初期では胆道系酵素は変化しないため，採血に異常がなくても否定はできない（図5）．

ここで急性胆嚢炎の診断基準を見てみよう（表2）．これを見方を変えて解釈すると**特異的な所見，採血結果がないため，右上腹部に症状があり感染徴候があったら胆道系酵素は関係なくエコー**

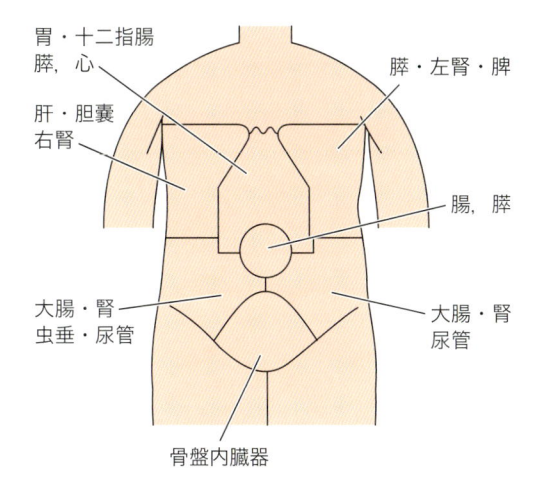

図2 疼痛部位と臓器
どこが痛いか想定しながらエコーをあてるとよい

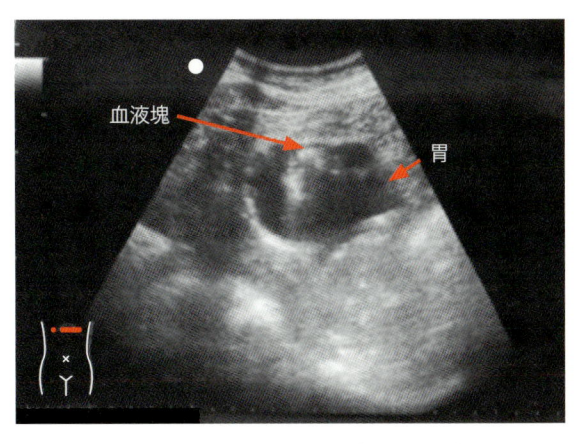

図3 エコーにて疼痛部位が胃と確認できた例
上腹部痛と吐血？（家族の証言）で来院した患者，胃内に血液塊を認める

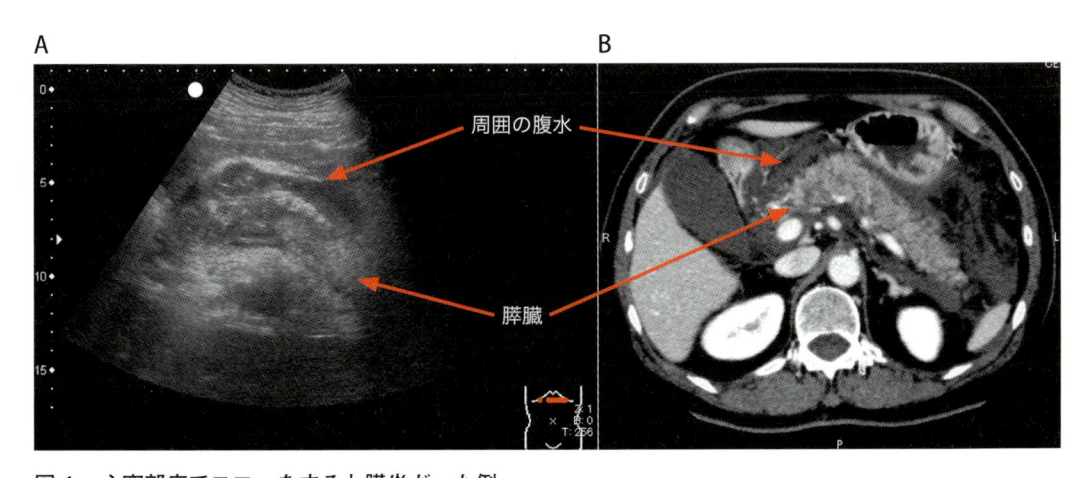

図4 心窩部痛でエコーをすると膵炎だった例
A）心窩部痛で痛い部位からエコーをしてみると膵炎を認める．CTとの比較（B），エコーでも診断できる
※実際は膵炎の場合は痛みの部位と重なり十分な走査ができないことが多いが，図4のように痛い部位が膵臓に近いなどと臓器が予測できることがあり，また，膵炎の原因となる胆嚢結石などの検索はできる

をせよということになる（胆嚢は一般的にエコーでの描出が優れている）．胆嚢炎の典型的な画像をいくつか掲載する（図6）．

　エコー所見としては表3の通りであり，いくつか例を示す（図6A，B）

　ちなみにエコー下Murphy徴候についてはいくつか報告はあるが感度86％，特異度93％と明らかに通常のMurphy徴候よりよい[4]ため，ぜひエコーで胆嚢を描出しながら所見をとってほしい．

　胆嚢炎と診断したら重症度を確認し，手術適応などを考慮するが，ガイドラインに詳細があるためこちらを参照いただき，手術，処置のタイミングを逸しないでいただきたい．穿孔や膿瘍形成についてはCTの方が感度，特異度も高いため，CTが必要なこともあるが，実際臨床ではエ

表1 急性胆嚢炎の病歴と身体所見

所見	患者数	感度%（95％CI）	特異度%（95％CI）	LR＋（95％CI）	LR－（95％CI）
〈臨床所見〉					
食欲不振	1135	65（57-73）	50（49-51）	1.1-1.7	0.5-0.9
嘔吐	1338	71（65-76）	53（52-55）	1.5（1.1-2.1）	0.6（0.3-0.9）
発熱（＞38℃）	1292	35（31-38）	80（78-82）	1.5（1.0-2.3）	0.9（0.8-1.0）
筋性防御	1170	45（37-54）	70（69-71）	1.1-2.8	0.5-1.0
Murphy徴候	565	65（58-71）	87（85-89）	2.8（0.8-8.6）	0.5（0.2-1.0）
嘔気	669	77（69-83）	36（34-38）	1.0-1.2	0.6-1.0
反跳痛	1381	30（23-37）	68（67-69）	1.0（0.6-1.7）	1.0（0.8-1.4）
直腸診による圧痛	1170	8（4-14）	82（81-83）	0.3-0.7	1.0-1.3
筋硬直	1140	11（6-18）	87（86-87）	0.50-2.3	1.0-1.2
右上腹部の					
腫瘤	408	21（18-23）	80（75-85）	0.8（0.5-1.2）	1.0（0.9-1.1）
自発痛	949	81（78-85）	67（65-69）	1.5（0.9-2.5）	0.7（0.3-1.6）
圧痛	1001	77（73-81）	54（52-56）	1.6（1.0-2.5）	0.4（0.2-1.1）
〈検査所見〉					
ALP＞120 U/L	556	45（41-49）	52（47-57）	0.8（0.4-1.6）	1.1（0.6-2.0）
ASTまたはALT上昇	592	38（35-42）	62（57-67）	1.0（0.5-2.0）	1.0（0.8-1.4）
総ビリルビン＞2 mg/dL	674	45（41-49）	63（59-66）	1.3（0.7-2.3）	0.9（0.7-1.2）
総ビリルビン，AST，ALTのうち	270				
3つすべてが上昇		34（30-36）	80（69-88）	1.6（1.0-2.8）	0.8（0.8-0.9）
どれか1つが上昇		70（67-73）	42（31-53）	1.2（1.0-1.5）	0.7（0.6-0.9）
白血球増多[c]	1197	63（60-67）	57（54-59）	1.5（1.2-1.9）	0.6（0.5-1.8）
白血球増多[c]と発熱	351	24（21-26）	85（76-91）	1.6（0.9-2.8）	0.9（0.8-1.0）

ALT：アラニンアミノ基転移酵素，ALP：アルカリホスファターゼ，AST：アスパラギン酸アミノ基転移酵素，CI：信頼区間，LR＋：陽性尤度比，LR－：陰性尤度比
a　2つ以上の研究で論じられた所見に対してのみ統合値が与えられている．
b　正常上限よりも高値（AST 48 U/L，ALT 40 U/L）
c　白血球数＞10,000/μL
文献3より引用

コーは簡易であり，CTに簡単にいけない患者（妊婦や挿管患者，結構動態が不安定な患者など）で非常に有用である．以下に症例を示す．

症例2

転落事故後の50代男性　転落事故にて右血気胸でドレーン挿入，挿管，全身管理中の患者．入院後3日で外傷後の熱発は改善したが，その後5日目から再度発熱あり．広域抗菌薬を使用しているが1週間解熱せず，全身状態はあまり変わらないものの採血上はCRP15〜25 mg/dLで経過，肝胆道系酵素は軽度の変化であった．入院後から著変はなかったが，改善に乏しく，肺炎，尿路感染は各種検査で否定的であったため胆嚢炎の可能性を考えエコー下Murphy徴候をとると陽性であり，明らかに腫大した胆嚢を認めた．穿刺すると感染性胆汁が引け，無石性胆嚢炎の診断となり，翌日から炎症反応，発熱ともに改善傾向となった．

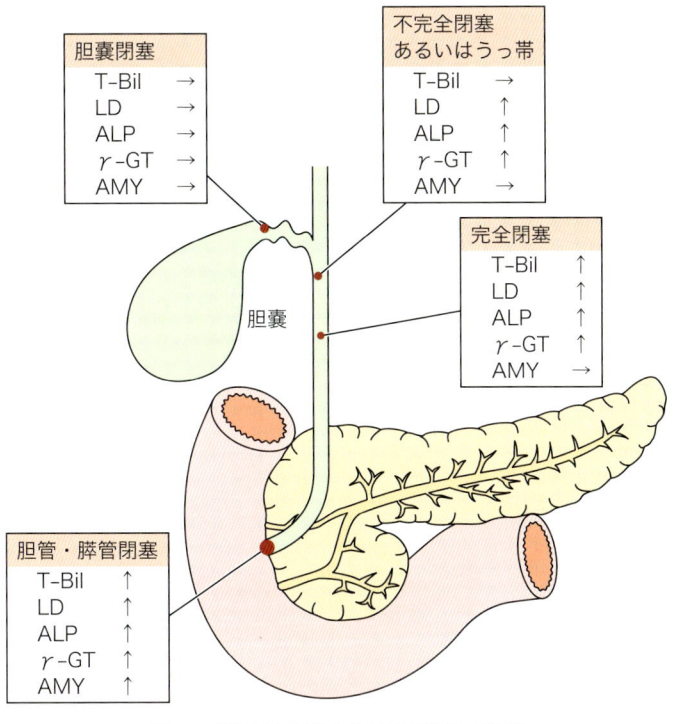

図5 胆道系疾患と胆道系酵素の変化

胆嚢閉塞
- T-Bil →
- LD →
- ALP →
- γ-GT →
- AMY →

不完全閉塞あるいはうっ帯
- T-Bil →
- LD ↑
- ALP ↑
- γ-GT ↑
- AMY →

完全閉塞
- T-Bil ↑
- LD ↑
- ALP ↑
- γ-GT ↑
- AMY →

胆管・膵管閉塞
- T-Bil ↑
- LD ↑
- ALP ↑
- γ-GT ↑
- AMY ↑

表2 急性胆嚢炎の診断基準

急性胆嚢炎診断基準
A 局所の臨床徴候 　(1) Murphy's sign[*1], (2) 右上腹部の腫瘤触知・自発痛・圧痛 B 全身の炎症所見 　(1) 発熱, (2) CRP値の上昇, (3) 白血球数の上昇 C 急性胆嚢炎の特徴的画像検査所見[*2]
確診：Aのいずれか＋Bのいずれか＋Cのいずれかを認めるもの 疑診：Aのいずれか＋Bのいずれかを認めるもの
注) ただし, 急性肝炎や他の急性腹症, 慢性胆嚢炎が除外できるものとする.

[*1] Murphy's sign：炎症のある胆嚢を検者の手で触知すると, 痛みを訴えて呼吸を完全に行えない状態.
[*2] 急性胆嚢炎の画像所見：
- 超音波検査：胆嚢腫大 (長軸径＞8 cm, 短軸径＞4 cm), 胆嚢壁肥厚 (＞4 mm), 嵌頓胆嚢結石, デブリエコー, sonographic Murphy's sign (超音波プローブによる胆嚢圧迫による疼痛), 胆嚢周囲浸出液貯留, 胆嚢壁 sonolucent layer (hypoechoic layer), 不整な多層構造を呈する低エコー帯, ドプラシグナル.
- CT：胆嚢壁肥厚, 胆嚢周囲浸出液貯留, 胆嚢腫大, 胆嚢周囲脂肪織内の線状高吸収域.
- MRI：胆嚢結石, pericholecystic high signal, 胆嚢腫大, 胆嚢壁肥厚.

文献5より引用

　その他, 胆管の描出ができると拡張の有無が確認できる. 拡張は肝内胆管で3 mm以上, 肝外胆管で8 mm以上とされる (図7, 8).

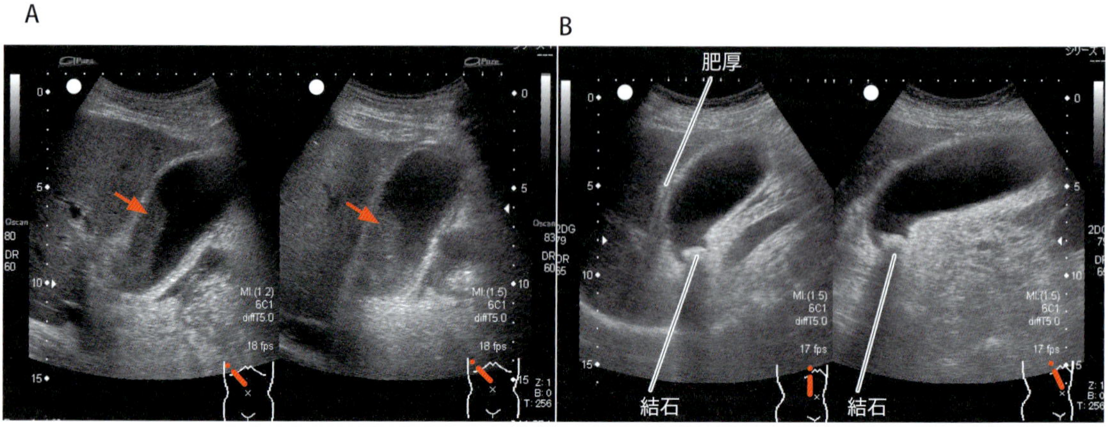

図6 胆嚢炎の典型例
A）壁肥厚と胆嚢内デブリ（→）を認める．B）壁肥厚と頸部の結石を認める

表3 胆嚢炎の所見

- 胆嚢腫大（長軸径＞80 mm，短軸＞40 mm）※長軸は個人差があるので基本的に短軸で
- 胆嚢壁肥厚（＞3 mm）
- 胆嚢結石
- デブリエコー
- エコー下Murphy徴候（エコープローブによる胆嚢圧迫による疼痛）
- ガス像
- 胆嚢周囲の液体貯留
- 肥厚した壁に浮腫性の変化を伴う低エコー域/低エコー帯

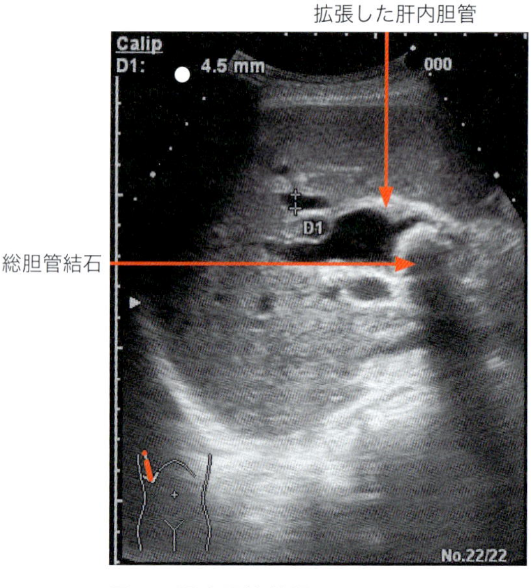

図7 肝内胆管拡張
本症例では15 mmの拡張した肝内胆管が見られる．結石も認める

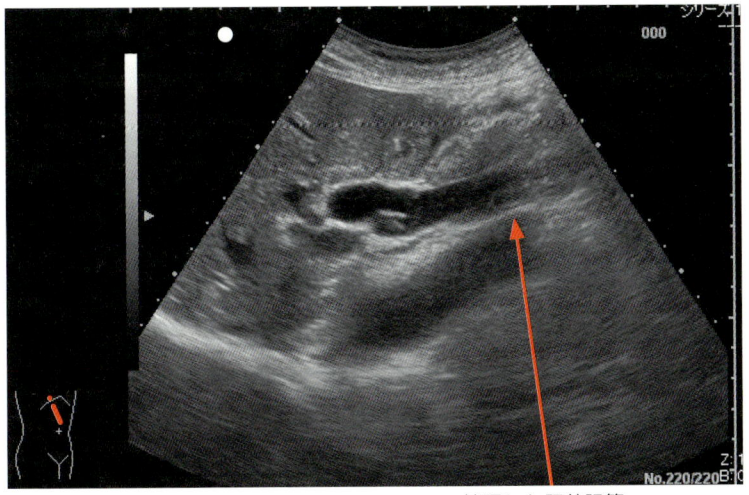

図8　肝外胆管拡張
12 mmの拡張した肝外胆管が認められる（膵癌の症例）

症例1の続き

指導医は朝食後の腹痛であることを確認し，身体所見，採血所見では胆嚢炎は否定できないことを指摘した．エコーをしてみるとエコー下Murphy徴候ははっきりしなかったが，壁肥厚した胆嚢と胆石を認め，胆嚢炎と診断，入院，絶食，抗菌薬での加療となった．翌日熱発し，採血上でも胆道系酵素の上昇が認められた．

さいごに

上腹部痛患者で胆嚢炎を中心にエコーの有用性，重要性について述べた．ページ数が少なく，概要になってしまったが，普段の臨床の参考になれば幸いである．

●診療放射線技師からのワンポイントアドバイス
救急外来では胆嚢は肋間走査で探せ！内部まで注意深く見よ！
救急外来で用いるエコー検査で胆嚢を観察するには腹痛がある患者では圧迫しづらく，吸気で見る必要のある右季肋部（右肋弓下）からではなく，右肋間走査を中心に行うべきである．特に肥満や太鼓腹の患者では胆嚢が肝床側，肝臓の後ろの方に位置していることが多く，描出が難しい．また，1つの所見で満足せず，胆石だけでなく充実性腫瘤があることもあり，せっかく胆嚢が描出されたのであればプローブをうまく傾けたり回転（ローテーション）させたりして結石の音響陰影で隠れている部分もしっかりと描出してみてほしい（図9）．患者さんの命を救うのは救急外来の先生のエコーかもしれない（**遊佐　亨**）．

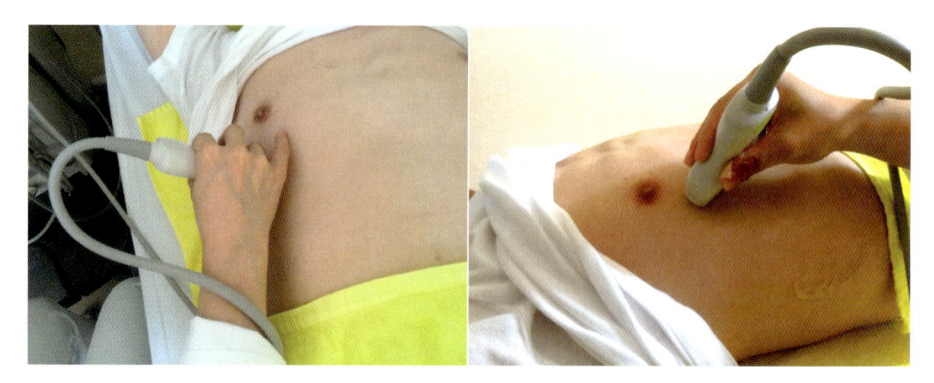

図9　右肋間走査の写真
この部位で疼痛がある患者では胆嚢を描出する

文献・参考文献

1) Evennett NJ, et al：Systematic review and pooled estimates for the diagnostic accuracy of serological markers for intestinal ischemia. World J Surg, 33：1374-1383, 2009
2) Trowbridge RL, et al：Does this patient have acute cholecystitis? JAMA, 289：80-86, 2003
3) 「JAMA版 論理的診察の技術 エビデンスに基づく診断のノウハウ」（David LS & Drummond R/編，竹本 毅/訳），日経BP社，2010
4) Soyer P, et al：Color velocity imaging and power Doppler sonography of the gallbladder wall：a new look at sonographic diagnosis of acute cholecystitis. AJR Am J Roentgenol, 171：183-188, 1998
5) Yokoe M, et al：New diagnostic criteria and severity assessment of acute cholecystitis in revised Tokyo guidelines. J Hepatobiliary Pancreat Sci, 19：574-585, 2012

プロフィール

松坂　俊（Suguru Matsuzaka）
手稲渓仁会病院総合内科/感染症科，旭川医科大学救急科 非常勤講師（元 同救急科/外科学講座 消化器病態外科学分野）
詳細は第6章-1参照．

遊佐　亨（Toru Yusa）
渓仁会円山クリニック健診部業務支援室 室長（元 手稲渓仁会病院技術部超音波検査室 室長）
当検査室にはときどき研修医の先生が1カ月や2カ月単位で腹部エコーの実習に来ます．コツを掴むのが皆さん上手であっという間に上達していきます．エコー検査は簡単な手技で行える検査ですが奥の深い検査です．症例をたくさん診て毎日の診療に役立ててご活躍ください．

第6章　症候別：こんなとき，エコーはどう使う？

7. 腹痛患者に出会ったときの注意点（下腹部痛編）

松坂　俊，遊佐　亨

●Point●

- 来院時に腹膜刺激徴候を意識しよう，あると判断すればすぐに画像評価へ
- 腹水のある腹痛は重症なことが多いので注意が必要！
- 上腹部と同様に痛いところにエコーをあててみよう！
- エコーでの虫垂炎診断もプロがやれば感度特異度非常によいが自分は？？でも諦めず鍛えよう

症例1

30代女性，腹痛．来院7日前に夕食後（内容不明）に心窩部痛が出現した．その後痛みは続いており，来院4日前ころから下腹部にも痛みが移るようになった．あまり疼痛はその後変わらなかったが，間欠的な疼痛の度合いが強くなり，仕事が空いている時間に来院した．既往歴は帝王切開を3回した以外には特になし．採血はWBC，CRPも含め特に異常なし．研修医が診察し，「虫垂炎としては経過が長く，圧痛は下腹部〜右下腹部にかけて軽度で反跳痛もない．腹部も柔らかく虫垂炎の可能性は低いので経過観察でよいのではないか」と言ってきたがどうだろうか？

症例2

80代男性，下腹部痛．数日前から感冒症状があり，市販の感冒薬を内服していた．来院日昼ごろより下腹部痛が出現し，悶えているのを家族が発見したため救急搬送された．痛みが非常に強いので研修医が「NSAIDsによる腸管穿孔などの急性腹症が疑われるので採血をとって造影CTをしたい」と言っているがどうだろうか？

はじめに

下腹部も上腹部と同様に身体所見をエコーをしながらとることで臓器の検出ができることがある．ここでは虫垂炎を中心として腹膜刺激徴候のポイントとエコーの利用方法を記載する．

1. 腹膜刺激徴候には程度がある．板状硬なら手術適応？ 感度の高い身体所見で画像適応を考える

腹膜刺激徴候には程度があるのはご存知だろうか？ そもそも腹膜刺激徴候とは，腹膜に炎症が起こったときに出る症状であり，感染以外（大動脈瘤破裂の血液による化学的炎症，外傷，手術など）でも出現する．

虫垂炎の例ではまず腸管内圧の亢進による関連痛や内臓痛が出現し，その後炎症が進むと腹膜刺激徴候が出現する．最初は限局した炎症での体性痛となり，部分的な圧痛が認められ，**腹膜を刺激する身体所見，かかと落とし試験や叩打痛（percussion tenderness）などの感度が高い所見が局所的に陽性となりその後，腹部全体に広がる．最終的には汎発性腹膜炎となり特異度の高い板状硬が陽性となる**．一方でその部位の炎症で特異的に生じるという意味で特異度が高いpsoas sign（虫垂が足を動かしたときにちょうど腸腰筋を刺激して痛みが生じる）などがある．逆にその判定が微妙である，筋性防御や反跳痛などは感度も特異度も低いことが知られている（図1）．

板状硬の他，手術適応の可能性が高いものとしては①ありえないほど痛がっている，②鎮痛薬が無効，ちょっと触っただけで痛みが強い，③**腹水を伴う腹痛**がある．

腹水の有無はエコーで比較的すぐにわかるため，交通外傷時の**FASTの要領で腹水を確認し（図2に例を示す），次の精査，すなわち造影CTを考慮する．腹水を伴う場合は絞扼性のイレウスや腸管虚血，汎発性腹膜炎，子宮外妊娠などの重症疾患であることが多いためより注意を要する**．また，大動脈瘤破裂の一部で腹痛が弱いにもかかわらず腹腔内に血液が漏れており一種の腹膜刺激徴候であるテネスムス＝しぶり腹などの徴候があることがある．大動脈瘤はエコーですぐに診断がつくため，腹部エコーをするときには腹部大動脈も確認（図3）し，動脈瘤や解離がないことを見る癖をつけたい（ちなみに尿路結石の鑑別診断は大動脈瘤である）．

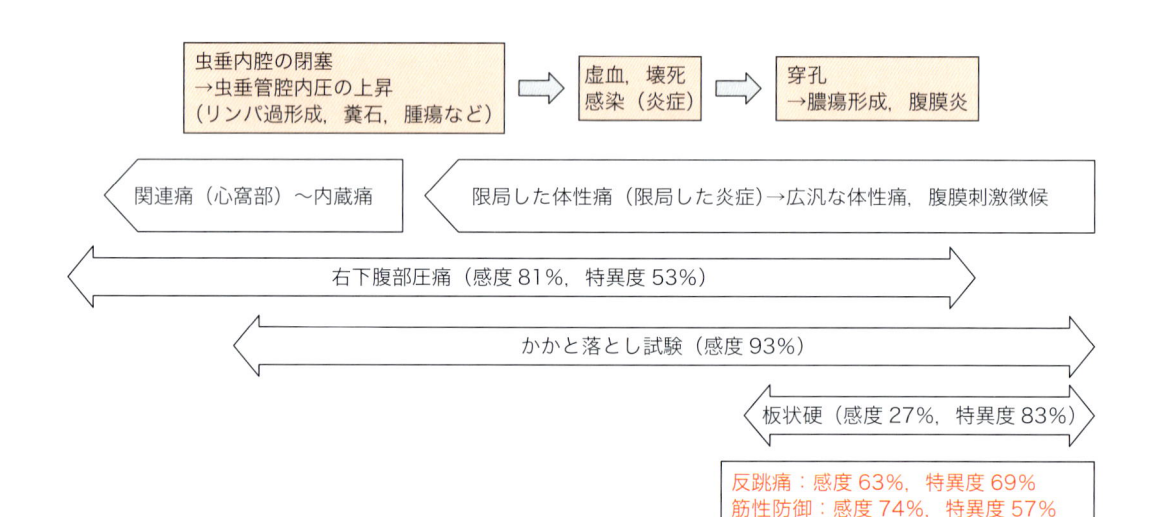

図1　虫垂炎の進行と疼痛の変化と身体所見
感度特異度は文献1より参考に作成

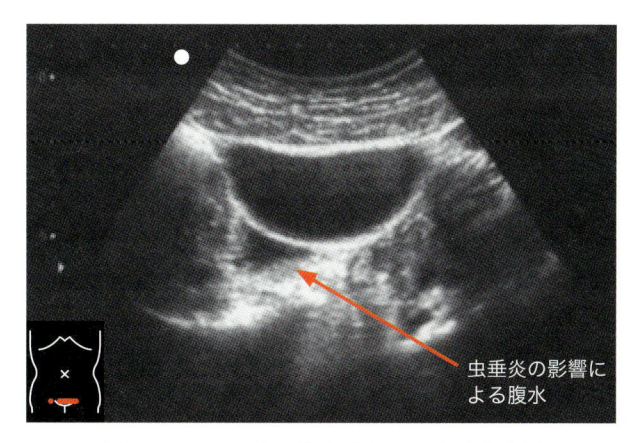

図2　Douglas窩に腹水を認めた虫垂炎症例

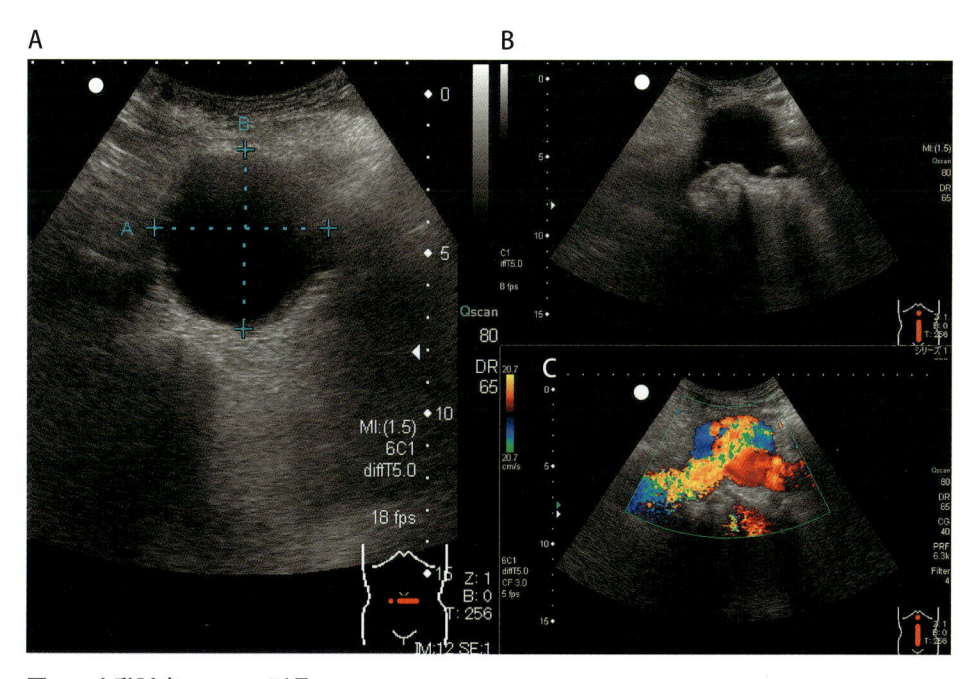

（矢印：虫垂炎の影響による腹水）

図3　大動脈瘤のエコー所見
　A）腹部大動脈の短軸像，B）腹部大動脈の長軸像，C）カラードプラ．動脈瘤は下腹部にあてればすぐ見える

2. 救急外来では限局的な持続性の痛みを認めたらエコーを痛いところにあててみよう

　限局的に持続的に痛いということは，その部分に体性痛があるということであり，炎症による痛みが強く疑われ，いわゆる腹痛のred flag（危険信号）であるため画像検査を考慮する必要がある．腹部X線を最初に考えるかもしれないが，腹部X線では穿孔，結石のごく一部と腸閉塞が見えるにすぎないため，腸閉塞を疑わなければその意義は乏しい[2]．このときに1番簡易的なの

は疼痛が1番強い部位にエコーをあてると，痛い臓器がわかる可能性がある．筆者の経験でも虫垂炎の他に腸間膜のリンパ節の腫大や結腸の憩室炎，虚血性腸炎，腸管浮腫，腸閉塞，卵巣出血，捻転などがわかったことがある（図4①～③に例を示す）．

3. 虫垂炎の描出は腕次第！ あきらめずに頑張ろう！

筆者も決してエコーで自信をもって虫垂炎を描出できるわけではないが，CTをとる前にエコーをするように心がけている．エコーの診断精度はトレーニングを積んだ技師，医師では高く，CT

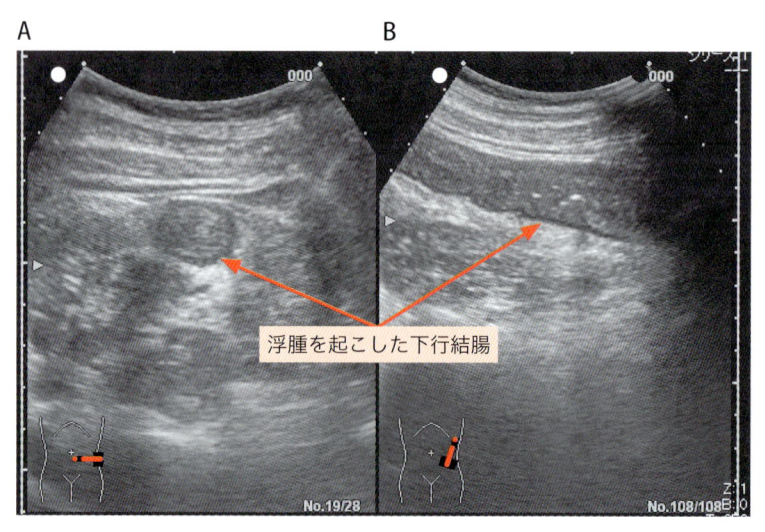

図4①　左下腹部痛と下痢を主訴にした患者
A）短軸像，B）長軸像．エコーをあてると大腸の浮腫があり，虚血性腸炎と診断された

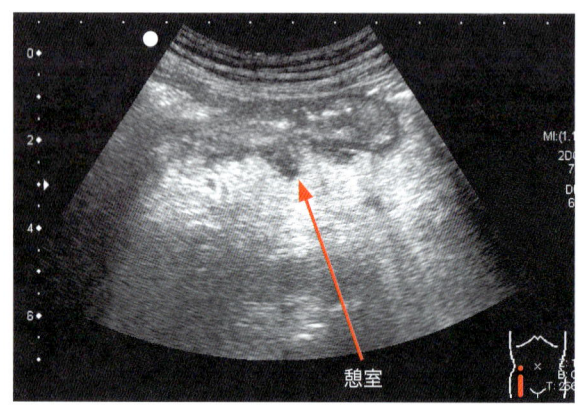

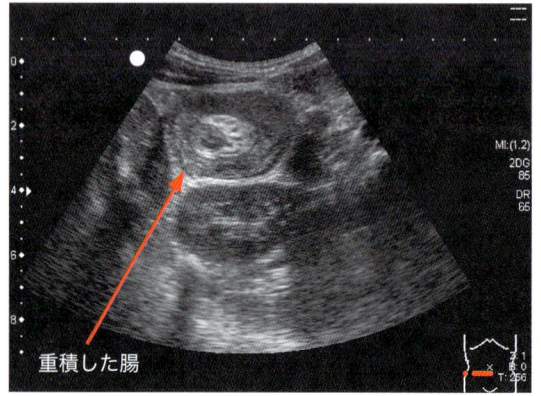

図4②　右下腹部痛 虫垂炎を疑われたがエコーをあてると？
McBurney点より上で限局性の持続痛があり，エコーをすると憩室と周りの腸の浮腫を認め，憩室炎の所見を認める

図4③　小児の腹痛 コリッとするものを触れたところに？
小児で圧痛がある右下腹部にエコーをあてると腸重積を認める

にひけをとらないとされているが[3]，破裂しているとわかりづらいという欠点はある．エコー所見では病的虫垂炎では6 mm以上となり，カタル性虫垂炎で6 mm，蜂窩織炎壊疽性で8 mm，壊疽性虫垂炎まで進行すると11 mm以上となる．虫垂炎の典型例を示す（図4④）．描出方法などのポイントについて最後にコメントをいただいたので参照されたい．

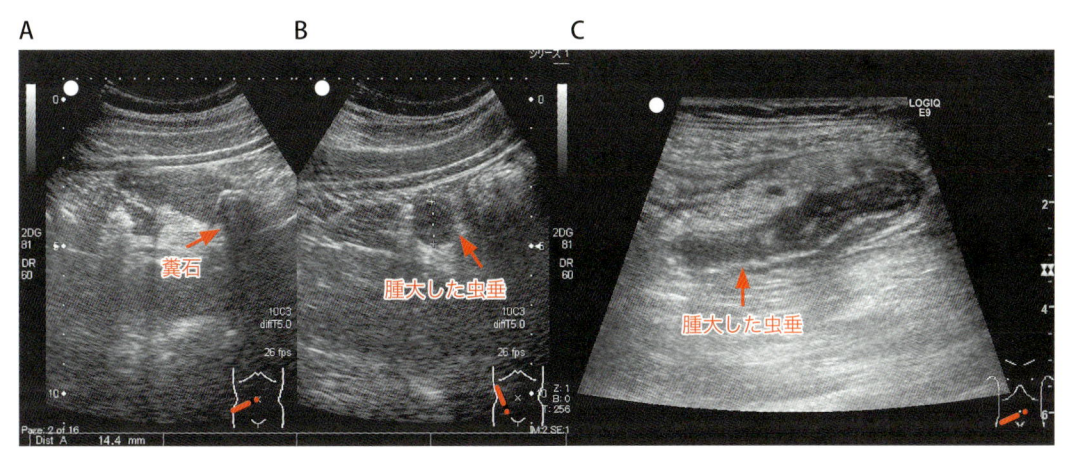

図4④ エコーで診断された虫垂炎
A）糞石，B）短軸像，C）長軸像．糞石は比較的見つかりやすいが，なかったからといって否定はできない

症例1の続き

よく診察すると右下腹部に限局した痛みがありこの部位の画像評価が必要と判断．エコーをしてみると虫垂腫大はなかったが，盲腸に壁肥厚と憩室が認められた（図5）．憩室炎の診断となり，抗菌薬で加療し，症状は改善した．

症例2の続き

痛くてもがいていたが，腹部をしっかり診察したところ，下腹部の圧痛が認められた．エコーをあてたところ，著名に腫大した膀胱が認められ（図6），導尿すると約1Lの排尿があり，腹痛は落ち着いた．市販の感冒薬が原因の尿閉による腹痛で不穏になっていた状態と診断された．やはり診断のためには診察し，部位を確認する必要性があることを再認識した症例であった．

おわりに

腹膜刺激徴候の考え方および画像所見の適応時のエコーの利用のしかたについての提案を述べさせていただいた．あくまで例ではあるが，ぜひ限局性の疼痛をみた場合はその部位の画像診断としてエコーを有効利用していただきたい．

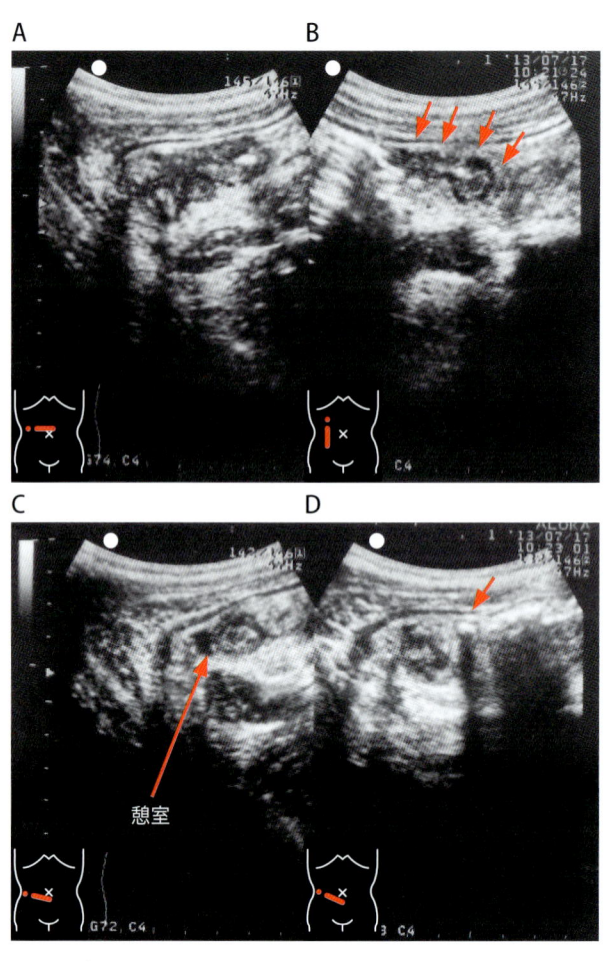

図5　症例1のエコー所見
A，B）腸管浮腫，C）憩室，D）憩室内の石灰化した便．
虫垂腫大はないが，憩室炎を疑う結腸の浮腫が認められる

●診療放射線技師からのワンポイントアドバイス

・虫垂炎を見つけるためのコツ

虫垂炎を見つけるためのポイントは①横断像（短軸像）6 mm以上で円柱状のもので，**プローブで押しても変形しない，腸蠕動がない構造物を探す**（正常では押すと変形し，曲がっていることが多い），②疼痛部に一致して腫大した虫垂が疑われ，**少しずらしただけで痛みが弱くなる**ことの2つである．虫垂の描出のしかたはまず上行結腸，回盲部を確認してから虫垂口を同定するのが基本で詳細は**第4章-5**参照していただきたい（重要なため，**図7**に回盲部から虫垂が描出されている違う症例を再掲）．

虫垂口の腫大を確認できたら，できるだけ虫垂盲端まで観察する．その後虫垂内部の層構造と虫垂周囲炎症の有無（周囲の高エコーが確認されれば脂肪織肥厚，膿瘍など），糞石の有無を確認する．**「痛い部分を入念に，できるだけ結腸を捉えつつ探す」**，がポイントである．CTとの比較をして解剖を理解してからエコーをすると上達できると思う（**遊佐　亨**）．

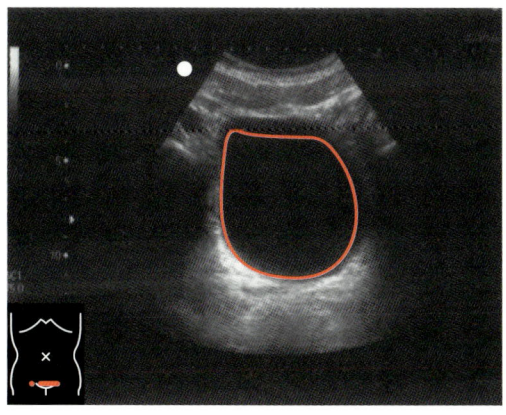

図6 症例2のエコー所見
下腹部エコーをすると膀胱（○で囲われた領域）の拡張が認められた

図7 回盲部〜虫垂
これが見られれば虫垂であると確信できる

文献・参考文献

1) Wagner JM, et al：Does this patient have appendicitis? JAMA, 276：1589-1594, 1996
2) Ahn SH, et al：Acute nontraumatic abdominal pain in adult patients：abdominal radiography compared with CT evaluation. Radiology, 225：159-164, 2002
3) Hernandez JA, et al：Imaging of acute appendicitis：US as the primary imaging modality. Pediatr Radiol, 35：392-395, 2005

プロフィール

松坂　俊（Suguru Matsuzaka）
手稲渓仁会病院総合内科/感染症科，旭川医科大学救急科 非常勤講師（元 同救急科/外科学講座 消化器病態外科学分野）
詳細は第6章-1参照．

遊佐　亨（Toru Yusa）
渓仁会円山クリニック健診部業務支援室 室長（元 手稲渓仁会病院技術部超音波検査室 室長）
詳細は第6章-6参照．

第6章 症候別：こんなとき，エコーはどう使う？

8. 尿量低下を指摘されたときに

松坂　俊

● Point ●

- 尿量低下の基本は腎後性の否定から→エコーですぐわかる
- エコーでIVCが虚脱していて呼吸性変動も明らかなら補液をしてみよう
- 慢性腎不全をエコーで把握しよう

はじめに

　尿量低下での対応は感染や術後では基本的には脱水であり，補液で対応することがほとんどだが，気をつけないと溢水になることもある．ここではそうならないようにするために第6章-1で示した血管内volumeの評価法を踏まえてエコーを取り入れたアプローチを紹介する．

> **症例**
> 　75歳男性．心不全で入院歴のある男性が腎盂腎炎で入院中，抗菌薬で加療し，入院3日目で解熱，食欲も改善していた．入院4日目，まだあまり動けないとのことでまだ尿バルーンが挿入されていたが，8時間で尿が100 mLと少なかったとのことで研修医が呼ばれた．明らかな口腔内乾燥などもなく，心不全の既往があるため「ラシックス®を投与したい」と言っているが，それでよいだろうか？ 他に必要な情報はあるか？

1. 尿が出ないときはまず腎後性の有無の確認から

　症例ではカテーテルが入っており，比較的頻度は少ないが，尿閉の可能性をまず考える．実際にデブリがたまったり，カテーテルが折れていたり先がくっついていたりして，尿が出てこないことはときどきある．**腎不全がない場合は尿の色が薄いままであることが尿閉となっている1つのヒントにはなる**（腎不全患者では濃縮力がないのでいつでも薄く，通常の尿量低下時には濃縮してくる）．また，水腎症になっている場合は感染や腎後性腎不全の可能性もあるため注意が必要である（図1）．

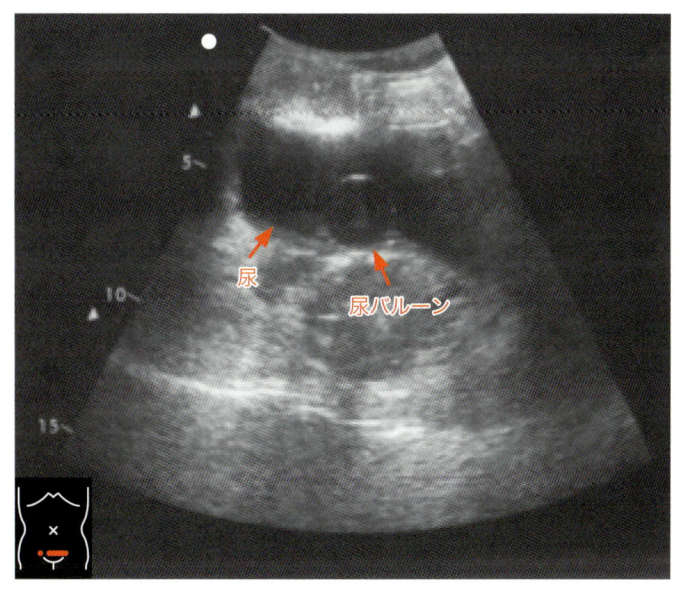

図1 尿カテーテル挿入患者の尿量低下例
バルーンの周りに尿がたまっているのが見える．1度生食で通すと尿排泄が確認された

2. ついでに腎臓の皮質，髄質（腎実質）を見てみよう．慢性腎不全の可能性は？

　採血のCreの上昇は筋肉量の関係で正常範囲内でも腎機能異常があることがあり，さらに，異常値になるときにはかなり腎不全が進んでいることもあるため，注意が必要である．Creが正常範囲内でも腎臓の髄質の菲薄化がみられることはよくあるため，エコーで慢性腎不全の可能性があるかどうかを確認することは簡易で有用である．習慣付けると造影CT施行時などにも重宝する（図2）．

3. 次に血管内volumeを把握して，IVCと心臓を見てみよう．検査ではFENaとFEBUNをみる！

　尿量が低下してCreが上昇していれば何らかの対応が必要であり，腎前性腎不全かどうかを判断する必要がある．血管内volumeの評価についてはIVC径，IVC index，JVPの確認と心臓の動きの確認をしていく（前述の第6章-1を参照）．ここではFENaとFEBUNについて触れておく．FE = fractional excretionはクリアランスを見る方法であり，血中Na，BUN，Creと尿中Na，BUN，Creを測定しその排泄率をみることによって腎臓に十分な血流があるかどうかの確認ができる．FENaは感度77％，特異度96％，陽性尤度比19.1，陰性尤度比0.2，FEBUNは感度90％，特異度96％ 陽性尤度比22.4，陰性尤度比0.1であり利尿薬を使用すると感度はFENaは48％，FEBUNは89％まで低下するため注意が必要である[1]．

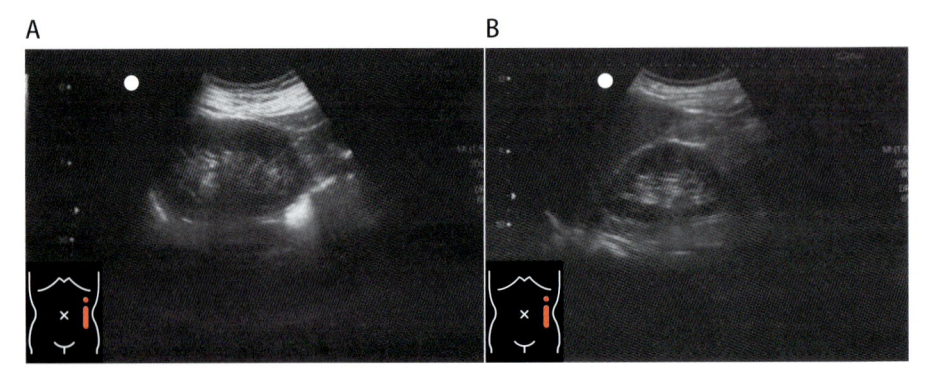

図2　エコーによる慢性腎不全の確認
Aは正常腎（筆者の腎臓），Bは慢性腎不全（Cre1.2〜3 mg/dL程度）の腎臓．腎実質が少し菲薄化している（あえて軽微な変化の画像を掲載した）

$$FE_{Na} = \frac{C_{Na}}{C_{Cr}} \times 100 = \frac{尿中Na/血清Na}{尿中Cre/血清Cre} \times 100 = \frac{尿中Na \times 血清Cre}{血清Na \times 尿中Cre} \times 100$$

＜1％，つまりよくNaが再吸収されている＝腎前性腎不全疑い

$$FE_{BUN} = \frac{C_{BUN}}{C_{Cr}} \times 100 = \frac{尿中UN/BUN}{尿中Cre/血清Cre} \times 100 = \frac{尿中UN \times 血清Cre}{BUN \times 尿中Cre} \times 100$$

＜35％，同様にBUNが再吸収されている＝腎前性腎不全疑い

腎前性は心不全の拍出不足でも血管内volume低下でも起こるため，これを判断し，腎前性がvolume不足であれば補液を，うっ血であれば利尿薬を使用する（第6章-1を参照）．

---

4. 残ったのは腎性腎不全，薬剤性を確認．腎性でできるのはまず腎臓に悪いことをしないこと！

　入院患者で腎炎（ANCA関連性など）を急に併発することは稀でありATN（急性尿細管壊死）がほとんどである．これは十分な補液管理で腎前性因子を除去し，腎毒性のある薬剤を極力投与しない状態にして経過観察するしかない．尿量は状態が悪ければ乏尿〜無尿となり保てないことが多く，フロセミドなどでの尿量確保は腎予後には寄与しない[2]．このときにもエコーでvolume管理をして維持することで腎前性因子をなくすことができる可能性がある（Column参照）．

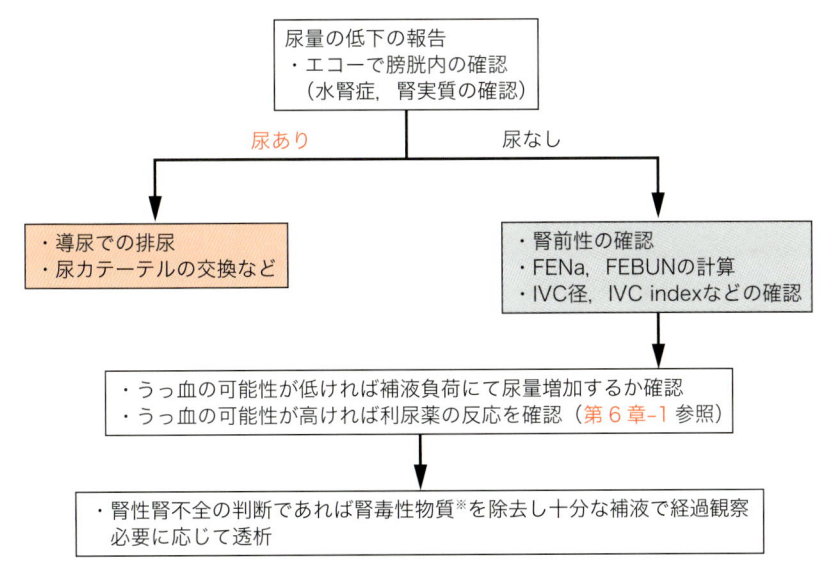

```
                    ┌─────────────────────────┐
                    │ 尿量の低下の報告        │
                    │ ・エコーで膀胱内の確認  │
                    │   (水腎症, 腎実質の確認)│
                    └─────────────────────────┘
                  尿あり        尿なし
              ↙                      ↘
┌──────────────────────┐    ┌──────────────────────┐
│ ・導尿での排尿       │    │ ・腎前性の確認       │
│ ・尿カテーテルの交換 │    │ ・FENa, FEBUNの計算  │
│   など               │    │ ・IVC径, IVC index   │
└──────────────────────┘    │   などの確認         │
                            └──────────────────────┘
                                       ↓
                    ┌──────────────────────────────────────────┐
                    │ ・うっ血の可能性が低ければ補液負荷にて   │
                    │   尿量増加するか確認                     │
                    │ ・うっ血の可能性が高ければ利尿薬の反応を │
                    │   確認 (第6章-1 参照)                    │
                    └──────────────────────────────────────────┘
                                       ↓
                    ┌──────────────────────────────────────────┐
                    │ ・腎性腎不全の判断であれば腎毒性物質※を  │
                    │   除去し十分な補液で経過観察             │
                    │   必要に応じて透析                       │
                    └──────────────────────────────────────────┘
```

図3 これまでのアプローチをまとめたフローチャート
※腎毒性物質：NSAIDs, 造影剤, 過量の抗菌薬など

症例の続き

まずエコーをすると膀胱内に少量の尿が確認でき，尿カテーテルが曲がっていることがわかったがそれでも尿量は200 mL/8時間と少なかった．朝の採血にてCreが前回と比べて0.4→0.8 mg/dLと正常範囲だが上昇しており，IVC径，IVC indexを確認したところ18 mmで呼吸性変動が低下していた．おそらく感染が改善したのちのrefilling（炎症が改善し，血管内に間質から液体が戻ってくる現象）に心臓が耐えられず心不全になったと判断し，フロセミドの投与をしたところ，1時間に400 mL程度の排尿とともに排尿は加速し，翌日のCreも改善した．

おわりに

ここでのアプローチを示したフローチャート（図3）を示した．1例ではあるが，普段の診療の1つの参考にしていただければ幸いである．

Column

ATNは腎臓に悪いこと，特に腎前性因子をなくして待つだけでよくなる！無尿状態をIVC indexを用いて治療した例

80代後半の男性，人工肛門閉鎖術後にアシネトバクターによる敗血症性ショックをきたし，すぐにEGDT（early goal-directed therapy，文献3参照）を行い，血圧などは維持でき，感染はコントロールできたが，1日尿量が100 mL以下が継続し，ATNによる無尿と判断した．腎機能改善のためには十分な血管内volumeが必要と考え，IVC indexが25％以下となるように呼吸状態が人工呼吸なしで維持できる少し溢水気味で維持し，乳酸は改善，アシドーシスは進行しなかった．1日持続透析を行った後，4日後より，アシドーシスはなかったもののBUN 90 mg/dL，Cre 4 mg/dLを超え間欠的透析を2〜3日に1回施行し除水は血行動態，IVC indexを見ながら維持した．経過観察していたところICU入室12日目より自尿が徐々に回復し，14日目以降はフロセミドを使用しながら2,000 mL以上の尿が確保できた．その後も脱水にならないようにIVC indexを維持し適宜補液も追加．最終的にはCreは完全に正常化し，透析から離脱ができた．

「悪いことをしないで待つ」大切さを再確認した．

文献・参考文献

1) Carvounis CP, et al：Significance of the fractional excretion of urea in the differential diagnosis of acute renal failure. Kidney Int, 62：2223-2229, 2002
2) Notice. Kidney inter, Suppl, 2：1：doi：10.1038/kisup.2012.1
3) Survival sepsis campaign：http://www.survivingsepsis.org/Guidelines/Pages/default.aspx（2015年4月閲覧）

プロフィール

松坂　俊（Suguru Matsuzaka）

手稲渓仁会病院総合内科/感染症科，旭川医科大学救急科 非常勤講師（元 同救急科/外科学講座消化器病態外科学分野）
詳細は第6章-1参照．

第6章　症候別：こんなとき，エコーはどう使う？

9. エコーで治療方針が変わるかもしれない感染症！
〜CTよりまずエコーをあててみよう

松坂　俊

Point

- CTでもよいけれど，エコーでもわかる所見で治療方針が変わることがある
- 感染症のなかでも手術や処置の必要な疾患を理解し，エコーを活用してみよう！

はじめに

　普段の診療で感染を治療するときに，経過を予測したり，ドレナージや手術が必要な病態かどうかを判断するのは非常に重要なことである．発熱が持続し，抗菌薬の効果が不十分なときに造影CTを施行してその判断をすることは一般的な手段であるが，エコーでもわかることがある．ここではその一部について有用であると思われる項目についていくつか紹介する．
　抗菌薬で適切に加療してもよくならない場合にはいくつか原因が考えられ，それらの鑑別も必要であるが，今回は原疾患に関連する合併症などに限定させていただく．

症例1
　とある精神科病院に出張中，統合失調症の70代の男性がある日誤嚥し，発熱したため，誤嚥後の肺炎を疑いABPC/SBTを投与したところ呼吸状態は落ち着き，全身状態も良好だが熱発が10日間持続しているとのことで相談があった．数日前に撮ったX線写真，単純CTでは肺野は綺麗になっているが，胸水が貯留しているようであった．あなたならどうしますか？

1. その胸水，何か変じゃないですか？ 胸水ドレナージの適応は？

　肺炎の合併症として胸水があるが，ほとんどは肺炎随伴性胸水といい，非感染性である．ただし喀痰排泄がうまくいかなかったり，血糖のコントロールが悪かったり，肺炎が重症であったりする場合はただの胸水ではなく，膿胸になる可能性があり，感染がコントロールできない原因になることがある．胸水感染を疑ったときについてはガイドラインが示されており（図1)[1]胸水穿刺および画像評価をして治療適応を考える必要がある．特にフィブリンがたまっていたり隔壁をつくっているときにはドレナージがしづらく，複数のドレーンチューブを挿入する必要があったり手術となることもあるため，治療の反応性が悪いときにくり返してエコーで胸水の状態を確認することは非常に有効である．この場合は通常の腹部エコープローブを使用し，肋間から観察する（図2）．
　この患者では呼吸器外科にコンサルトされ，醸膿膜胸膜切除術を施行して解熱した．

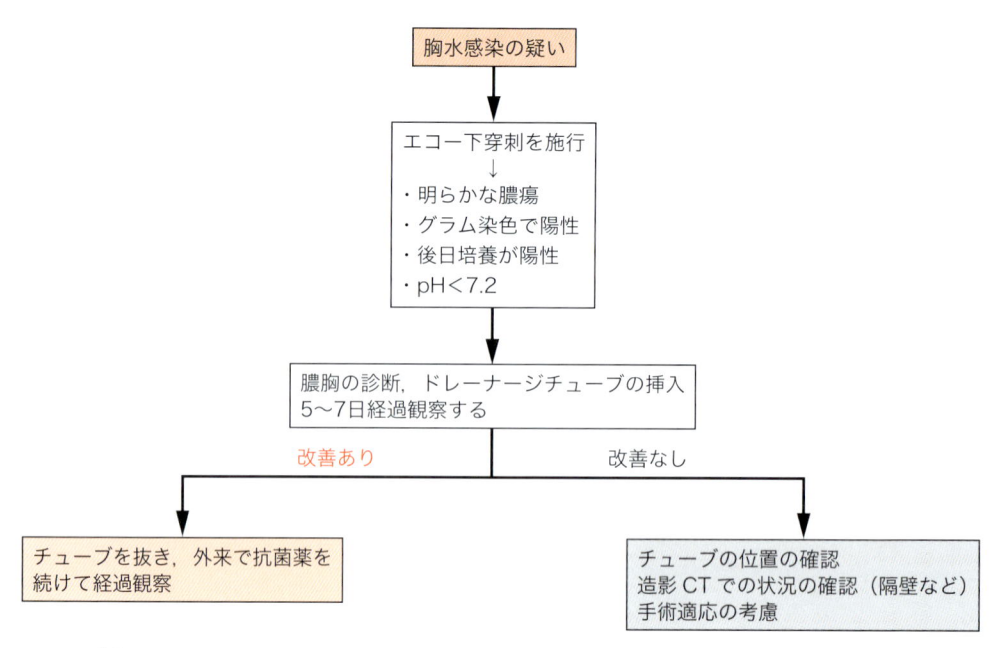

図1 感染性胸水を疑ったときの対応
文献1を参考に作成

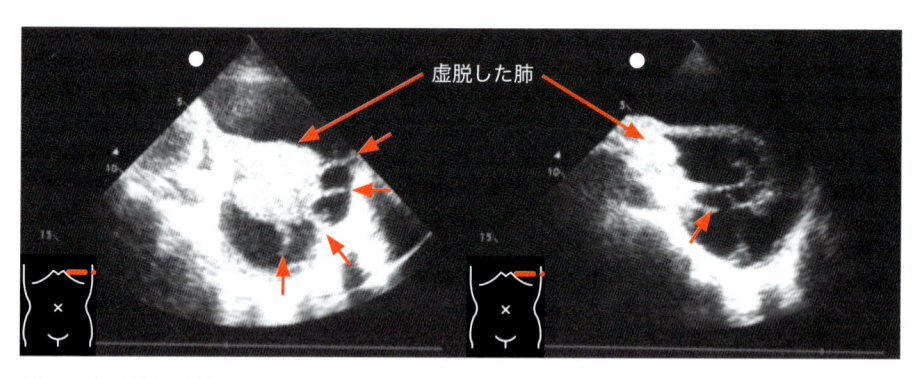

図2 感染性胸水のエコー
エコーで柵状のフィブリンおよび隔壁（→）を認め，多数のドレナージチューブ挿入や手術（醸膿胸膜切除術）の適応となりうる膿胸の所見

症例2

70代後半の男性，既往に50代のときに尿管結石があった．来院前日の夕方に寒気があり，朝熱を測ると38.3℃の発熱がみられた．朝食事は十分とれており元気だったものの念のため来院した．咽頭痛，咳，鼻水などの感冒症状なし．注意深く診察したところ左背部に違和感あり，採血ではWBC 11,930/μL，CRP 6 mg/dLと高値，尿中白血球も＞100/HPFと尿路感染を疑った．妻の介護が忙しいので，「早く帰りたい」と言っているがどう対応しますか？

> **症例3**
>
> 前立腺肥大の既往のある60代の男性が左背部痛および発熱を訴え来院した．左CVA tenderness陽性，双手診でも疼痛が惹起され，尿中白血球も多数認められ，後に大腸菌と判明するグラム陰性桿菌が貪食されていた．尿路感染と診断し，セフトリアキソン（CTRX）で加療開始したが，食欲は改善しているものの入院3日目にも熱発が続いている．培養ではCTRXは感受性があると判明している．あなたならどうしますか？

2. 尿路感染の合併症は？ 尿路感染症で注意すべき点とは？

尿路感染症は単純性と複雑性に分かれ，複雑性では尿管カテーテルやステント，尿路閉塞性疾患（神経因性膀胱や結石など），膀胱尿管機能異常，尿上皮の化学性または放射線障害，腎不全や糖尿病や免疫不全があるとされているが，このなかで**閉塞性疾患では水腎症，尿管拡張を，膀胱尿管機能異常は排尿後の残尿をエコーで確認することで判断ができることがある**．症例2では尿路結石の既往があり，尿管閉塞を疑いエコーをしたところ図3の左水腎症の所見を得た．特に敗血症であった場合は閉塞などの感染の原因となる病態はすぐに解除する必要があるため，このように画像検査を要する．この症例では患者の強い希望によりCTRXをその日は外来投与し，翌日泌尿器科外来受診した．採血でCRP 26 mg/dL，PLT 8万/μLとDIC傾向をすでに示していたため即入院し，入院，尿管ステント挿入し加療した（図3）．

通常の尿路感染を考えても，3日間改善がなかった場合には複雑性を強く疑い，特に解剖学的異常，膿瘍の合併を考える必要があるため，エコーなどをする必要がある〔European Association of Urology Guidelines 2014 edition：www.uroweb.org/guidelines/（2015年4月閲覧）〕．症例3では培養結果から抗菌薬が効いているはずにもかかわらず熱発が続いており，このときに抗菌薬をカルバペネムなどに変更している医師をよくみるが，これはナンセンスである．複雑型や合併症を考え，画像評価をすべきで，この症例では腎膿瘍が確認された（図4）．このときの治療期間は同じ抗菌薬を2週間以上投与することとなり，解熱はしばらくたってから認められる（腎膿瘍の加療の詳細はサンフォードなどの成書を参照）．

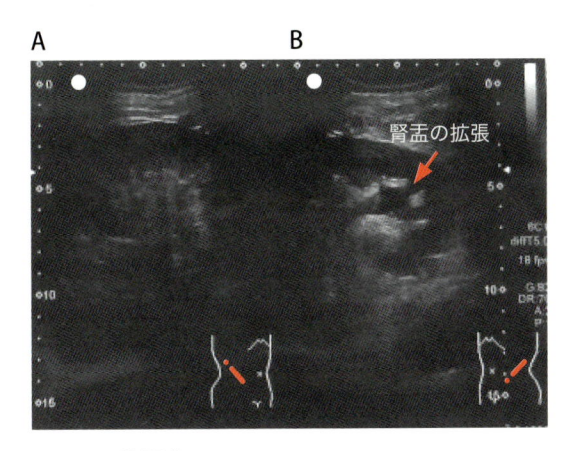

図3 尿管閉塞のエコー
A）右腎盂．特に異常はみられない．B）左腎盂の拡張．左腎盂の拡張が認められ，ステントでのドレナージ適応と判断された

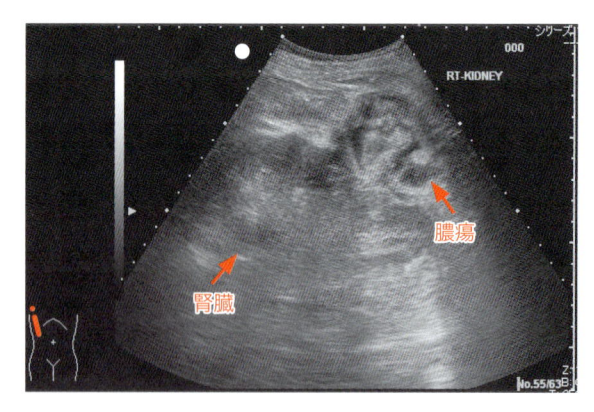

図4 腎膿瘍を形成したエコー所見
解熱しにくい原因ではあるが,抗菌薬長期投与で改善する

　その他,高齢者で尿路感染を疑っていたが実はよく聞くと粘血性のものが尿取りパットについていてエコーで子宮内にたまりがあり子宮留膿腫である可能性もあるため要注意である.

> **症例4**
> 　脳梗塞寝たきりの80代男性,発熱があり,尿路感染が改善しないとのことで転院となる.尿検査では白血球はあるもののグラム染色ではほとんど菌がみられず,尿路感染以外の可能性を考えて臀部を見ると発赤が認められた.褥瘡を見るときの注意点は?

> **症例5**
> 　直腸癌術後,人工肛門造設していたが,皮膚に潰瘍が出現した.その後潰瘍が悪化したために来院した.潰瘍部位を触ると痛みが強い.どう対応しますか?

3. その皮膚の下,何か溜まっていないですか?

　褥瘡および皮膚軟部組織感染は表面だけではわからないことが多く,膿瘍形成の有無は明らかではないこともある(図5).特に褥瘡は中で壊死を起こすことが有名である.エコーをすると図6のように確認できることがあり,このときには積極的にドレナージやデブリドメンをする必要がある.逆に膿瘍がないときには穿刺しても何も引けないことが多く,抗菌薬で経過をみながらそのうち膿瘍化してくるため,再度エコーで確認してドレナージをする機会を確認するとよい.毎回CTを施行する必要はない.

おわりに

　いくつかの例をあげ,エコーでの判断で治療方針が変わるものをあげてみた.これ以外にも心内膜炎や,筋内膿瘍,腹腔内膿瘍〔胆嚢穿孔,憩室穿孔も含む(図7 A,B)〕など,エコーが必須なものや簡易に調べられ,有効な疾患はまだまだある.

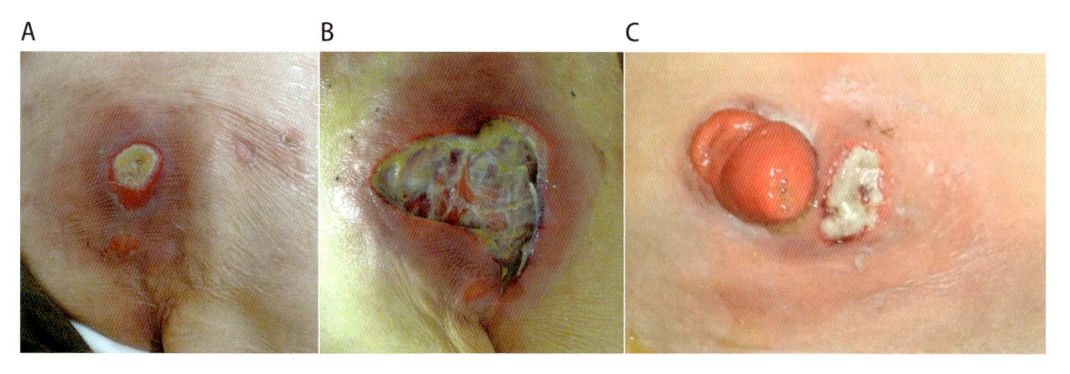

図5　褥瘡および皮膚軟部組織感染の例
　A，B）は症例4の褥瘡部位の皮膚の写真と切開後．表面から（A）ではわかりづらいが，切開すると非常に深く，膿瘍形成していた（B）．Cは症例5の潰瘍この下にも膿瘍が存在していた

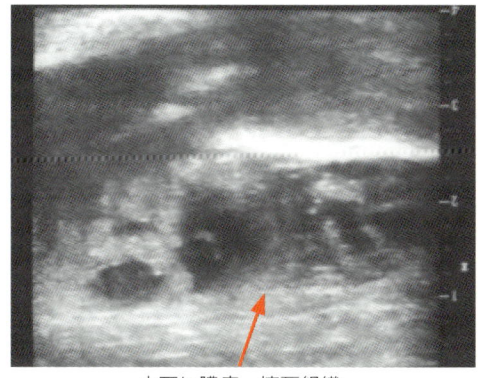

皮下に膿瘍，壊死組織

図6　皮下膿瘍のエコー例

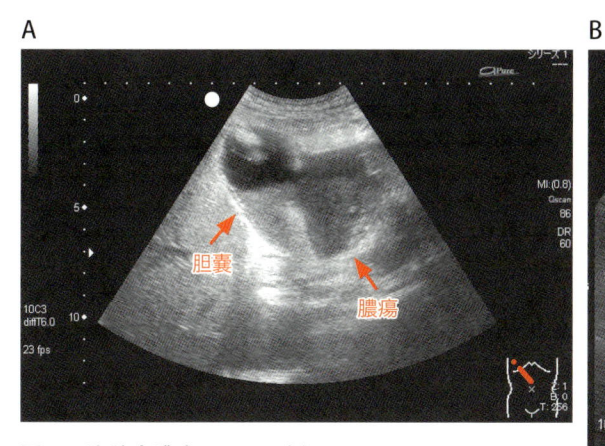

図7　腹腔内膿瘍のエコー例
　A）胆嚢穿孔がよく見えている症例，絶対的手術適応である．B）虫垂炎穿孔症例，interval appendectomy（待機的中枢切除術）も選択肢となる

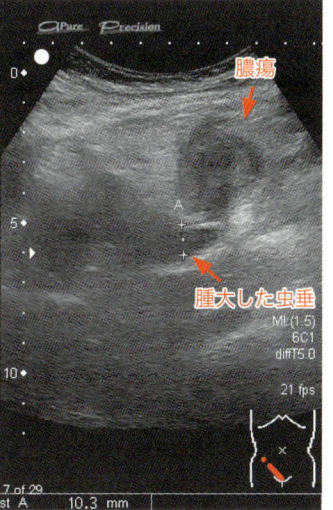

今後新たに発展していく分野ではあると思うが，いろいろな答え合わせにも使用できる検査ツールであり，首に聴診器を下げて回診を回るだけでなく時には右手にエコーをもって回診を回ってみたらいかがだろうか．

文献・参考文献

1) Davies HE, et al：Management of pleural infection in adults: British Thoracic Society Pleural Disease Guideline 2010. Thorax, 65 Suppl 2：ii41-ii53, 2010

プロフィール

松坂　俊（Suguru Matsuzaka）
手稲渓仁会病院総合内科/感染症科，旭川医科大学救急科 非常勤講師（元 同救急科/外科学講座消化器病態外科学分野）
詳細は第6章-1参照．

索引 Index

数字

4 killer chest pain ······ 180

欧文

A～C

AAD ······ 181
ACS ······ 180
acute aortic dissection ······ 181
acute coronary syndrome ······ 180
artery to artery embolism ······ 42
ATN ······ 214
Aライン ······ 58
BARD ······ 23
bat sign ······ 55, 58
Bauhin弁 ······ 119
Bモード ······ 16
Bライン ······ 63
CEC ······ 102
Centor criteria ······ 171
central echo complex ······ 102
central venous pressure ······ 162
chemoreceptor trigger zone ······ 192
Couinaudの分類 ······ 89
curtain sign ······ 58
CVP ······ 162, 166

D～K

Douglas窩 ······ 80
extended FAST ······ 59
facet ······ 131
FAST ······ 59, 80
FATE ······ 74
FEBUN ······ 164
FENa ······ 164
full stomach ······ 87
IMC ······ 42
intimal flap ······ 181
intima-media complex ······ 42
IVC ······ 163, 212
IVC index ······ 162, 165, 166, 167, 213
IVC径 ······ 162, 165
jugular venous pressure ······ 166
JVP ······ 166, 213
Kerckring's hold ······ 195
Kerckring襞 ······ 117
killer sore throat ······ 171

L～S

lung point ······ 60
lung sliding ······ 58, 182
McConnell sign ······ 182
mobileplaque ······ 45
Morrison窩 ······ 80, 95
moving target indicator ······ 26
MTIフィルター ······ 26
Murphy徴候 ······ 199
Mモード ······ 16
NAVSEA ······ 192, 193
parallel channel sign ······ 91
PE ······ 182
percussion tenderness ······ 206
peribursal fat ······ 131
peripherally inserted central catheter ······ 138
P/F ratio ······ 186
PICC ······ 138
pulmonary embolism ······ 182
resistive index ······ 106
seashore sign ······ 58, 182
sonolucent layer ······ 97
spine sign ······ 62
stratosphere sign ······ 60
S状結腸 ······ 119

T〜Z

TGC ································· 17
thumbprint sign ················ 172
TIA ································ 40
Time Gain Compensation ······· 17
transient ischemic attacks ······· 40
volume challenge ··········· 165, 166
wall motion abnormality ······· 180
WMA ······························ 180
Z score ···························· 177

和　文

あ行

悪性リンパ腫 ······················ 52
圧迫 ································ 116
アングリング ······················ 21
アンダーゲイン ···················· 17
胃 ··································· 87
胃前庭部 ··························· 87
一過性脳虚血発作 ················ 40
胃膨満 ····························· 87
イレウス ··························· 121
右心不全 ··························· 77
内側区 ····························· 92
うっ血肝 ··························· 92
右房圧推定法 ······················ 84
右葉腫大 ··························· 95

腋窩動脈 ··························· 137
エコーガイド下穿刺 ············· 137
エコープローブ ··················· 55
エリアシング ······················ 26
嘔気 ································ 191
横行結腸 ··························· 118
嘔吐 ································ 191
オーバーゲイン ···················· 17
オリエンテーションインジケーター
 ······························ 13, 20
オリエンテーションマーカー
 ·························· 12, 13, 66
音響窓 ····························· 116

か行

外筒 ································ 143
かかと落とし試験 ················ 206
角度補正 ··························· 30
下行結腸 ··························· 119
ガスエコー ························ 117
下大静脈 ··························· 84
下腿の静脈 ························ 156
顎下腺腫瘍 ························ 50
カテーテル関連血流感染症 ······ 174
可動性プラーク ··················· 45
カラードプラ ······················ 23
肝右葉 ····························· 93
眼球エコー ························ 38

間欠的腹痛 ························ 192
間質症候群 ························ 63
肝静脈 ····························· 83
肝腎コントラスト ················ 95
カントリー線 ······················ 95
気胸 ·························· 59, 141
偽膜性腸炎 ························ 123
急性胃腸炎 ························ 193
急性冠症候群 ······················ 180
急性大動脈解離 ··················· 181
急性胆嚢炎 ························ 97
胸水 ·························· 62, 217
局所壁運動異常 ··················· 180
棘下筋 ····························· 126
棘上筋 ····························· 126
虚血性腸炎 ························ 123
筋皮神経 ··························· 137
脛骨 ································ 156
頸動脈プラーク ··················· 43
経皮的気管切開 ··················· 33
頸部リンパ節腫脹 ················ 176
ゲイン ····························· 16
結核性リンパ節炎 ················ 54
血管原性塞栓 ······················ 42
血胸 ································ 141
結晶誘発性肩関節炎 ············· 134
肩甲下筋 ··························· 126

腱板断裂 ……………………… 135	脂肪肝 ………………………… 95	ステアリング（傾斜機能） ……… 25
肩峰下滑液包 ………………… 126	尺側皮静脈 …………………… 138	砂嵐サイン …………………… 182
交差法 ………………………… 141	小円筋 ………………………… 126	スライド ……………………… 21
甲状腺悪性腫瘍 ………………… 51	上行結腸 ……………………… 117	精巣捻転 ……………………… 105
甲状腺機能亢進状態 …………… 172	小腸型 ………………………… 193	正中頸嚢胞 …………………… 52
叩打痛 ………………………… 206	小腸襞 ………………………… 195	石灰沈着性腱板炎 …………… 133
高度狭窄病変 …………………… 42	上腸間膜動脈 …………………… 86	腺腫様甲状腺腫 ………………… 50
絞扼性イレウス ……………… 195	上腕骨頭 ……………………… 136	前立腺 ………………………… 102
呼吸苦 …………………… 185, 187	上腕静脈 ……………………… 138	総胆管 ………………………… 97
呼吸困難 ……………………… 185	上腕動脈 ……………………… 140	側頸嚢胞 ……………………… 52
骨髄穿刺 ……………………… 156	褥瘡 …………………………… 220	鼠径溝 ………………………… 151
骨髄針 ………………………… 136	腎盂 …………………………… 101	鼠径ヘルニア ………………… 149
コンベックス型プローブ ……… 55	腎盂腎炎 ……………………… 104	鼠径リンパ節 ………………… 149
	心窩部像 ……………………… 73	
さ行	腎結石 ………………………… 104	**た行**
坐骨神経 ……………………… 153	腎血流抵抗指数 ……………… 106	大腿神経 ……………………… 152
坐骨神経ブロック …………… 154	心尖部四腔像 …………………… 70	大腿神経ブロック …………… 153
左室内狭窄 …………………… 184	腎臓 …………………… 82, 101	大腿動静脈 …………………… 150
左心不全 ……………………… 76	心タンポナーデ ……………… 77	大腸型 ………………………… 193
左葉腫大 ……………………… 92	腎中心部エコー ……………… 102	大腸憩室炎 …………………… 123
残尿量 ………………………… 104	心嚢腔 ………………………… 80	たこつぼ型心筋症 …………… 183
耳下腺腫瘍 ……………………… 49	腎洞 …………………………… 101	唾石症 ………………………… 50
子宮 ……………………… 109, 110	腎膿瘍 ………………………… 219	胆嚢 …………………………… 81
子宮筋腫 ……………………… 114	深部静脈血栓症 ……………… 156	胆嚢腫大 ……………………… 97
子宮内膜 ……… 109, 110, 111, 112	膵腫大 ………………………… 98	中心静脈カテーテル …………… 36
自己相関 ……………………… 23	水腎症 ………………………… 103	虫垂 …………………………… 121
膝窩動静脈 …………………… 153	スクリュードライバーグリップ …… 22	虫垂炎 …………………… 122, 209

腸重積 …………………………… 122
チルト …………………………… 21
低輝度プラーク ………………… 43
転移性リンパ節 ………………… 53
橈骨動脈 ………………………… 140
橈側皮静脈 ……………………… 138
ドプラシフト …………………… 24

な行

内膜中膜複合体 ………………… 42
乳頭癌 …………………………… 51
尿管結石 ………………………… 103
尿管閉塞 ………………………… 219
尿閉 ……………………………… 104
尿路感染症 ……………………… 219
妊娠 ……………………………… 113
膿胸 ……………………………… 217
ノボロジー ……………………… 15

は行

肺塞栓症 ………………………… 182
ハウストラ ……………………… 117
バーコードサイン ……………… 182
針先点滅法 ……………………… 143
パルスウェーブ（PW）ドプラ … 28
パワードプラ …………………… 27
板状硬 …………………………… 206
反跳痛 …………………………… 205
脾腫 ……………………………… 98
脾周囲 …………………………… 80
尾状葉 …………………………… 91
皮膚軟部組織 …………………… 220
フォーカス ……………………… 17
腹腔動脈 ………………………… 86
腹部大動脈 ……………………… 86
腹膜刺激徴候 …………………… 205
プリセット ……………………… 16
プローブマーカー ……………… 13
プローブマーク ……………… 12, 13
ペンシルグリップ ……………… 22
傍胸骨左縁短軸像 ……………… 69
傍胸骨左縁長軸像 ……………… 67
膀胱充満 …………………… 108, 109

ま行

末梢挿入型中心静脈カテーテル
 ………………………………… 138
無気肺 …………………………… 62
無石性胆囊炎 …………………… 200
門脈左枝臍部 …………………… 89

ら行

卵巣 ………………………… 111, 112
卵巣腫瘍 ………………………… 114
卵胞 ………………………… 111, 113
リニア型プローブ ……………… 55
流速レンジ ……………………… 25
留置針 …………………………… 143
輪状甲状靱帯穿刺・切開 ……… 33
リンパ節腫脹 …………………… 52
連続波（CW）ドプラ ………… 29
ローテーション ………………… 21
濾胞腺腫 ………………………… 50

わ行

腕神経叢 ………………………… 136
腕神経叢ブロック ……………… 137

編者プロフィール

鈴木昭広 (Akihiro Suzuki)

旭川医科大学病院　麻酔科蘇生科　准教授
1992年3月　旭川医科大学　医学部　卒業
　　同年4月　旭川医科大学　麻酔科　研修医
その後，留萌市立総合病院，天理よろづ相談所病院，釧路脳神経外科病院，循環器科脳神経外科白河病院など市中病院を経て，
1997年4月　旭川医科大学　麻酔科
2000年4月より　Medical College of Wisconsin, Department of Anesthesiology Research fellow
2002年9月より　旭川医科大学　麻酔科
2008年4月より　旭川医科大学　救急医学講座
2013年4月より　旭川医科大学　麻酔科

【資格】
麻酔科指導医，救急専門医，集中治療専門医，ペインクリニック専門医，蘇生学会指導医，心臓血管麻酔学会暫定専門医，日本周術期経食道エコー専門医，National Board Of Echocardiography Testamur，統括DMAT隊員

この仕事について四半世紀．医者は職業ではなくて人生である，と強く感じるようになりました．せっかくの仕事をより社会に還元できるよう，北海道に根差すハルニレのように広い根と大きな枝葉を広げた知識と経験を求め続ける生活．昨今の専門分化の流れには逆行するかもしれないけれど，最後には巨大なバオバブの木のような存在感をもてる医師に育つように関連分野を学び続けたいと考えています．

松坂　俊 (Suguru Matsuzaka)

手稲渓仁会病院総合内科/感染症科，旭川医科大学救急科　非常勤講師
（元 同救急科/外科学講座消化器病態外科学分野）
2007年3月　旭川医科大学　医学部　卒業（在学中1年休学，イギリス留学）
　　同年4月　手稲渓仁会病院　総合内科プログラム（3年コース）レジデント
2008年4月　手稲渓仁会病院　緩和ケアチーム医師兼任
2010年4月　手稲渓仁会病院　総合内科/感染症科　医員
2012年4月　旭川医科大学　第二外科入局
　　同年7月　旭川医科大学　救急科　助教（第二外科兼任）
2015年4月　手稲渓仁会病院　総合内科/感染症科　主任医長

【資格，学会】
内科学会認定医
所属学会：日本内科学会，日本外科学会，消化器外科学会，緩和医療学会，東洋医学学会など

究極のプライマリケア，ホスピタリストとは何かを模索し，内科から始まり，外科3年間の研修を終え，内科の診断学と外科の治療学の考え方がうまく融合したら鬼に金棒なのではないかな？と思っています．現在は初期研修元の病院に戻り研修医教育，病棟管理などを担当していますが，優秀な研修医たちに囲まれ，日々勉強させられています．救急から不明熱などの診断がしづらい疾患，そして看取りまで，幅広い分野での研修ができる病院になるように努力中ですので興味がある人はぜひ見学に来てください．

医学とバイオサイエンスの 羊土社

羊土社 臨床医学系書籍ページ　http://www.yodosha.co.jp/medical/

- 羊土社では，診療技術向上に役立つ様々なマニュアル書から臨床現場ですぐに役立つ書籍，また基礎医学の書籍まで，幅広い医学書を出版しています．
- 羊土社のWEBサイト"羊土社 臨床医学系書籍ページ"は，診療科別分類のほか目的別分類を設けるなど書籍が探しやすいよう工夫しております．また，書籍の内容見本・目次などもご覧いただけます．ぜひご活用ください．

▼ メールマガジン「羊土社メディカルON-LINE」にご登録ください ▼

- メディカルON-LINE（MOL）では，羊土社の新刊情報をはじめ，お得なキャンペーン，学会・フェア情報など皆様に役立つ情報をいち早くお届けしています．
- 登録・配信は無料です．登録は，上記の"羊土社 臨床医学系書籍ページ"からお願いいたします．

レジデントノート　Vol.17　No.5（増刊）

救急エコー スキルアップ塾
きゅうきゅう　　　　　　　　　　　　　じゅく

正確にサッと描出し、患者 状態をパッと診るワザを伝授！
せいかく　びょうしゅつ　　かんじゃじょうたい　　　み　　　　　でんじゅ

編集／鈴木昭広，松坂 俊
　　　すずき あきひろ　まつざか すぐる

レジデントノート 増刊

Vol. 17　No. 5　2015〔通巻207号〕
2015年6月10日発行　第17巻　第5号
ISBN978-4-7581-1552-0
定価　本体4,500円＋税（送料実費別途）

年間購読料
　24,000円＋税（通常号12冊，送料弊社負担）
　51,000円＋税（通常号12冊，増刊6冊，送料弊社負担）
郵便振替　00130-3-38674

© YODOSHA CO., LTD. 2015
Printed in Japan

発行人　一戸裕子

発行所　株式会社 羊 土 社
　　　　〒101-0052
　　　　東京都千代田区神田小川町2-5-1
　　　　TEL　03（5282）1211
　　　　FAX　03（5282）1212
　　　　E-mail　eigyo@yodosha.co.jp
　　　　URL　http://www.yodosha.co.jp/

装幀　野崎一人
印刷所　広研印刷株式会社
広告申込　羊土社営業部までお問い合わせ下さい．

本誌に掲載する著作物の複製権・上映権・譲渡権・公衆送信権（送信可能化権を含む）は（株）羊土社が保有します．
本誌を無断で複製する行為（コピー，スキャン，デジタルデータ化など）は，著作権法上での限られた例外（「私的使用のための複製」など）を除き禁じられています．研究活動，診療を含み業務上使用する目的で上記の行為を行うことは大学，病院，企業などにおける内部的な利用であっても，私的使用には該当せず，違法です．また私的使用のためであっても，代行業者等の第三者に依頼して上記の行為を行うことは違法となります．

JCOPY　<（社）出版者著作権管理機構 委託出版物>
本誌の無断複写は著作権法上での例外を除き禁じられています．複写される場合は，そのつど事前に，（社）出版者著作権管理機構（TEL 03-3513-6969，FAX 03-3513-6979，e-mail：info@jcopy.or.jp）の許諾を得てください．

プライマリケアと救急を中心とした総合誌

レジデントノート

☐ **年間定期購読料** (送料サービス)
- 月刊のみ　12冊
  定価（本体 24,000円＋税）
- 月刊＋増刊
  増刊を含む定期購読は羊土社営業部までお問い合わせいただくか、ホームページをご覧ください。
  URL : http://www.yodosha.co.jp/rnote/

月刊　毎月1日発行　B5判　定価（本体2,000円＋税）

日常診療を徹底サポート！

医療現場での実践に役立つ研修医のための必読誌！

特徴
1. 医師となって**最初に必要となる"基本"や"困ること"**をとりあげ、ていねいに解説！
2. **画像診断, 手技, 薬の使い方**など, すぐに使える内容！日常の疑問を解決できる
3. 先輩の経験や進路選択に役立つ情報も読める！

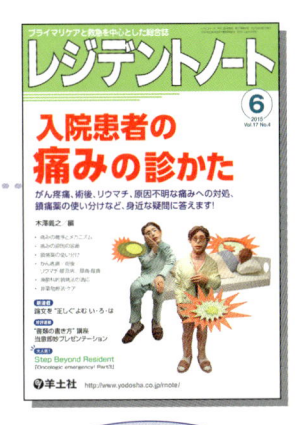

研修医指導にも役立つ！

詳細はコチラ ▶ http://www.yodosha.co.jp/rnote/

患者を診る　地域を診る　まるごと診る

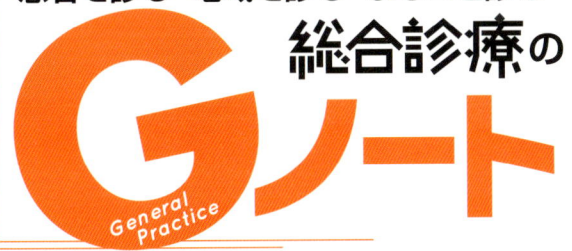

総合診療の Gノート
General Practice

☐ **年間定期購読料** (送料サービス)
隔月刊　　　年6冊
定価（本体15,000円＋税）

隔月刊　偶数月1日発行　B5判　定価（本体2,500円＋税）

あらゆる 疾患・患者さんを まるごと診たい！

そんな医師のための **「総合診療」の実践雑誌です**

- **現場目線の具体的な解説**だから, かゆいところまで手が届く
- 多職種連携, 社会の動き, 関連制度なども含めた**幅広い内容**
- 忙しい日常診療のなかでも, **バランスよく知識をアップデート**

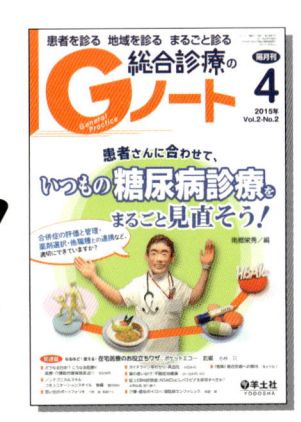

2014年4月 創刊

詳細はコチラ ▶ http://www.yodosha.co.jp/gnote/

発行　羊土社 YODOSHA
〒101-0052　東京都千代田区神田小川町2-5-1　TEL 03(5282)1211　FAX 03(5282)1212
E-mail：eigyo@yodosha.co.jp
URL：http://www.yodosha.co.jp/

ご注文は最寄りの書店, または小社営業部まで

増刊 レジデントノート バックナンバー

Vol.17 No.2 増刊（2015年4月発行）

新・日常診療での薬の選び方・使い方
日頃の疑問をズバッと解決！

使い分けに迷う頻用薬の処方やよく出合う様々な疑問を解決！よく使われる薬の標準的な使い方に加え，ベテラン医師が処方する際の思考ロジックとガイドラインなどではわかりづらい具体的な処方について解説！この1冊で納得の処方ができるようになる！

編集／本村和久，徳田安春，岸本暢将，堀之内秀仁，本田 仁

- □ 定価（本体4,500円＋税）
- □ 308頁
- □ ISBN978-4-7581-1549-0

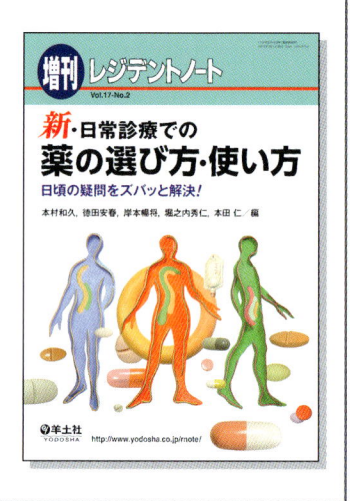

Vol.16 No.17 増刊（2015年2月発行）

糖尿病診療でみんなが困る疑問を集めました。

編集／坂根直樹

- □ 定価（本体4,500円＋税）
- □ 245頁
- □ ISBN978-4-7581-1546-9

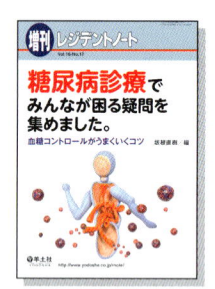

Vol.16 No.14 増刊（2014年12月発行）

90疾患の臨床推論！
診断の決め手を各科専門医が教えます

編集／大西弘高，福士元春，木村琢磨

- □ 定価（本体4,500円＋税）
- □ 236頁
- □ ISBN978-4-7581-1543-8

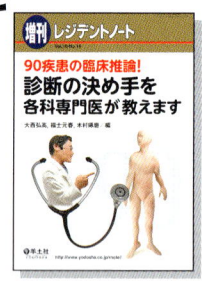

Vol.16 No.11 増刊（2014年10月発行）

知らないままでいいですか？
眼・耳鼻のど・皮膚・泌尿器疾患の診かた

救急・外来・病棟でよく出会う症例にもう困らない！

編集／岩田充永

- □ 定価（本体4,500円＋税）
- □ 218頁
- □ ISBN978-4-7581-1540-7

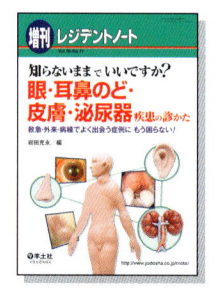

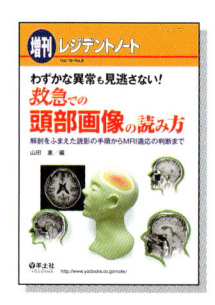

Vol.16 No.8 増刊（2014年8月発行）

わずかな異常も見逃さない！
救急での頭部画像の読み方

解剖をふまえた読影の手順からMRI適応の判断まで

編集／山田 恵

- □ 定価（本体4,500円＋税）
- □ 213頁
- □ ISBN978-4-7581-1537-7

発行 羊土社 YODOSHA
〒101-0052 東京都千代田区神田小川町2-5-1　TEL 03(5282)1211　FAX 03(5282)1212
E-mail：eigyo@yodosha.co.jp
URL：http://www.yodosha.co.jp/

ご注文は最寄りの書店，または小社営業部まで

今の研修科にぴったりな1冊がみつかります！

1つのテーマをより広くより深く

☐ 年6冊発行　　☐ B5判

Vol.16 No.5　増刊（2014年6月発行）
病棟でのあらゆる問題に対応できる！
入院患者管理パーフェクト
編集／石丸裕康
☐ 定価（本体4,500円＋税）
☐ ISBN978-4-7581-1534-6

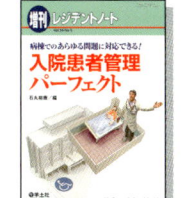

Vol.16 No.2　増刊（2014年4月発行）
疾患の全体像「ゲシュタルト」をとらえる
感染症の診断術
臨床像の核心とその周辺がみえてくる！
編集／西垂水和隆，成田 雅
☐ 定価（本体4,500円＋税）
☐ ISBN978-4-7581-0565-1

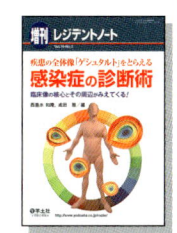

Vol.15 No.17　増刊（2012年2月発行）
見逃さない！
救急CTの読み方
急性腹症や頭部疾患などで誰もが悩む症例から学ぶ
編集／早川克己
☐ 定価（本体4,500円＋税）
☐ ISBN978-4-7581-0562-0

Vol.15 No.14　増刊（2013年12月発行）
意外と知らない!?
日常診療薬の基本と新常識
編集／仲里信彦
☐ 定価（本体4,500円＋税）
☐ ISBN978-4-7581-0559-0

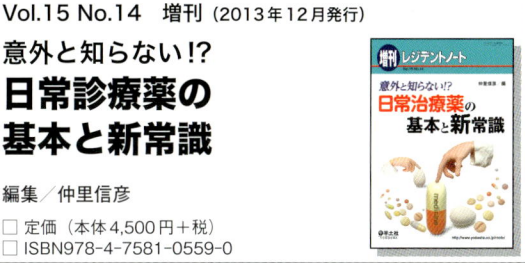

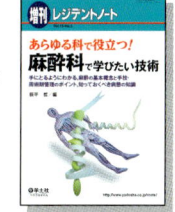

Vol.15 No.11　増刊（2013年10月発行）
担当医が絶対知っておきたい
がん診療のキホン
がん患者の診かた・支え方，化学療法の副作用対策や緩和医療，緊急事態への対応がわかる
編集／勝俣範之
☐ 定価（本体4,500円＋税）
☐ ISBN978-4-7581-0556-9

Vol.15 No.8　増刊（2013年8月発行）
消化器診療の疑問、これで納得！
外来・病棟・当直での初期対応や鑑別診断から検査・画像・薬物治療まで，よくある悩みに答えます
編集／花田敬士
☐ 定価（本体4,500円＋税）
☐ ISBN978-4-7581-0553-8

Vol.15 No.5　増刊（2013年6月発行）
あらゆる科で役立つ！
麻酔科で学びたい技術
手にとるようにわかる，麻酔の基本概念と手技・周術期管理のポイント，知っておくべき病態の知識
編集／萩平 哲
☐ 定価（本体4,500円＋税）
☐ ISBN978-4-7581-0550-7

Vol.15 No.2　増刊（2013年4月発行）
輸液スーパー指南塾
経過を追う症例問題で実践力を鍛える！
編集／長浜正彦
☐ 定価（本体4,200円＋税）
☐ ISBN978-4-7581-0547-7

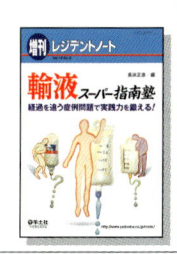

Vol.14 No.17　増刊（2013年2月発行）
外科の基本
―手術前後の患者さんを診る
手術の流れや手技、周術期管理が身につき、外科がわかる、好きになる
編集／畑 啓昭
☐ 定価（本体4,500円＋税）
☐ ISBN978-4-7581-0544-6

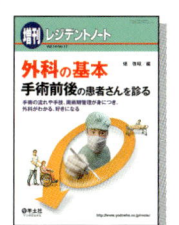

VVol.14 No.14　増刊（2012年12月発行）
循環器診療の疑問、これで納得！
何となくが自信に変わる、現場で知りたいホントのところ
編集／村川裕二
☐ 定価（本体4,500円＋税）
☐ ISBN978-4-7581-0541-5

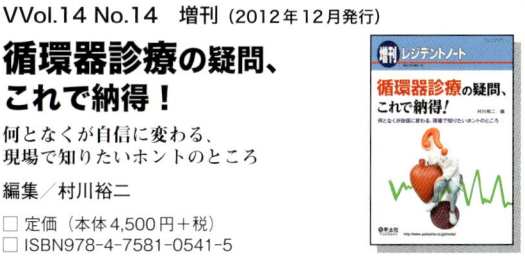

発行　**羊土社 YODOSHA**　〒101-0052　東京都千代田区神田小川町2-5-1　TEL 03(5282)1211　FAX 03(5282)1212
E-mail：eigyo@yodosha.co.jp
URL：http://www.yodosha.co.jp/

ご注文は最寄りの書店、または小社営業部まで

こんなに役立つ 肺エコー

肺はエコーでここまで見える！
肺エコーのABCから実臨床での使いこなし術まで

救急ICUから一般外来・在宅まで

Web動画 配信中！

編集　鈴木 昭広　旭川医科大学麻酔・蘇生学講座准教授

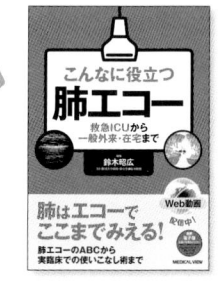

気胸の診断では第1選択となっており，救急の現場においては特に重要視されている肺エコー。肺水腫と気胸の鑑別や肺炎の診断，さらに，肺エコーで過剰な液体の貯留を確認することで心不全の早期発見も可能となる。また，携帯型エコーで容易に見られるため，開業医や高齢者の在宅医療，当直時の救急対応にも役立ち，活用の場も広い。本書では，肺自体ではなく，肺の表面を覆う胸膜の動きを見る肺エコーの撮り方，読み取り方等をコンパクトにまとめ，だれでも簡単に肺エコーが撮れるようになるコツとテクニックを動画も交えて紹介。

定価（本体3,400円＋税）
A5判・128頁・2色刷（一部カラー）
写真300点・Web動画視聴権付
ISBN978-4-7583-0387-3

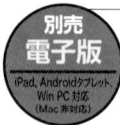

別売 電子版（iPad, Androidタブレット, Win PC 対応 / Mac 非対応）
※ご購入方法につきましては，最寄りの医書取扱店にお問い合わせください。
※電子版の閲覧にはメジカルビュー社ホームページへの会員登録が必要です。

価格（本体3,400円＋税）
A5判・128頁
動画34点，写真300点

目次

基礎編
- 01 プローブの選択と基本画像の描出方法
- 02 超音波画像の描出ルール
- 03 肺エコー所見の原理
- 04 正常：lung sliding（Bモード）
- 05 正常：seashoreサイン
- 06 正常：lung pulse（Bモード）
- 07 正常・異常：A-line（Bモード・Mモード）
- 08 B-line
- 09 胸水（curtain sign, spine sign）
- 10 異常：PLAPS

アドバンス編
- 01 気胸 診断フローチャート
- 02 diffuse A-line, no PLAPS
- 03 肺水腫
- 04 肺炎
- 05 間質性肺炎
- 06 血胸（外傷事例）
- 07 急性肺血栓塞栓症
- 08 BLUE protocol, FALLS protocol
- 09 胸膜に接する肺疾患と胸膜疾患
- 10 Pitfall：皮下気腫，横隔膜損傷，胃
- 11 横隔膜機能の評価
- 12 食道挿管，片肺挿管など

これで見えます 救急エコーはじめて手帖

エコーの見方がきっとわかるようになります

著　池田 迅　日本大学医学部附属板橋病院総合内科

「難しい理論は抜きにして，とにかく超音波を当てていくと見えるようになる」という著者の経験をもとに，救急場面でどうするのか，どうして見えないのかを，ポイントのみに絞り込んで，写真とイラストでわかりやすく解説。この本を手にエコーを当ててみれば，まるで著者が横に立って指導しているかのようにエコーが扱えるようになる。頁をめくって実践していけば自然と上達して，あらゆる臓器が見えるようになる。放射線診断前のエコーがどんなに便利か，きっと実感できるようになる。エコー修得の第一歩を踏み出すための指南書。

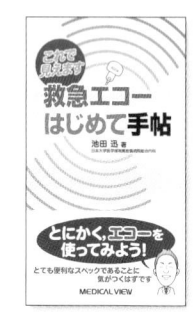

目次

第1章 エコーの使い方
第2章 FAST
第3章 腹部
- 肝臓　腎臓
- 胆嚢　腸管
- 膵臓　虫垂
- 脾臓　女性の腹痛

第4章 頸部・胸部
- 甲状腺
- 肺
- 心臓

第5章 脈管
- 頸動脈
- 大動脈
- 下肢深部静脈

定価（本体2,600円＋税）
B6変型判・186頁
2色刷（一部カラー）
イラスト200点，写真200点
ISBN978-4-7583-1582-1

メジカルビュー社　MEDICAL VIEW　http://www.medicalview.co.jp

※ご注文，お問い合わせは最寄りの医書取扱店または直接弊社営業部まで。
〒162-0845 東京都新宿区市谷本村町2番30号
TEL.03（5228）2050　FAX.03（5228）2059
E-mail（営業部）eigyo@medicalview.co.jp

スマートフォンで書籍の内容紹介や目次がご覧いただけます。